中医临床研究与针灸推拿应用

乔 丽 张元刚 刘安龙 ◎主编

吉林科学技术出版社

图书在版编目（CIP）数据

中医临床研究与针灸推拿应用 / 乔丽，张元刚，刘
安龙主编. -- 长春：吉林科学技术出版社,2022.8
ISBN 978-7-5578-9346-0

Ⅰ. ①中… Ⅱ. ①乔…②张…③刘… Ⅲ.①针灸疗
法②推拿 Ⅳ. ①R24

中国版本图书馆 CIP 数据核字(2022)第 113578 号

中医临床研究与针灸推拿应用

主　　编　乔　丽　张元刚　刘安龙
出 版 人　宛　霞
责任编辑　赵　兵
封面设计　长春美印图文设计有限公司
制　　版　长春美印图文设计有限公司
开　　本　185mm×260mm　　1/16
字　　数　450千字
印　　张　20.25
印　　数　1-1500 册
版　　次　2022 年 8 月第 1 版
印　　次　2023 年 3 月第 1 次印刷

出　　版　吉林科学技术出版社
发　　行　吉林科学技术出版社
地　　址　长春市净月区福祉大路 5788 号
邮　　编　130118
发行部电话/传真　0431-81629529　81629530　81629531
　　　　　　　　　　81629532　81629533　81629534
储运部电话　0431-86059116
编辑部电话　0431-81629518
印　　刷　三河市嵩川印刷有限公司

书　　号　ISBN 978-7-5578-9346-0
定　　价　128.00 元

前　言

　　中医学作为人类自然科学和社会科学的结晶，承载了中华民族几千年的文化和历史，是中华民族传统医学的瑰丽的宝藏和民族人文学科的丰碑。每个中国人都应为我们拥有辉煌灿烂中医药文化而自豪，在长期的医疗实践中，中医学逐渐形成了自己独特的理论体系，取得了卓越的临床疗效。

　　临床实践是中医药学产生发展的基础和源泉，科学研究是中医药学创新发展的支撑和动力。加强中医药的临床研究，提高临床诊疗水平，是一项长期而又艰巨的重要工作。

　　中医基础理论是研究和阐释中医学的基础理论和基础知识的一门学科，其内容涵盖范围较广，是学习中医药其他各学科的基础，是学习和研究中医药学的必备知识。随着现代医学及其现代科学技术方法和理论的不断进步，中医经络、脏象、诊法、证、治法等研究得到发展，已经初步明确了某些中医理论的科学内涵，对临床起到一定的指导作用。

　　中医临床研究以提高中医药防病治病能力为目标，既要解决制约中医药在防治重大疾病、常见病、疑难病中特色优势发挥的关键问题，又要加强个体化特色治疗经验的总结。源于临床问题，重视个案经验的总结和积累，经过科学研究，探索规律，上升为理论和规范，进而指导临床，是中医临床研究的基本过程。

　　而针灸则是医学宝库中的一颗明珠，具有"简、便、廉、验"的优势，是一门古老而又年轻、很有发展前途的中医学科，属中医外治法范畴。针、灸有别，针法指在体表的腧穴上进行针刺、叩击，放血等操作，灸则指用艾绒做成艾炷、艾条或艾绒装入温灸器中，点燃后熏灼皮肤的一定穴位，进行温热刺激。近年来，随着中医事业的振兴，针灸推拿学与现代化医疗科技交叉渗透，该学科得到了迅速发展，并率先走向世界，为人类健康事业作出了贡献。

　　本书立足于中医临床研究与针灸应用的理论和实践两个方

面，首先对中医临床的基础与发展进行简要概述，介绍了中医哲学、生理、病理、辩证、诊法与治法等；然后对中医针灸应用的相关问题进行梳理和分析，包含了经络与腧穴、针灸处方、刺灸法及针灸治疗在内科疾病中的应用等。本书论述严谨，结构合理，条理清晰，内容丰富，其能为当前的中医临床研究与针灸应用相关理论的深入研究提供借鉴。

编　者

《中医临床研究与针灸推拿应用》
编委会

欧跃武　溆浦县人民医院

陈居松　海南陈居松健康文化有限公司

陈仁杰　广州市雅墨园美术学院

白晓东　河南佳普医药科技有限公司

来丽颖　上海来来工作室

赞丹花　内蒙古阿拉善盟阿拉善左旗巴彦浩特

　　　　新城东区雅布赖东路盟中心医院

李默然　赤峰宝山中医医院

吴康宁　浦江县人民医院

马英明　中国中医科学院望京医院

编　委：

王丽杰　吉林省一汽总医院

何建舟　贵州省遵义市何氏中医药研发中心

毕仁立　广东省常仁医学研究院

嵇法明　广东仁厚堂健康科技有限公司

刘　昊　浙江省立同德医院

林　峰　上海理维健康管理有限公司

姜心禅　广东药科大学

目　录

第一章 中医哲学与生理基础

第一节 中医哲学基础

哲学是人们通过对各种自然和社会知识的概括和总结，而升华成为关于一般运动规律的理性认识。阴阳五行学说是我国古代哲学思想的一部分，也是对中医学影响最为深刻的唯物论和辩证法思想之一。学习中医学首先要理解和掌握这些哲学思想的基本内涵。

阴阳五行学说是阴阳学说和五行学说的合称。就其产生的年代而言，阴阳在前，五行在后。至春秋战国时期，两种理论日趋成熟并被逐渐相提并论，统称为阴阳五行学说。

我国古代医学家在长期医疗实践中，将阴阳五行学说运用于医学领域，借以阐述人体的生理功能和病理变化，并用以指导临床的诊断、治疗、养生和健体，使其成为中医学理论体系的一个重要组成部分。它对中医学理论体系的形成和发展有着深远的影响。

一、阴阳学说

阴阳，是中国古代哲学的基本范畴。阴阳学说认为：世界是物质的，物质世界是在阴阳二气的相互作用下滋生，发展和变化着的。宇宙间一切事物都包含着相互对立的阴和阳两个方面，而宇宙间一切事物的发生、发展和变化，都是阴与阳对立统一，矛盾运动的结果。认识世界的关键在于分析既相互对立，又相互统一的两种势力，即阴与阳之间的相互关系及其变化规律。

阴阳学说作为中国古代哲学思想，渗透到中医学的各个领域，影响着中医学的形成和发展，指导着临床医疗实践，成为中医的理论支柱而贯穿于中医学的生理，病理、诊断、治疗，以及中药、方剂学等各个方面。

（一）阴阳学说的主要内容

1.基本概念

阴阳，是对自然界相互关联的某些事物和现象对立双方的概括。它既可以代表两个相互对立的事物，也可以代表同一事物内部所存在的相互对立的两个方面。

阴阳的原始含义是指日光的向背。向日为阳，背日为阴。由于阳为向日，即山阜朝向太阳，意味着山的南面阳光普照，温暖明亮；而由于阴为背日，即山阜背向太阳，意味着山的北面月光清澈，寒冷阴暗。

"阴阳者，有名而无形。"虽有"阴阳"这一确定的名称和含义，但它们并不专指某些具体事物或现象，而是用来分析、认识多种事物或现象的特点及其相互关系的。因此，阴阳是既抽象又规定了具体属性的哲学范畴。

2.阴阳的属性特征

古人从"向日""背日"这一原始的阴阳含义展开，通过取类比象，进一步推衍、引申，把具有与"向日"特征相类似的事物或现象皆归属于"阳"；而把与之相反的事物或现象都归属于"阴"。如：以天地而言，天为阳，地为阴；以水火而言，水为阴，火为阳；以动静而言，静者为阴，动者为阳；以气温而言，炎热为阳，寒冷为阴；以人体的生命状态而言，具有推动、温煦、兴奋等作用及相应特征的为阳，具有凝聚、滋润、抑制等作用及相应特征的为阴。

3.阴阳之间的相互关系

阴阳学说的核心是阐述阴阳之间的相互关系并通过这些关系来认识自然界万物生长，发展和变化的内在机制及规律。阴阳之间的关系是错综复杂的，其主要表现在以下几个方面：

（1）阴阳的对立制约

阴阳的对立制约，古人称之为阴阳相反。具有两层含义：一方面指阴阳属性都是对立的、矛盾的，如上与下、左与右、天与地、动与静、出与入、升与降、昼与夜、明与暗、寒与热、水与火，等等；另一方面则是指在相互对立的基础上，阴阳还存在着相互制约的关系，对立的阴阳双方相互抑制，相互约束，表现出阴阳平和，阴强则阳弱、阳胜则阴退等错综复杂的动态联系。

（2）阴阳的互根互用

阴阳的互根互用关系，古人称为阴阳相成，也具有两层含义：一是指凡阴阳皆相互依存、互为根本的关系，即阴和阳的任何一方都不能脱离对方而单独存在，阴阳双方互为另一方存在的前提条件。如热为阳、寒为阴、没有热，也就无所谓寒，阳（热）依阴（寒）而存，阴（寒）依阳（热）而在。二是指在相互依存的基础上，在一定范围内，双方表现出相互间不断滋生、助长、互用的特点。如在人体中，气和血分别属于阳和阴，气能生血，行血，统血，固气的正常，有助于血的生成和正常运行；血能藏气，生气，血的充沛又可资助气充分发挥其生理功能。

（3）阴阳的消长平衡

消，即减少、消耗；长，即增多、增长。阴阳的消长是指在某一事物中，阴阳双方相对或绝对的增多及减少的变化，并在这种"阴消阳长"或"阳消阴长"的变化中维持着相对的平衡。阴阳的消长平衡，符合"运动是绝对的，静止是相对的；消长是绝对的，平衡是相对的"规律。这种此消彼长的动态变化称为阴阳消长。正是由于阴阳消长使阴阳彼此之间保持着相对的动态平衡，才维持了人体的生命活动和事物的正常发展变化，即"阴平阳秘，精神乃治"。

（4）阴阳的相互转化

阴阳的相互转化是指阴阳对立的双方在一定的条件下，可以向其各自相反的方向转化，即阴可以转化为阳，阳也可以转化为阴。阴阳不仅是对立统一的，有时也表现为由量变到质变的过程。如果说"阴阳消长"是一个量变的过程，那么"阴阳转化"，就是一个质变的过程。阴阳转化是事物运动变化的基本规律。当阴阳消长过程发展到一定程度，超越了阴阳正常消长变化的限度（阈值），事物必然向其相反的方向转化。阴阳的转化，必须具备一定的条件，这种条件中医学称之为"重"或"极"。故曰："重阴必阳，重阳必阴。""寒极生热，热极生寒。"

（5）阴阳的交感相错

阴阳的交感相错本质上是对上述阴阳相互关系的综合描述。阴阳交感是万物得以产生和变化的前提条件。"阴阳者，万物之能始也""阴阳相错，而变由生"。说的就是阴阳交感是万物化生的根本条件。从现代观点看来，也就是说天地之间各种因素的相互作用产生了自然界的万物，没有这种相互作用，便不会有自然界的生长轮回。

（二）阴阳学说在中医学中的应用

阴阳学说促进了中医学理论体系基本框架的形成，并贯穿于中医学理论的各个领域，用来说明人体的组织结构、生理功能、病理变化、指导养生健身和临床的诊断，治疗与疾病的预防。

1.说明人体的组织结构

中医学认为，人体是一个有机的整体，人体内部充满着阴阳对立统一的关系，所以说："人生有形，不离阴阳"。人体的一切组织结构都可以根据其所在部位，功能特点来划分其阴阳属性。就大体部位而言，上部为阳，下部为阴；体表为阳，体内为阴。就背腹而言，背为阳，腹为阴。就四肢内外侧而言，四肢外侧为阳，内侧为阴。就皮肤筋骨而言，皮肤在外为阳，筋骨在内为阴。就脏腑而言，六腑"传化物而不藏"为阳，五脏"藏精气而不泻"为阴。就五脏本身而言，心、肺居于胸腔，位置在上为阳，肝、脾、肾居于腹腔，位置在下为阴。具体到某一脏还可继续再划分阴阳，如心有心阴、心阳之分，肾有肾阴、肾阳不同等等。

2.说明人体的生理功能

中医学认为：人体的正常生命活动，是阴阳相互对立的双方相互制约，相互促进，保持一种对立统一协调关系的结果。如以功能和物质而言，功能属阳，物质属阴，人体生理活动以物质为基础，物质的运动变化产生生理功能，而生理活动又不断促进着物质的新陈代谢。物质与功能的关系，是阴阳消长平衡的关系，是阴阳对立统一的关系。从整体而言，阴阳相互调节，使机体具有内环境的相对稳定性和对外环境的不断适应性，从而维持着人体正常的生理活动。如果阴阳不能相互为用而分离，人体就要患病，甚至死亡。人体的一切生理功能都可以用阴阳来概括。

3. 说明人体的病理变化

中医学认为：人体内阴阳之间的消长平衡是维持正常生命活动的基础；反之，阴阳失调，则是一切疾病发生、发展，变化的基本原理之一。因此，中医把疾病的产生及其病理过程，看成是各种原因引起的机体内部阴阳偏盛或偏衰的过程，即阴阳失调，也就是说阴阳失调是疾病产生的基础。

疾病的发生，发展取决于正气和邪气两方面因素的相互作用。所谓正气，是指整个机体对疾病的抵抗能力；所谓邪气，泛指各种致病因素。正气和邪气均可用阴阳的属性来划分。它们彼此之间的关系，也可以用阴阳的消长失调来概括说明。正气分阴阳，包括阴液和阳气两部分；邪气也有阴邪和阳邪之分，如六淫致病因素中的寒，湿为阴邪，风、暑、热（火），燥为阳邪。总之，疾病发生的过程就是正邪相互斗争引起机体阴阳失调的过程，概括起来主要有以下四类：

（1）阴阳偏盛

所谓阴阳偏盛，是指阴或阳任何一方过于亢盛，超过正常水平而发生的疾病。一方太盛必然导致另一方的损伤。

（2）阴阳偏衰

所谓阴阳偏衰，是指阴或阳任何一方过于虚衰，使阴或阳某一方低于正常水平而发生的疾病。一方不足必然导致另一方的相对亢盛。

需要说明的是，阳盛则热与阴盛则寒所形成的病证是实证。而阴虚则热与阳虚则寒所形成的病证属虚证。前者属亢奋、有余的病理状态，后者属虚弱、不足的病理状态，两者有着本质的区别。

（3）阴阳互损

即阴阳任何一方虚损到一定程度，都会导致另一方的不足，包括阴损及阳和阳损及阴两方面。即阴虚到一定程度时，不能化生，滋养阳气，进一步出现阳虚的现象，称为"阴损及阳"。阳虚至一定程度时，不能化生阴液，进一步出现阴虚的现象，称为"阳损及阴"。无论是"阴损及阳"还是"阳损及阴"，最后都可导致"阴阳两虚"，形成阴阳互损的病理改变。在阴阳互损的病变过程中，是有先后主次区别的。

（4）阴阳的转化

人体阴阳失调所出现的病理变化，在一定条件下，可以相互转化。即阴证可以转化为阳证，阳证可以转化为阴证。

4.用于疾病的诊断

中医认为：疾病发生、发展及变化的本质在于阴阳失调。阴阳学说用于疾病的诊断，就是运用阴阳来归纳疾病的各种征象，概括说明病变的部位、性质及各种证候的属性，从而作为中医辨证总的纲领。

中医对疾病的诊断包括诊法和判断两大步骤。诊法，即了解疾病的方法，通过望、闻、问、切"四诊"进行。判断，即确定疾病的性质，它是通过辨证来进行的。临床上常用的"八纲辨证"就是各种辨证的纲领，而阴阳又是"八纲辨证"中的总纲。

5.用于疾病的治疗

由于疾病发生的根本原因在于阴阳失调，所以中医治疗的基本原则是调整阴阳，补其不足，泻其有余，从而恢复阴阳的相对平衡。其内容包括确定治疗原则，归纳药物性能和具体运用。

（1）确定治疗原则

①阴阳偏盛，损其有余：用于阴或阳的一方偏盛、亢奋的病理变化，其关键是邪气盛，且尚未导致正气不足，此时属单纯的实证，故治疗时应损其有余，也称"实者泻之"。如阳盛所致的热证，采用寒凉的药物清泻其热，称为"热者寒之"；阴盛所致的寒证，采用辛热的药物温散其寒，称为"寒者热之"。

②阴阳偏衰，补其不足：用于阴或阳的一方虚损、不足的病理变化，其关键是正气虚，故治疗时补其不足，也称"虚则补之"。如阳虚不能制阴而造成阴盛者，属虚寒证，扶阳益火，采用补阳的药物以消退阴翳，谓之"阴病治阳"；阴虚不能制阳而造成阳盛者，属虚热证，滋阴壮水，采用养阴的药物以抑制阳亢，谓之"阳病治阴"。

治疗的基本原则是损其有余，补其不足。阳盛者泻热，阴盛者祛寒，阳虚者扶阳，阴虚者补阴，以使阴阳偏盛偏衰的异常状态恢复到平衡协调的正常状态。

（2）归纳药物性能

疾病有阴阳属性之别，药物亦有阴阳属性之分。因此，根据不同的治疗方法，选用适当的药物治疗疾病，才能收到良好的效果。

①药性：主要指寒，热、温、凉四种药性，又称"四气"。其中寒、凉属阴，能够减轻或消除热证的药物一般属于寒性或凉性，如黄芩、栀子等；温、热属阳，能够减轻或消除寒证的药物，一般属于温性或热性，如附子、干姜等。

②五味：主要指酸、苦、甘、辛、咸五味。其中辛味发散，甘味益气，故辛，甘属阳；酸味收敛，苦味泻下，咸味润下，故酸、苦、咸属阴。

③升降浮沉：升指上升，降指下降，浮为浮散，沉为重镇。一般具有升阳发散、祛风散寒、涌吐、开窍等功效的药物，多上行向外，其性升浮，故为阳；具有泻下、清热、利尿、重镇安神、潜阳熄风、消积导滞、降逆、收敛等功效的药物，多下行向内，其性沉降，故为阴。

6.用于指导预防疾病

阴阳学说认为，人体内部阴阳平衡，并能与天地间阴阳变化保持协调一致，就能够祛病延年。因此，预防疾病的基本原则就是调理阴阳。如春夏季节阳热偏盛，人体既要注意防暑降温，又要注意保护阳气，以便为秋冬阴气偏盛时所用；秋冬自然界阴寒偏盛，人体既要防寒保暖，又要注意保护阴液，以便为春夏阳气偏盛时所用。

二、五行学说

五行学说也属我国古代哲学范畴。它认为宇宙间的一切事物都是由木、火、土、金、水5种物质所构成。事物的发展变化都是这5种物质不断运动和相互作用的结果。将这5种物质的属性和相互间的"生、克、乘、侮"规律，运用到中医学领域，借以阐述人体脏腑的生理，病理及其与外在环境的相互关系，从而指导临床诊断和治疗。

（一）五行学说的主要内容

1.基本概念

五行学说中的"五"，指自然界中木、火、土、金、水5种基本物质；"行"，是运动、变化、运行不息的意思。五行指木、火、土、金、水5种物质的运动变化。五行学说是指自然界的一切事物都是由木、火、土、金、水5种物质构成的，根据五行间的相互关系，并以这5种物质的特性为基础，对自然界的事物，现象加以抽象，归纳，推演，用以说明物质之间的相互滋生，相互制约，不断运动变化，从而促进事物发生，发展规律的学说。

2.五行的特性

五行的特性是在古人对这5种物质朴素认识的基础上，进行抽象，推演而逐渐形成的。如：水具有滋润、下行的特性，凡具有润泽、寒凉，向下特性的事物或现象归属于水；火具有炎热、向上的特性，凡具有温热、升腾特性的事物或现象归属于火；木具有伸展、能曲能伸的特性，凡具有升发，伸展，易动特性的事物或现象归属于木；金具有能柔能刚、变革、肃杀的特性，凡具有清静、沉降、变革、肃杀、收敛特性的事物或现象归属于金；土具有生长、生化的特性，凡具有长养、变化，承载特性的事物或现象归属于土。由此可见，五行的特性虽然来源于5种物质本身，但又超越了这5种物质。在中医学中，五行已不再单纯指木、火、土、金、水这5种具体物质本身，而是5种物质不同属性的抽象性概括，它脱离了这5种物质本身的具体性质，具有更广泛、更抽象的含义。

3.事物的五行归类

五行学说对事物属性的归类推演，是以天人相应为指导思想，以五行为中心，将自然界的各种事物和现象以及人体的脏腑组织，生理现象，病理变化，作了广泛的联系和研究，并应用直接归类或间接推理演绎的方法，按照事物的不同性质、作用与形态，分别归属于木、火、土、金、水五行之中，借以阐述人体脏腑组织之间的生理、病理的复杂关系，以及人体与外界环境之间的相互关系。

（1）直接归类法

如某事物具有与木类似的特性，该事物就被归属于木行；而另一事物具有与火类似的特性，就被归属于火行。以方位为例，中国内地东面沿海，为日出之地，富有生机，与木的升发、生长特性相类似，故将东方归属于木；南方气候炎热，植物繁茂，与火的炎上特性相类似，故归属于火；西部高原为日落之处，其气肃杀，与金特性相类似，故归属于金；北方气候寒冷，无霜期短，虫类蛰伏，与水的寒凉，向下和静藏特性相类似，故归属于水；中央地带，气候适中，长养万物，统管四方，与土特性相类似，故归属于土。如以五脏为例，肝之性喜舒展而主升，故归属于木；心推动血液运行，温煦全身，故归于火；脾主运化，为机体提供营养物质，故归于土；肺主宣肃而喜清洁，故归于金；肾主水而司封藏，故归于水。

（2）间接推断演绎法

自然界还有许多事物和现象无法以直接归类的方法纳入五行之中。鉴于此，古人运用间接推断演绎的方法进行推演。例如，长夏较潮湿，长夏属土，湿与长夏密切关联，所以湿也随长夏而被纳入土；秋季气候偏干燥，秋季属金，燥与秋季密切关联，所以燥也随秋季而被纳入金等等。再以人体为例，肝属木，根据中医理论，肝与胆相表里，肝主筋，肝开窍于目，所以，胆、筋、目等便随肝属木而被纳入木；心属火行，心与小肠相表里，心主脉，心开窍于舌，故小肠二脉、舌等也被归于火。

4.五行的生克乘侮关系

五行学说不是静止地，孤立地将事物归属于木，火，土，金，水，而是以五行之间的相生和相克关系，来探讨和阐述事物之间的相互联系，即彼此间相互协调平衡的整体性和统一性。同时，还以五行之间的异常制约即相乘和相侮，来探索和阐述事物之间协调失衡时的相互影响。

（1）相生

所谓相生，是指五行中某一行事物对另一行事物具有滋生，助长和促进的作用。五行相生的次序是：木生火，火生土，土生金，金生水，水生木。五行这种相生关系依次滋生，循环无端。

（2）相克

所谓相克，也称相胜，是指五行中某一行事物对另一行事物具有抑制、约束，削弱等作用。"木得金而伐，火得水而灭，土得木而达，金得火而缺，水得土而绝，万物尽然"。五行相克的次序是：木克土，土克水，水克火，火克金，金克木。五行这种相克关系也是往复无穷的。

（3）相乘

所谓相乘，即乘虚侵袭，也就是相克太过，超越了正常的制约关系。如正常情况下木克土，它们维持着相对平衡状态，当木过度亢盛，或由于土本身不足，木因土虚而乘之，木对土的克制就会超过正常水平，两者间正常的制约关系遭到破坏。相乘与相克虽在次序上相同，但相克是五行正常的制化关系，而相乘则是正常制约关系遭到破坏而出现克制太过的异常现象。

4.相侮

相侮，即恃强凌弱之意。如正常情况下，金克木，当木过度亢盛，金不仅不能制约木，反而被木所克制；或由于金本身虚弱，木因其虚而反侮金。相侮的次序与相克相反。需要说明的是，相克是五行正常的制约关系，而相侮则是正常制约关系遭到破坏而出现反克的异常现象。

（二）五行学说在中医学中的应用

五行学说在中医学中的应用，主要体现在3个方面：一是以五行的特性来分析研究机体的脏腑、经络等组织器官的五行属性；二是以五行之间的生克制化来分析研究机体的脏腑、经络各生理功能之间的相互关系；三是以五行之间乘侮来阐释病理情况下的相互影响。因此，五行学说在中医学中不仅用于理论上的阐释，而且也具有指导临床诊疗工作的实际意义。

1.说明人体五脏的生理功能

五行学说，将人体的内脏分属于五行，以五行的特性来说明五脏的生理功能。木性曲直，枝叶条达，具有向上，向外生长，舒展的特性；而肝也喜条达舒畅，恶抑郁遏制，肝主疏泄，所以肝属于木。火性温热，其势炎上，具有蒸腾、炎热的气势；而心禀阳气，所以心属于火。土性敦厚，具有生化万物的特性；脾运化水谷，营养机体，脾是气血生化的源泉，故脾属于土。金性清肃，收敛；而肺也具有清肃之性，肺气具有肃降功能，所以肺属于金。水性润下，有寒润、下行、闭藏的特性；而肾主闭藏，有藏精、主水等功能，所以肾属于水。

2.说明人体脏腑间的相互关系

中医学不仅用五脏与五行的分属阐明了五脏的功能特性，而且还运用五行生克制化的理论说明了脏腑生理功能的内在联系。五脏之间既有相互滋生的关系，又有相互制约的关系。

五脏相互滋生；肝藏血以济心之阴血，故肝生心（木生火）；心阳温煦有助脾之运化，故心生脾（火生土）；脾运化精微上输于肺，故脾生肺（土生金）；肺金清肃下行以助肾纳气、主水，故肺生肾（金生水）；肾藏精以滋养肝之阴血，故肾生肝（水生木）等。

五脏相互制约；肝之疏泄可以疏达脾气，令其不致壅塞，以助脾之运化，故肝制约脾（木克土）；脾之健运可以防止肾水泛滥，故脾制约肾（土克水）；肾水滋润上乘可防心火之亢烈，故肾制约心（水克火）；心阳温煦可防止肺金清肃太过，故心制约肺（火克金）；肺的肃降可防止肝之升发太过，故肺制约肝（金克木）等。

3.说明人体脏腑间的病理影响

五行学说也用以说明在病理情况下脏腑间的相互影响。如本脏之病可以传至他脏，他脏之病也可传至本脏。中医学把这种脏腑间病理上的影响称为传变。以五行学说来说明五脏疾病的传变，可以分为母子（亦称相生）关系的传变和乘侮（亦称相克）关系的传变。

（1）相生（母子）关系的传变

包括母病及子和子病犯母两个方面。

①母病及子：是指疾病的传变从母脏传及子脏。如肾属水，肝属木，水能生木，故肾为母脏，肝为子脏，若肾病及肝，即是母病及子。临床上常见的水不涵木，就属母病及子的范围。这是由于机体肾水不足，不能滋养肝木，从而形成肝肾阴虚，肝阳上亢所致。

②子病犯母：又称子盗母气，是指疾病的传变从子脏传及母脏。如肝属木，心属火，木能生火，故肝为母脏，心为子脏。心病及肝，即是子病犯母。临床上常见的心肝火旺，就属于子病犯母的范围。这是由于心火旺，累及肝脏，引动肝火，从而形成心肝火旺。

（2）乘侮（相克）关系的传变

包括相乘和相侮（即反侮）两个方面。

①相乘是相克太过为病。相克太过有两种情况：一种是由于一方的力量过强，而致被克的一方受到过分克伐；另一种是由于被克的一方本身虚弱，不能承受对方的克伐，从而出现克伐太过的病理现象。

②相侮即反克而致病。相侮致病也有两种情况：一种是由于一方太盛，不仅不受克己的一方所克制，而且对克己的一方进行反克；另一种是由于一方的虚弱，丧失克制对方的能力，反而受到被克一方的克制，从而也导致反克的病理现象。

4.指导疾病的诊断和治疗

当内脏病变导致功能紊乱和相互关系失调时，可以反映到体表相应的组织器官，出现色泽、声音、形态、脉象等多方面的异常变化。由于疾病的发生与脏腑功能失常有关，并使脏腑间生克制化关系异常导致疾病的传变，所以根据五行的生克制化乘侮规律，可以指导临床治疗，通过调整脏腑间的相互关系达到控制疾病传变的目的。具体运用有以下两个方面：

（1）控制疾病的传变

在病变的过程中，一脏之病常可波及他脏而使疾病发生传变。因此，治疗时除需要对病变的脏腑进行治疗、处理外，还应在五行生克制化理论指导下，调整各脏腑之间的相互关系，防止疾病的进一步传变，并促使已病的脏腑尽快恢复。例如，肝气太盛，常常乘犯脾土。所以，在治疗肝病的同时，应注意健脾益胃，防止肝病传脾，从而利于肝病的治疗。

（2）确定治则和治法

根据五行生克制化理论制定的治疗原则和治法，通常有如下两大类。

①根据五行相生规律确定的治疗原则和具体治法有"虚则补其母"和"实则泻其子"两类。

第一，运用"虚则补其母"治则的常见治法

滋水涵木法：又称滋肾养肝法或滋补肝肾法，即通过滋肾阴以养肝阴的方法。适用于肾阴亏损而肝阴不足以及肝阳偏亢之证。

培土生金法：又称补脾养肺法，即通过培补脾气以益肺气的方法。适用于脾胃虚弱，不能滋养肺脏而肺虚脾弱之证。

金水相生法：又称补肺滋肾法或滋养肺肾法，即通过肺肾同治以纠正肺肾阴虚状态的治法。适用于肺虚不能输布津液以滋肾；或肾阴不足，精气不能上滋于肺，而致肺肾阴虚者。

益火补土法：又称温阳健脾法，即通过温阳以补助脾胃的方法。适用于肾阳不足，无力温煦脾阳而致脾失运化者。

第二，运用"实则泻其子"治则的常见治法

肝旺泻心法：即通过清心火来泻肝火的方法，适用于肝火旺盛且心火上炎的心肝火旺证。

肾实泻肝法：即通过清肝火来泻相火的方法，适用于相火妄动，肝火亢盛之证。

②根据五行相克规律确定的治疗原则和具体治法：由于引起相乘相侮的原因，不外乎一脏过强，功能亢进；或另一脏偏弱，功能不足。因此，据此制定的治疗原则就是"抑强"和"扶弱"。所谓"抑强"指抑制功能过亢之脏；所谓"扶弱"，即扶助虚弱之脏。无论是"抑强"还是"扶弱"，都是为了纠其偏颇，使彼此间重新恢复相对的平衡状态。

第一，运用"抑强"治则的常见治法

抑木扶土法：又称疏肝健脾法、平肝和胃法或调理肝脾法，指通过疏肝健脾治疗肝旺脾虚的一种方法。适用于木旺乘土，木不疏土之证。

佐金平木法：又称泻肝清肺法，指通过清肃肺气以抑制肝木的一种治疗方法。适用于肝火偏盛，影响肺气清肃之证。

泻南补北法：又称泻火补水法或泻火滋阴法，指通过泻心火以滋肾水的治疗方法。适用于肾阴不足，心火亢盛之证。

第二，运用"扶弱"治则的治法

培土制水法：又称温肾健脾法，指通过温运脾阳或温肾健脾以治疗水湿停聚为病的一种方法。适用于脾虚不运，水湿泛滥或肾阳虚衰，不能温煦脾阳，脾不制水，水湿不化而致的水肿胀满之证。临证以健脾为主，温肾为辅，或是温肾为主、健脾为辅，应视病情而定。

第二节　中医生理基础

一、脏腑

脏腑是人体内脏的总称。包括五脏、六腑、奇恒之腑。五脏是指心，肝、脾、肺、肾；六腑是指胆、胃，大肠，小肠、膀胱、三焦。奇恒之腑是指脑、髓、骨、脉，胆、女子胞。此外，人体生理功能的运作，还需要更小的组织器官的协调和谐，一般归纳为形体、官窍等。中医脏腑理论还包含了脏腑与形、体官窍的联系。

（一）五脏的主要功能与系统连属

1.心

心位于胸中，有心包护卫于外。其经脉下络小肠，与小肠相表里。主要生理功能有：主血脉和主神明。

（1）心的主要生理功能

①心主血脉：心主血脉有心主血和心主脉两方面的含义。一方面，心气有推动血液在脉管中运行以营养全身的功能，是人体血液运行的动力和主导器官；另一方面，脉管是血液运行的通路，与心脉直接相连，互相沟通，血液在心气的作用下，在脉管中不停地流动，周而复始，循环往复。心，脉，血三者共同组成全身循环系统，在这个系统中心起主导作用。心气使血液运行，脉管搏动，全身五脏六腑，形体官窍才能得到血液的濡养以维持人体的生命活动，所以心气的盛衰和血脉的充盈变化可以从脉搏的变化上反映出来。若心气旺盛，血脉充盈，则脉搏节律均匀，和缓有力；若心气不足，血脉空虚，可出现脉细弱或节律不整。故在心、脉、血三者中，心居重要的主导地位。

②心主神明（或称心藏神）：神明即神志，是指人的精神，意识，思维活动及其外在表现。从现代医学的观点来看，主要指人的大脑功能，是大脑对客观外界事物的反映。中医在长期的临床实践和对正常人体的观察中，发现神志活动与心的功能密切相关，从而认为主管神志是心的主要生理功能。

（2）心的系统连属

①心开窍于舌：心与舌有经络相通，心的气血上通于舌，故心与舌的关系密切。若心的功能正常，则舌体柔软红润，活动自如，并可辨知五味。反之，心的病变就可从舌象上反映出来，并依此指导诊断，如常见的舌体颜色改变，或者出现瘀斑，瘀点、舌体糜烂、运动失灵等。由于心的生理功能和病理变化能影响到舌，故称"心开窍于舌"。正因为心与舌有以上密切的联系，所以舌的病变，我们通常也是通过调整心的功能来治疗。如清心火可以治疗舌体溃烂，化痰开窍可以治疗舌强语謇等。

②心在体合脉，其华在面：脉是指血脉。心合脉，是指全身的血脉都属于心。

华，是光彩之意。其华在面，是指心的生理功能是否正常，可以从面部的色泽变化显露出来。由于头部血脉极其丰富，所以心气旺盛，血脉充盈，面部红润有光泽，若心气血不足，则可见面色淡白、晦滞；心血瘀阻则面色青紫。

③心在志为喜：是指心的生理功能与情志的"喜"有关。喜，是人对外界信息引起的良性反应，喜有益于心主血脉等生理功能。但是喜乐过度，则又可使心神受伤。

④心在液为汗：由于汗为津液所化生，血与津液又同出一源，心主神明，人在精神紧张或受惊时也会出汗。心在液为汗的说法，其最大的意义在于，血虚证在临床运用发汗法（中医治法的一种）要慎重。

2.肺

肺位于胸中，上连气管，咽喉，开窍于鼻。肺的经脉下络大肠，与大肠相表里。其主要生理功能有：主气、司呼吸、主宣发、肃降、通调水道。

（1）肺的主要生理功能

①肺主气，司呼吸：肺主气包括两方面，一是指肺主呼吸之气，即由肺吸入自然界的清气，呼出体内的浊气，进行气体交换，故肺是体内外气体交换的场所；二是指肺主一身之气，这是因为肺不仅参与了人体宗气的生成，而且能调节人体全身之气。宗气是水谷精气与肺所吸入的清气结合而成，有营养和温煦人体，促进呼吸的作用，因此肺气充足与否不但对呼吸功能，而且对全身组织器官的功能活动都有着重要影响。

②肺朝百脉、主治节：肺朝百脉中的"百脉"指周身众多的血脉，"朝"是朝向，聚会的意思。肺朝百脉之意即全身的血脉会聚于肺，肺与百脉的这种紧密的联系实现了2个功能：第一，通过肺呼吸过程实现了清浊之气的气体交换。现代医学也认为：肺通过动、静脉与全身循环系统相连，空气进入肺后，在肺泡毛细血管的血液中进行气体交换，氧气从肺泡进入血液，二氧化碳从血液进入肺泡，肺的这种"吐故纳新"的过程也就是中医理论中肺朝百脉、肺司呼吸的过程。第二，肺具有协助心主持血液循环的功能。血液运行的基本动力在于心气的推动，但同时还依赖于肺气的推动和调节。肺朝百脉的功能，正是强调了肺气对血液运行的促进作用。如果肺气壅塞或虚弱，不能助心行血，就会累及心主血脉的生理功能，导致血脉运行不畅，甚至血脉瘀阻，出现心悸、胸闷、唇舌青紫等症。

③主宣发、肃降：宣发，是指肺气向上升腾和向外布散的作用。肺主治节肃降，是指肺气向下通降和使呼吸道保持洁净的作用。

肺主宣发的生理作用主要有3个方面：一是通过肺的气化作用，将体内的浊气排出体外；二是通过肺气的扩散运动，将脾转输而来的水谷精微布散至全身，外达皮毛；三是通过卫气的宣发，皮毛的开合作用，将汗液排出体外。若肺气的宣发功能异常，则可出现呼气不利，胸闷、鼻塞、喷嚏、咳嗽、无汗等症。

肺主肃降的生理作用也有3个方面：一是使肺能充分吸入自然界清气；二是将吸

入的清气和脾转输的津液和水谷精微向下布散全身，将代谢产物和多余的水液下输肾和膀胱，变为尿液排出；三是肃清肺和呼吸道内的异物，以保持呼吸道通畅和洁净。如果肺的肃降功能失常，就会出现咳喘、咯痰、呼吸不畅，甚见咯血等症。

肺的宣发和肃降作用相辅相成，相互配合，相互影响，只有肺的宣发、肃降功能正常，气道才能通畅，呼吸才能平和，肺才能正常进行气体交换。

④通调水道：肺主通调水道是指肺的宣发和肃降运动中对体内水液输布，运行和排泄起着疏通和调节作用。人体内水液的运行主要靠肺、脾、肾三脏来完成，通过肺的宣发将津液布散全身，并调节皮毛的开合，使代谢后的水液以汗的形式排出；通过肺的肃降又将水液向下输送，在肾和膀胱的作用下，变成尿液而排出体外。"肺为水之上源，肺气行则水行。"如肺气不能宣降，水道失于通调，便可导致水液潴留，发生水肿。

（2）系统连属

①肺主皮毛：皮毛包括皮肤、汗腺、毫毛等组织，为一身之体表，依赖于肺所宣发的卫气和津液的温养和润泽，是机体抵抗外邪的第一道屏障。肺的功能正常，则皮肤有光泽，毛发致密，抗病能力强。反之，肺气虚，则抗病能力弱，多汗，易感冒，皮毛枯槁等。

②肺开窍于鼻：鼻是人气体出入的通道，与喉相通，与肺关联，故称鼻为肺窍。鼻的通气、嗅觉功能，喉的发音等都受肺气的影响，若肺的功能正常则鼻的通气功能好，嗅觉灵敏，喉的发音响亮而清晰。

③肺在志为悲忧：悲忧类情志活动与肺的功能相关，属于非良性刺激的情绪反映。它对人体的主要影响是耗伤肺气，若悲忧过度，可出现呼吸气短等肺气不足的现象。反之，肺的功能不足，机体对外界非良性刺激的耐受力下降，容易出现悲忧的情绪表现。

④肺在液为涕：涕是鼻内的分泌物，有润泽鼻窍的作用，鼻为肺窍，故其分泌物也属肺。肺的功能正常，鼻涕润泽鼻窍而不外流，若肺寒则鼻流清涕，肺热则鼻流黄涕，肺燥则鼻干。

3.脾

脾位于中焦，在隔之下，"形如刀镰"。脾与胃同居中焦，共为后天之本。其经脉络于胃，与胃相表里。主要生理功能有：脾主运化、主升清脾主统血。

（1）脾的主要生理功能

①脾主运化、主升清：运化是消化，吸收、转输的意思。脾主运化，包括运化水谷精微和运化水液两方面。一方面，饮食物经胃初步消化，由脾再进一步消化并吸收其营养物质，转输到心，肺，通过经脉运送至全身，供人体生理活动的需要。另一方面，水液部分亦由脾吸收，转输，在肺、肾、膀胱等脏器的共同协作下，保持人体水液代谢平衡。因此脾对水液的吸收、转输和排泄是人体水液代谢的重要环节。脾的运

化功能正常，则人体营养充足，反之，若脾的运化功能异常，可因营养缺乏导致面色萎黄，消瘦乏力，腹泻，消化不良等，或因水湿滞留，导致泄泻、水肿等。

升，即上升，升举之意。清，即水谷精微之意。脾主升清指脾通过其运化功能将水谷精微上升到心、肺、头、目，经心，肺的气血运行营养全身。脾的升清功能正常，水谷精微、营养物质才能正常吸收和输送。脾的升清是与胃的降浊相对的。同时脾气的升举还有防止机体内脏下垂的作用，若脾气虚，失去升清功能，则可见头晕，神疲乏力，腹胀腹泻，若脾气下陷，可见久泻脱肛、各种内脏下垂。

②脾主统血：统，有统摄，控制、管辖的意思。是指脾有统摄，控制血液在脉管中运行，使其不致溢出脉外的作用。这种功能主要是由脾气来完成。脾气充足则血液运行正常。若脾气虚弱，血失统摄，则血逸脉外，可见各种慢性出血的病症。如皮下出血，崩漏，便血，尿血等，称为脾不统血或气不摄血。

（2）系统连属

①主肌肉，四肢：全身的肌肉，四肢都依靠脾所运化的水谷精微来营养，若脾气虚弱，运化失常，则四肢无力，甚至肌肉萎缩。

②其华在唇，开窍于口：口腔是消化道的起点部分，其功能也由脾所司。脾的运化功能好，则食欲旺，口味香，营养好，口唇红润。反之则食欲差、口淡无味，饮食不香，唇淡少华。若脾有湿热，可出现口甜、苔腻，或口唇红肿，甚至口疮糜烂等。所以说，"脾开窍于口""其华在唇"。

③在志为思：思，即思考，思虑，是人体精神，意识，思维的一种状态。人们认识客观事物，处理问题就必须思考，因此思是一种正常的生理活动。正常情况下，人的思考活动对机体的正常生理无不良影响，但思虑过度、所思不遂，就会影响气的升降出入，导致气机郁结，脾运不健，脾失升清，出现不思饮食，脘腹胀闷，眩晕，健忘等症。

④脾在液为涎：涎为清稀的唾液，具有保护，润泽口腔的功能。进食时分泌多，有助于食物的吞咽和消化。

4.肝

肝位于腹腔，隔之下，右胁内。其经脉络于胆，与胆相表里。主要生理功能有：肝藏血，主疏泄。

（1）肝的主要生理功能

①肝藏血：肝藏血是指肝具有贮藏血液和调节血量及防止出血的功能。人体各部分的血液常随着不同的生理状况而调节以适应人体生命活动的需要。当人在休息或睡眠时，机体的血液需求量减少，多余的血液回流并藏于肝脏；当劳动或工作时，机体的血液需求量增加，肝脏就调动贮藏的血液，供机体活动的需要。

②肝主疏泄：疏泄即疏通畅达的意思，是指肝具有保持全身气机疏通畅达，通而不滞，散而不郁的作用。

第一，调节精神情志：肝有疏畅气机，调节情志的作用。人的情志活动是大脑对客观事物的反映。情志活动除了与心的功能有关外，还主要与肝的疏泄功能密切相关。

肝通过对气机的调节使人的心情舒畅，气血调和，全身各脏腑的功能正常。如果肝的疏泄功能异常，常表现为情志抑郁和亢奋两方面的病理变化。若肝气失于疏泄、气机不畅，则情志抑郁，常见有梅核气，胸闷叹息，沉闷不乐，多愁善感，胸胁、乳房、少腹等部位胀痛不适等症。若肝郁化火，可出现面红目赤、性急易怒、头部胀痛，甚至昏厥等症。

第二，协调消化吸收：中医认为，消化功能主要归脾胃管辖，而脾胃的运化功能与肝的疏泄有密切联系。首先脾胃的功能需要脾的升清与胃的降浊功能的协调统一，完成水谷精微的运输、消化、吸收。而脾胃气机与肝的疏泄功能密切相关，肝的疏泄功能正常，全身气机疏通畅达，脾胃之气升降才能正常。因此，肝的疏泄功能是保持脾胃消化吸收功能正常与否的重要条件。消化还有赖于肝脏分泌的胆汁的帮助，肝气的疏泄功能正常，则有利于胆汁的排泄和饮食物的消化。若肝气失于疏泄，影响脾胃的消化功能，常会出现暖气，胁胀、腹胀、口苦，消化不良等多种症状。

第三，维持气血运行：人体血的运行有赖于气的推动，气机调畅血才能正常运行。肝对气血运行的调节失常，可造成气血逆乱之吐血、咯血、呕血，崩漏，甚至晕厥等症。

第四，调节水液代谢：人体的水液代谢主要靠肺脾肾三脏和三焦通道气化，但是肝的疏泄功能关系到全身气机的畅通。因此，如果肝的疏泄功能正常，则水液代谢也易畅通；如果疏泄失调，则易因气滞而湿阻水停。临床治疗各种原因引起的水肿时，加用疏肝理气药物，可以提高疗效。

第五，调节生殖功能：肝的疏泄功能常影响人的性功能和生育功能。男子的排精，女子的排卵和月经来潮，都与肝的疏泄功能密切相关。疏泄功能正常则冲任二脉通利、气血调和、月经应时，孕育正常；若肝失疏泄，则气机不畅、气血不和，冲任失调，多见男子排精不畅，女子月经紊乱，排卵受阻，表现为痛经，闭经，不孕症、不育症。长期的精神压力，中医称为肝气不舒，还可以导致男性阳痿、女性性欲低下等性功能障碍。

（2）系统连属

①肝主筋，其华在爪：筋即筋膜，有连接和约束骨节、肌肉，主持运动等功能。在五脏中肝与筋的关系最为密切。"肝主身之筋膜"，是指筋膜有赖于肝血的滋养，只有肝血充足，才能使筋膜得到充分的濡养，使其维持正常的运动功能。若年老体衰，肝血不足，筋失所养，易导致筋膜不健，肢体麻木，痉挛，萎缩，动作迟缓等症。爪，即爪甲，包括指甲和趾甲，又称"爪为筋之余"。肝血充盛，则爪甲红润，坚韧明亮；肝血亏虚，爪甲失去肝血的滋养，出现爪甲软薄、枯萎、无光泽，甚至变形，

脆裂，故称"其华在爪"。

②肝开窍于目，在液为泪：目又称"精明"，为视觉器官。人体五脏六腑的精气，通过全身血运，上注于目，由于肝藏血，肝血可以养目，所以肝与目的关系最为密切。"肝受血而能视。""肝气通于目，肝和则目能辨五色矣。"肝开窍于目，泪从目出，故泪为肝之液。泪有濡润，保护眼睛的作用。在正常情况下，泪液的分泌只起濡润的作用而不外溢，而当异物侵入时，泪液即大量分泌，起到清洁眼球和排除异物的作用。当肝脏有病理改变时，则可见泪液的分泌异常。如肝之阴血亏损，则两目干涩；肝经风热，则迎风流泪；肝经湿热，则目眵增多。

③肝在志为怒：可以从两方面来理解肝与怒的关系。首先怒是人在情绪激动时的一种情志活动的反应形式。怒对人体的主要影响是造成气机逆乱。而肝主疏泄，其性主升主动，若突然大怒，或经常发怒，势必造成肝气升发太过而伤肝。反之，若肝气上逆或肝火上炎时，往往使人性情急躁，稍受刺激，就会发怒。

5.肾

肾位于腰部，脊柱两旁，左右各一。其经脉下络膀胱，故肾与膀胱相表里。主要生理功能有：肾藏精，主人体的生长发育与生殖，主水，主纳气。

（1）肾的主要生理功能

①肾藏精，主人体的生长发育与生殖：精是构成人体和维持机体生命活动的基本物质。

肾藏精，指肾对精气的闭藏，其作用是将精气藏于肾，促进肾中精气的不断充盈，防止精气从体内无故流失，为精气能在体内充分发挥其生理效应创造必要的条件。

肾藏精包括肾主人体的生长发育和生殖，以及调节机体代谢和生理功能活动两方面，肾中所藏之精，来源于先天之精，并得到了后天之精的不断充养。先天之精，即禀受于父母的生殖之精。后天之精，是机体从饮食中摄取的营养成分和脏腑生理活动过程中化生的精微物质。两者在肾中紧密结合而构成肾精。先天之精和后天之精之间相互依存，相互为用。后天之精赖先天之精的资助才能源源不断地摄取和化生，而先天之精又需后天之精不断地培育滋养才能发挥其正常的生理效应。

肾中精气的主要生理功能是促进机体的生长发育，并逐步具备生殖能力，以及调节机体的代谢和生理功能活动。

第一，促进机体的生长发育和生殖：肾中精气的盛衰决定着人体生，长，壮，老，逝的自然规律。人从幼年开始，随着肾中精气的逐渐充盛，而出现"齿更""发长"等迅速生长现象。以后又随着肾中精气的不断充盛而产生了"天癸"。天癸是人体肾中精气充盈到一定程度时产生的一种精微物质，这种物质具有促进人体生殖器官发育成熟和维持人体生殖功能的作用。天癸的产生，标志着机体的性腺发育，进入青春期后，在女子表现为按期排卵、"月事以时下"，男子则出现"精气溢泻"的泄精现象，说明性功能逐渐成熟而具备了生殖能力。人到中年后，随着肾中精气的逐渐衰少，天癸也随之减少而渐渐耗竭，出现生殖功能逐渐衰退以至丧失生殖能力而进入老年期。

第二，调节机体的代谢和生理功能活动：肾中精气之所以能够调节机体的代谢和生理功能活动，是由于肾中精气本身功能活动的两类生理效应，即肾阳和肾阴来实现的。

肾阳，具有激发，推动，温煦人体各脏腑组织器官的作用。在肾阳的作用下，人体的各种生理活动的进程加快，表现为全身阳气旺盛。所以说，肾阳旺则全身之阳皆旺，肾阳衰则全身之阳皆衰，肾阳亡则全身之阳皆亡，人亦死矣。所以肾阳对人体的生命活动至关重要。肾阴，对人体各脏腑组织器官具有滋养、濡润的作用。在肾阴的作用下，人体的各种生理活动的进程减慢，表现为全身阴凝静谧。所以说，肾阴足则全身之阴皆足，肾阴亏则全身之阴皆亏，肾阴亡则全身之阴皆亡，人亦死矣。所以肾阴对人体的生命活动也是至关重要的。

②主水：肾主水，是指肾具有主持和调节人体水液代谢的作用。肾的这一功能，主要是靠肾的气化作用来实现的，具体体现在以下两个方面：是肾中精气对参与整个津液代谢过程的各个脏腑都具有调节作用。津液的生成，输布和排泄过程涉及多个脏腑，是在多个脏腑综合协调作用下完成的。其中每一个过程都是以肾中精气为原动力，在肾阴肾阳的调节下进行的。是肾本身就直接参与津液的输布排泄过程。特别是尿液的生成和排泄，更直接与肾的气化功能相关，肾的气化功能正常，则开合有度，能分清泌浊，调节水液的排出量。开则尿液生成而得以排出；合则机体需要的水液得以保留而被重吸收。若肾中精气不足，气化功能失常，开合失调，造成全身水液代谢的异常，可出现尿少、尿闭，水肿或见小便清长，尿量明显增多等。

③主纳气：纳，有受纳，摄纳之义。肾主纳气是指肾具有摄纳肺所吸入之清气，防止呼吸表浅的作用。肾的这一功能实际上是其封藏作用在呼吸运动中的具体体现。呼吸运动主要由肺来完成，其中浊气的呼出主要靠肺的宣发作用，清气的吸入靠肺的肃降作用。但是，肺吸入之清气必须在肾的摄纳作用下归于肾中，才能发挥其生理效应。只有肾的纳气功能正常，吸入之清气，才能下达，呼吸才能均匀协调。如果肾的纳气功能减退，摄纳无权，吸入之清气不能下达于肾，就会出现呼吸表浅，气浮于上而出现气喘，呼多吸少，张口抬肩，动则尤甚等肾不纳气的症状。

（2）肾的脏腑系统连属

①肾在体合骨，主骨生髓，其华在发：肾主骨生髓，是指肾中精气具有促进骨骼生长发育和滋生充养骨髓、脊髓和脑髓的作用。肾中精气充盈，精生髓以养骨，则能促进骨的生长发育，保持骨的坚韧性，并有利于骨骼的修复。脊髓上通于脑，脑为髓汇聚而成，故称"脑为髓海"。肾中精气充足，则髓得其滋生充养，脑髓充盈，发育健全，才能发挥其"精明之府"的生理功能，使人精力充沛，轻劲有力，耳聪目明，

思维聪颖。若肾中精气不足，不能主骨生髓，可出现骨骼脆弱无力，甚或发育不全，造成小儿发育迟缓，骨痿软无力，不耐久立、劳作，或容易骨折等，肾精不能充养脑髓，髓海不足则神疲倦怠，耳鸣目眩、思维迟钝。

"齿为骨之余"，齿与骨同出一源，牙齿的生长更换和坚韧有力也依赖于肾中精气的充养。肾中精气充盛，则牙齿坚固洁白而不易摇动，脱落。肾中精气不足，则小儿齿迟，牙齿发黑，松动而不坚，甚或早期脱落。

发的生长，依赖于精气的滋养。肾藏精，精化血，精血充足，则发黑而润泽。由于发的生长和色泽反映了肾中精气的盛衰，故称发为肾之外候，又称肾"其华在发"。若肾中精气不足，则头发早白，或枯萎、易脱落。

②肾开窍于耳及二阴：耳为听觉器官，耳的听觉功能依赖于肾中精气的充养。肾中精气充盛，髓海满盈，则听觉灵敏，故称肾开窍于耳。若肾中精气不足，髓海空虚，耳失所养，则可出现耳鸣、听力减退，甚至耳聋等症。

二阴，指前后阴。前阴有排尿和生殖的功能，后阴有排泄粪便的作用。尿液的贮存和排泄虽由膀胱所司，但必须依赖肾的气化才能完成，而入的生殖功能亦由肾所主。若肾中精气不足，开合失常，可出现遗精、早泄、遗尿、小便清长，或尿少，尿闭等症。大便的排泄亦与肾的气化作用有关。肾阳温煦脾阳，肾阴濡润肠道，则排便按时而润爽。若脾肾阳衰，可致泄泻、五更泄，冷秘或久泻滑脱诸症；肾阴虚则肠道失润，又可致大便秘结难解。由此可见，前阴的排尿、后阴的排便功能皆与肾有关。

③肾在志为恐：恐为肾之志。恐动于心而应于肾。恐是机体对外界刺激所产生的畏惧情绪反应。若长怀恐惧，或卒恐，大恐，可损伤肾，造成肾气不固，出现二便失禁，滑精等症。若当肾中精气亏损时，亦可出现时时恐惧的情志病变。

④肾在液为唾：唾为口津，是唾液中较为稠厚的部分。唾出于舌下，乃肾精所化，能滋润口腔，湿润水谷以利吞咽并助消化。由于唾为肾精所化，故在中医导引吐纳功法中，常主张舌抵上腭，待唾津盈满，然后徐徐咽下，有滋养肾中精气的作用。若肾中精气不足，肾阴亏虚，则口干咽燥，若久唾、多唾，则可耗损肾中精气。

（二）六腑

1.胆

胆为六腑之一，又属奇恒之腑。胆呈囊形，附于肝之短叶间，与肝相连。肝和胆有经脉相互络属而为表里。胆的主要生理功能是：

（1）贮存和排泄胆汁

胆汁味苦，色黄绿，由肝之余气所化生，汇集于胆，在消化过程中向小肠排泄，以助脾胃运化，是脾胃运化功能得以正常进行的重要条件。由于胆汁来自肝脏，为清净之液，故称胆为"中精之府"。

胆汁依赖于肝的疏泄，注入小肠，以助饮食物的消化。所以，胆汁的分泌，排泄与肝的疏泄功能密切相关。肝的疏泄功能正常，胆汁排泄畅达，脾胃运化健旺。肝的疏泄功能失常，胆汁排泄不利，影响脾胃运化，可见胁下胀痛，厌食油腻，腹胀便溏；胆汁外溢，可出现黄疸；胆汁上逆，可见口苦，呕吐黄绿苦水。

（2）主决断

胆主决断，是指胆在人的意识，思维活动中具有正确地判断事物和作出决定的能力。胆附于肝，肝为将军之官而主谋虑，但要作出决断，还取决于胆。若胆气虚弱则见胆怯怕事，心悸不宁，失眠多梦、数谋虑而不能决等症。胆主决断是中医学的抽象认识，在治疗学上有一定的指导意义。

胆囊形态中空，不仅具有腑的生理功能，可以排泄胆汁，而且具有脏的功能特点，能够储藏精汁，一种器官具有两种属性，故又称胆为"奇恒之腑"。

2.胃

胃位于膈下，上口为贲门接食道，下口为幽门通小肠。胃分为上、中、下三部，分别称为上脘、中脘、下脘，统称胃脘。脾与胃通过经脉相互络属而互为表里。胃的主要生理功能是：

（1）胃主受纳和腐熟水谷

受纳，即接受、容纳之意；腐熟，即食物经过胃的初步消化，形成食糜之意。饮食经口、食道，容纳于胃，故称胃为"水谷之海"。胃将食物进行初步消化，即受纳和腐蚀水谷的功能。胃的受纳和腐蚀水谷依靠的是"胃气"作用，胃气和降，才能消化食物。食物经小肠"分清泌浊"，清者被进一步消化吸收，浊者下移大肠，变为大便排出体外。吸收的精微物质由脾运化以营养全身，因此，人体后天营养的充足与否取决于脾胃的共同作用，故称脾胃为"后天之本"。如果胃的受纳和腐熟水谷的功能失常，可出现胃脘胀痛、纳呆厌食，嗳腐吞酸或多食善饥等症。

（2）主通降

胃气以降为和，所饮食物入胃，经胃的腐熟后，必须下行入小肠，进一步消化吸收，所以说胃主通降，以降为和。可见胃主通降描述的不是胃的其他生理功能，而是胃的生理特性。正是胃气以通为用，以降为和的生理特性，保证了水谷的不断下输和消化吸收。胃的通降作用，还包括小肠将食物残渣下输大肠，传化糟粕的功能，故也称为胃的降浊。若胃失通降，浊气不降，不仅影响食欲，还可出现口臭，脘腹胀闷，便秘等症；若胃气上逆，则可见恶心、呕吐、呃逆、嗳气等症。故胃气以降为顺，以降为和。

3.小肠

小肠位于腹中，上端接幽门与胃脘相连，下端接阑门与大肠相通，是一个回环叠积管状器官。心与小肠有经脉相互络属而互为表里。小肠的主要生理功能是：

（1）主受盛和化物

受盛，即接受；化物，即进一步消化和化生精微之意。小肠接受经胃初步消化的食物，将其进一步消化，转化为精微物质。若小肠的受盛化物功能失调，可出现腹胀，腹痛，腹泻等症。

（2）泌别清浊

小肠主泌别清浊，是指小肠在受盛，化物的同时，对消化后的饮食物进行分清别浊的生理功能。分清，主要是将水谷精微吸收；别浊，主要是将食物残渣输送到大肠。由于小肠在吸收水谷精微的同时，也吸收了大量水液，故又称"小肠主液"。小肠泌别清浊的功能，还与尿量有关。若小肠泌别清浊的功能失调，水走大肠，可致小便短少，大便稀溏或泄泻等症。

4.大肠

大肠亦位居于腹中，其上口在阑门处与小肠相连，其下端即肛门。大肠亦为回环叠积的管状器官。肺与大肠有经脉相互络属而互为表里。大肠的主要生理功能是：传化糟粕，排泄粪便。大肠接受经过小肠消化的食物残渣，再吸收其中的水液，使之形成粪便，经肛门排出体外，所以大肠是传导糟粕的通路。大肠功能失调，主要表现为传导失常和粪便的改变，如大肠湿热，气机阻滞，可见腹痛下痢、里急后重；大肠实热，热伤津液，可见便结；大肠虚寒，完谷不化，水谷杂下，可见腹痛、肠鸣、泄泻。

5.膀胱

膀胱位于小腹中央，与肾互为表里。膀胱的主要生理功能是：储尿和排尿。尿是人体水液代谢的产物，为津液所化，在肾的气化作用下生成尿液，下输膀胱，而排出体外。因此，尿液的形成和排泄需经过肾和膀胱共同的"气化"作用而完成。若肾或膀胱发生病变，气化不利，储尿、排尿功能障碍，可见尿频，尿急，尿痛，或小便不利，尿少，尿闭，或尿失禁，遗尿等症。

6.三焦

三焦是上焦、中焦、下焦的合称，为六腑之一，是脏腑之外，躯体之内的整个体腔，其中运行着元气和津液。在人体五脏六腑中，惟有三焦最大，可包容其他脏腑，无脏与之相匹配，故又有"孤府"之称。三焦的主要生理功能是：

（1）通行元气

元气根源于肾，为人体生命活动的原动力。元气以三焦为通道而输布于五脏六腑，充沛于全身，以激发、推动人体各脏腑组织的生理功能。由于元气是脏腑气化功能的动力，因此，三焦通行元气的功能，关系到全身的气化活动，所以说三焦主持诸气，总司人体的气化。

（2）运行水液

三焦具有疏通水道、运行水液的功能。人体的水液代谢是由肺、脾、肾以及胃、小肠、膀胱等脏腑共同协作完成的，但必须以三焦为通道，水液才能正常地升降出入。三焦运行水液的功能与三焦通行元气的功能密切相关，水液的运行全赖气的升降出入，气行则水行。如果三焦水道不够通利，则可造成水液输布代谢紊乱，而出现病理改变。

（三）奇恒之腑

奇恒之腑包括脑、髓、骨、脉、胆、女子胞。其共同的生理功能是贮藏精气。它们在形态上多与腑相似，属中空的管腔性器官，但又并非饮食物的消化通道；在功能上则"藏精气而不泻"，与脏相似。它们既不同于脏，又区别于腑，故被称为奇恒之腑。

1.脑

脑居颅内，由髓聚集而成，故称"脑为髓之海"。脑的主要生理功能是：

（1）脑主精神活动

人的精神活动包括思维意识和情志活动等，都与脑密切相关。脑的功能正常，精神意识、思维活动正常，表现为精神饱满，意识清楚，思维敏捷，记忆力强，语言清晰，情志正常。若脑有病变，脑主精神活动异常，可见记忆力差，意识不清，思维迟钝，精神情志异常。

（2）脑主感觉功能

脑主感觉的功能正常，则视物精明，听力聪颖，嗅觉灵敏，感觉正常。若脑病，感觉功能失常，则可出现视物不清，听觉失聪，嗅觉不灵，感觉迟钝。如髓海不足，可见头晕、目眩、耳鸣，甚至痴呆。

2.女子胞

女子胞又称胞宫，子宫，位于小腹，是女子发生月经和孕育胎儿的重要器官。女子胞的主要生理功能是：

（1）主月经

女子胞是女性生殖功能发育成熟后产生月经的主要器官。月经来潮是一个复杂的生理活动过程，与肾中精气，冲任二脉及心，肝、脾三脏密切相关。幼年期，肾精未盛，天癸未至，子宫未发育成熟，冲任二脉未通，所以没有月经；到了青春期，天癸至，任脉通，太冲脉盛，子宫发育完全，月经按期来潮，并具有生殖能力；到50岁左右，肾中精气渐衰，天癸渐竭冲，任二脉气血渐少，进入绝经期。从这些生理现象可见女子胞主月经的功能，受天癸及冲任二脉的直接影响。此外，心主血，肝藏血，主疏泄，脾为气血生化之源而统血，心，肝，脾对全身血液的化生和运行有调节作用。因此，月经周期的变化，与心，肝，脾三脏的生理功能亦密切相关。

（2）主孕育胎儿

月经正常来潮后，女子胞就具有生殖和养育胎儿的能力，受孕以后，胎儿在母体子宫中发育，女子胞就聚集气血以养胎，成为保护和孕育胎儿的主要器官，直至十月期满分娩。

此外女子胞还主生理性带下，分泌阴液，以润泽阴部。所以女子胞是妇女经、带、胎、产的重要器官。

二、气、血、津液

人体的生命活动，主要依靠脏腑的功能活动，而脏腑的功能活动又必须以气、血、津液为物质基础。它们相互依存，相互为用。在人体的各种活动中，这些物质被不断地消耗，同时又靠脏腑的活动而不断地得到化生和补充。

（一）气

1.气的基本概念

（1）气是人体内不断运动着的具有很强活力的精微物质，是构成人体和维持人体生命活动最基本的物质，如水谷之气、呼吸之气等。

（2）气是指脏腑的各种功能活动。如心气，肺气，脏腑之气，经络之气。

2.气的生成

气的来源有3个方面：一是来自父母的先天之精气；二是脾胃吸收的水谷精微；三是肺吸入的自然清气。

3.气的功能

气的生理功能，主要有5个方面：

（1）推动作用

气是活力很强的精微物质，对人体的生长发育、各脏腑经络的生理活动、血的生成和运行、津液的生成与输布及排泄等，均起着推动和激发其运动的作用。若气的推动作用减弱，便可见生长发育迟缓或早衰，脏腑经络等组织器官功能减退、血行瘀滞，水液停聚等病变。

（2）温煦作用

气是人体热量的来源。人体正常体温的维持，脏腑经络等组织器官的生理活动、血的运行，津液的输布和排泄等，都要依赖气的温煦作用。若气的温煦作用失常，可出现体温低下，畏寒肢冷，血和津液运行迟缓等寒象，还可因气郁化火，气火偏旺，出现面红目赤，发热，烦躁易怒等热象。

（3）防御作用

人体内的气有防御功能，可保护机体，抵抗外邪。"正气存内，邪不可干，邪之所凑，其气必虚"。若气虚，则抵抗力下降，防御功能减弱，则易于感冒，易患各类疾病，且不易痊愈。

（4）固摄作用

气有控制血，津液、精等液态物质正常运行的功能。如统摄血在血管中运行，固摄汗液，尿液、精液及各种消化液等，防止精、血、津液的无故流失，还可固护内脏。若气的固摄功能减弱，可出现各类慢性出血、自汗、尿失禁、泄泻、滑精、早泄、带下及各种内脏下垂等。

气的固摄与推动作用，两者相反相成，相互协调，并按需要调控体内液态物质的正常运行、分泌和排泄。

（5）气化作用

气化是指在气的作用下所产生的各种生理变化。常表现为两个方面：一是指脏腑的某些功能活动，如脾的气化功能可将饮食物转换成水谷精微，肾的气化功能可主持调节水液，膀胱的气化功能表现在对尿液的贮存和排泄等；二是指精、气、血、津液之间的相互化生，如水谷精微变成气、血、精和血之间的相互化生，津液转换成汗液，尿液等都是气化作用的具体体现。

4.气的运动形式

气是人体内不断运动的，活力很强的物质。气运行于全身，可推动、激发人体各种生理活动。气在体内的运动形式被称为气机。气的运动形式多种多样，主要有升、降、出、入4种最基本的形式。

气的升、降、出、入是通过脏腑的生理活动和脏腑间的相互协调关系来体现的。如肺的呼吸功能，肺气的宣发肃降功能，脾气的升清，胃气的降浊功能等。

气的升、降，出、入如果运动协调、畅通，称为气机调畅。气机调畅，人体各脏腑的功能正常，才能维持人的正常生理功能。任何原因引起的气的升、降、出、入异常，称为气机失调。如肺气失于宣发肃降之咳嗽、气喘，胃气失降之嗳气、呃逆、呕吐等，脾气下陷之胃下垂、脱肛等，肝气郁结之胁胀、叹息、梅核气等都是气机失调的病理表现。

5.气的分类

运行于全身的气，根据其来源，分布及功能的不同分为以下4种。

（1）元气（又称原气，真气）

来源：元气来源于父母先天之精的化生，又依赖于后天精气的不断滋长。元气的盛衰与先天之精，后天的营养，即肾与脾胃的功能有密切关系。

分布：元气藏于肾，通过三焦而流于全身，内至脏腑，外达肌表，无处不到。

主要功能：元气是人体生命活动的原动力，全身各脏腑之气的产生要依赖元气的资助，它除具有激发和推动人体各脏腑组织功能活动的作用外，还有维持人体正常生长发育的功能。元气充沛，则身体健壮，各脏腑功能旺盛，抗病能力强；若先天不足，元气不充，则体弱，各脏腑功能低下，抗病力差。

（2）宗气

来源：宗气由肺吸入的自然界清气和脾运化吸收的水谷精微结合而成，宗气的盛衰与肺及脾胃的功能有密切的关系。

分布：宗气聚于胸中，上出咽喉，贯注于心肺。

主要功能：宗气有帮助肺司呼吸的和协助心主血脉的功能。若宗气不足，一方面影响肺的呼吸功能，可见呼吸功能低下，影响喉的发音，则说话声音低微；另一方面，宗气不足则心主血脉的功能受影响，心血运行不畅导致胸闷，心慌、心前区疼痛以及心脏搏动减弱和节律不整。

（3）营气

来源：营气是由脾胃运化的水谷精气转化而来，营气的盛衰与脾胃功能有密切关系。

分布：营气分布于血脉之中，是血液的组成部分，随血液循环流动至全身。

主要功能：营气有营养全身各脏腑组织的功能，可保证全身脏腑组织正常生理活动的需要，并可化生血液。

（4）卫气

来源：卫气来源于脾胃运化的水谷精气，是人体阳气的一部分，故又有"卫阳"之称。

分布：卫气行于脉外，内走胸、腹脏、腑，外走皮肤、肌肉、遍及全身。

主要功能：卫气的功能有3个方面。一是护卫肌表，防御外邪入侵。卫气旺盛，抗病能力强，抵抗力强，不易生病。二是温煦脏腑、肌肉，皮毛等。卫阳旺盛，脏腑、肌肉，皮毛均可得到卫阳的温养。三是调节维持体温，控制毛孔的开合，汗液的排泄等。若卫气虚弱，体温调节失常，毛孔开合不利，可见易于出汗，又称表虚自汗。

（二）血

1.血的基本概念

血是循行于脉中的富有营养和滋润作用的红色液态样物质，是构成人体和维持人体生命活动的基本物质。血在脉管（血管）中靠心气的推动，循环运行于全身，濡养人体各脏腑、组织、器官，以维持人体正常的生理功能。

2.血的生成

人体的血液由脾胃运化的水谷精微而化生，所以说脾胃是气血生化之源。饮食物经过脾胃的消化，其营养成分被吸收，向上传输到心肺，通过心肺等脏器的气化作用，将水谷精微转化为血注于脉中，这就是血液生成的过程。

3.血的功能

血，具有营养和滋润全身各脏腑、组织、器官、经络的重要功能，血通过血液循环内至脏腑，外达皮毛、筋骨，营养作用无处不到。"肝受血而能视，足受血而能步，掌受血而能握，指受血而能摄"的记载。血的营养和滋润作用具体表现在：心血旺盛则面色红润，精神好，记忆力强，运动灵活自如等；肝血旺盛则视物清晰，爪甲荣而有光泽；肾精血旺盛则筋骨坚实有力，脑、耳聪明等；若血虚则临床多见面色无华、头昏眼花、毛发干枯，肌肤干燥，肢体麻木，心悸、月经量少等病症。

4.血的运行

血在脉管中循环运行，心、肺、脉构成了血液的循环系统。血液的正常运行，主要以气的推动、固摄及脉道的完整与通利为主要条件。

（三）津液

1.津液的基本概念

津液是体内正常水液的总称，是维持生命活动的重要物质。包括各脏腑、组织、器官内的液体和正常的分泌物，如各种消化液、涕、泪，汗液、关节腔内的液体及细胞内液等。津和液同属于水液，均来自脾胃运化的水谷精微，比较而言；津，质地清稀，流动性大，主要分布在皮肤、孔窍，并能渗透于血脉中，起滋润作用；液，质地稍稠厚，流动性小，多灌注于关节，脏腑、脑、髓等组织，起濡养作用。津和液可互相转化，故两者合称津液。

2.津液的生成，输布和排泄

津液的生成、输布和排泄是一个复杂的生理过程，是在脏腑的相互协调和密切配合下完成的。津液的生成主要是通过胃的初步消化，并经脾的进一步消化，将水谷精微通过脾的散精和升清作用，向上至心肺，通过心肺的血液循环，将津液输送到全身，同时，经肺的通调水道和脾的运化作用，在肾主水的作用下，将部分津液气化成尿液，通过膀胱的作用排出体外。

（三）津液的功能

津液有滋润、濡养体内各脏腑、组织、器官，润泽皮毛，肌肉的功能，并能润滑关节，补益脑髓。津液是血液的重要组成部分，可调节血液的相对恒定。

三、经络

经络是经脉和络脉的总称。经者，径也，有路径的意思，是经络系统中直行的主干，分布在人体较深部位。络者，网络也，是经脉别出的横行分支，分布在较浅部位。络脉纵横交错，网络全身，无处不到。经络是运行气血，联络脏腑肢节，沟通人体内外，贯穿全身上下的通路。经络内属于脏腑，外络于肢节，把人体的五脏六腑、四肢百骸、五官九窍，皮肉筋脉等组织器官连接成一个统一的有机整体，使人体各部的功能活动保持相对的协调和平衡。

（一）经络系统的组成

经络系统是由经脉和络脉组成的，在内连属于脏腑，在外连属于筋肉，皮肤。

经脉分为正经和奇经两类。正经由手三阴经、手三阳经，足三阴经、足三阳经共12条经脉组成，是运行气血的主要通路。十二经脉有固定的起止部位和穴位，有一定的循行路线和交接顺序，在肢体的分布和走向有一定规律，同脏腑有直接的络属关系。由于十二经脉是经络系统的主体，故又称之为十二正经。奇经是相对正经而言，因其有8条经脉，即任脉、督脉、冲脉、带脉，阴维脉、阳维脉，阴蹻脉，阳蹻脉，故称之为奇经八脉。奇经八脉具有统率，联络和调节十二经脉的作用。另外，经脉中尚有十二经筋、十二皮部和十二经别。

络脉又分为十五别络，孙络、浮络。十五别络；是从十二正经及奇经八脉中的任、督二脉各分出一支别络，再加上脾经的一条大络，称之为十五别络或十五络脉。具有加强表里两经在体表的联系和渗灌气血的作用。浮络；浮现于体表的浅表部位的络脉。孙络；是络脉中最为细小的分支。

（二）十二经脉

1.十二经脉的命名，分布和走行交接规律

（1）十二经脉的命名

十二经脉的命名是结合阴阳、脏腑、手足3个方面而定的，它们分别隶属于十二脏腑。十二经脉是用其所属脏腑的名称，结合循行于肢体（包括手足）的内外，前中后的不同部位，根据阴阳学说的内容赋予了不同的名称。因为五脏属阴，所以凡是和五脏相连的经脉叫作阴经，阴经循行在四肢的内侧。六腑属阳，凡是和六腑相连的经脉叫做阳经，阳经循行在四肢的外侧。根据阴阳衍化理论，阴阳又可分为三阴三阳，即；太阴、厥阴、少阴和太阳、少阳、阳明。五脏之中的心、肺、心包都位于胸膈以上，属三阴经。它们的经脉分布在上肢内侧，属阴，为手三阴经。大肠、小肠、三焦属三阳经，它们的经脉分布在上肢外侧，属阳，为手三阳经。脾、肝、肾位于胸膈以下，属三阴经，它们的经脉分布在下肢内侧，属阴，为足三阴经。胃、胆、膀胱的经脉分布在下肢外侧，属阳，为足三阳经。按照各经所属脏腑，结合循行于四肢的部位，就决定了十二经脉的名称。

（2）十二经脉在体表的分布规律

十二经脉在体表的分布走行有着一定的规律：阳经分布于四肢的外侧面，头面和躯干。上肢的外侧为手三阳经；下肢外侧为足三阳经。阴经分布于四肢的内侧面和胸腹。上肢的内侧为手三阴经；下肢的内侧为足三阴经。手足三阳经在肢体的分布规律是；阳明经在前，少阳经在中，太阳经在后。手足三阴经在肢体的分布规律是；太阴经在前，厥阴经在中，少阴经在后。但是足三阴经在下肢内踝上八寸以下是足厥阴经在前，足太阴经在中，足少阴经在后，行至内踝上八寸以上时则是足太阴经在前，足厥阴经在中，足少阴经在后。在头面部，阳明经循行于面部、额部；太阳经循行于面颊，头项及头后部；少阳经循行于侧头部。在躯干部，手三阳经循行于肩胛部；足阳明经循行于胸腹部；足太阳经循行于腰背部；足少阳经循行于人体侧面。手三阴经循行于胸部且均从腋下走出；足三阴经均循行于腹部。

（3）十二经脉的走向和交接规律

十二经脉的走向和交接是有一定规律的。手三阴经起于胸中，从胸走向手指末端，交给手三阳经；手三阳经从手指末端走向头面部，交给足三阳经；足三阳经从头面部向下走行，经过躯干、下肢，走向足趾末端交给足三阴经；足三阴经从足趾沿小腿，大腿，走向腹部，胸部，交给手三阴经。手足三阴三阳经脉如此交接循行，阴阳相贯，构成一个周而复始，如环无端的传注系统。

2.十二经脉的表里属络关系

十二经脉通过经别和别络互相沟通，组合成六对表里相合的关系。手太阴肺经和手阳明大肠经互为表里；手厥阴心包经和手少阳三焦经互为表里；手少阴心经和手太阳小肠经互为表里；足太阴脾经和足阳明胃经互为表里；足厥阴肝经和足少阳胆经互为表里；足少阴肾经和足太阳膀胱经互为表里。互为表里的阴经与阳经在体内与脏腑有属络关系，阴经属脏络腑，阳经属腑络脏。即手太阴肺经属于肺联络大肠；手阳明大肠经属于大肠联络肺；手厥阴心包经属于心包联络三焦；手少阳三焦经属于三焦联络心包；手少阴心经属于心联络小肠；手太阳小肠经属于小肠联络心；足太阴脾经属于脾联络胃；足阳明胃经属于胃联络脾；足厥阴肝经属于肝联络胆；足少阳胆经属于胆联络肝；足少阴肾经属于肾联络膀胱；足太阳膀胱经属于膀胱联络肾。互为表里的经脉，在生理上相互联系，在病理上相互影响。

3.十二经脉的流注次序

十二经脉中的气血运行是循环流注的。从手太阴肺经开始，依次流注，最后传至足厥阴肝经，再重新传至手太阴肺经，阴阳相通，首尾相贯，如环无端。

4.十二经脉的循行部位

（1）手太阴肺经

起于中焦，向下联络大肠，又返回通过幽门、贲门，穿过膈肌上属于肺。再至咽喉部横行至胸部外上方中府穴出腋下，沿上肢掌侧面前缘下行，经过肘关节，腕关节至大鱼际，直出拇指桡侧端。

其支脉，从手腕后方列缺穴分出，沿掌背侧走向示指桡侧端商阳穴，与手阳明大肠经相交接。

（2）手阳明大肠经

起始于示指桡侧端的商阳穴，经第一，第二掌骨之间及手腕的桡侧，行至肘外侧，沿上肢外侧面前缘，上肩部，经肩关节前缘，向后至第七颈椎棘突下方，再向前进入锁骨上窝，入胸腔联络肺脏，再向下通过膈肌下行入属大肠。

其支脉，从锁骨上窝上行经颈部至面颊，入下齿中，再回绕夹口角两旁，左右交叉于人中穴，到达对侧鼻翼旁迎香穴，与足阳明胃经相交接。

（3）足阳明胃经

起始于鼻翼旁迎香穴，沿鼻两侧上行入眼内角，与膀胱经相交会，再向下行，入上齿中，返回来环绕口唇，下交唇下的承浆穴，再返回沿下颌骨后下缘到大迎穴上行过耳前，沿发际到额前。

其支脉，从下颌骨下行，沿喉咙下行至锁骨上窝，入胸腔穿膈肌，属胃络脾。

其直行主干，从锁骨上窝出体表沿锁骨中线下行，经过乳头，向下沿腹部正中线左右2寸处向下行至腹股沟。

（4）足太阴脾经

起始于足大趾内侧端，沿足背内侧，小腿内侧正中上行，在内踝上八寸处交足厥阴肝经的前面，经膝、股部内侧前缘进入腹部，属脾络胃，过膈肌夹食道两旁上行到舌根部，散布于舌下。

其支脉，从胃部上行过膈注心中，与手少阴心经相交接。

（5）手少阴心经

起始于心中属于心系，穿膈肌下行络小肠。其支脉，从心系发出，夹食道上行连于双眼。

其直行主干，从心系上行入肺，经两胁后沿上肢内侧后缘，过肘抵掌，入掌中，经四、五掌骨之间到手小指桡侧端，出小指桡侧端少冲穴，与手太阳小肠经相交接。

（6）手太阳小肠经

起始于小指外侧端（少泽穴），沿手背及上肢外侧后缘，经尺骨鹰嘴和肱骨内上页之间，沿上臂外侧后缘，到肩关节后面，绕肩胛上肩部前行入锁骨上窝，入胸腔络心，沿食道穿膈肌到胃部下行属小肠。

其支脉，从锁骨上窝出行上行到面颊，沿眼外角进入耳中。

其支脉，从面颊分出上行眼下，抵于鼻旁，至眼内角交足太阳膀胱经。

（7）足太阳膀胱经

起始于眼内角睛明穴，向上交于头顶百会穴。其支脉，从头顶分出，到耳上角。

直行主干，从头顶部分出，向后达天柱穴，下行于大椎，沿肩胛内侧旁开脊柱1.5寸处到达腰部肾俞，进入两侧腰肌内，连络肾入属膀胱。

（8）足少阴肾经

起始于足小趾下，斜走足心，从舟骨粗隆下沿内踝后走向足跟，沿小腿内侧后缘达到腘窝内侧，经大腿内侧后缘到会阴部，入脊柱后上属于肾连络膀胱。

直行经脉，从肾部上行，穿肝过膈上入肺，沿喉咙到舌根两旁。其支脉，从肺中分出，络心，注于胸中交接于手厥阴心包经。

（9）手厥阴心包经

起始于胸中，出属于心包络，向下过膈联络上、中、下三焦。

其支脉，从胸中分出，沿胸外侧向上至腋窝下，沿上肢内侧中线入肘关节，至腕部人掌中，沿中指桡侧至中指尖端。

其支脉，从掌中分出沿环指尺侧端交于手少阳三焦经。

（10）手少阳三焦经

起始于环指尺侧端，向上沿环指尺侧至手腕背面，上行至尺，桡骨之间，通过肘尖，沿上臂外侧向上，至肩人胸腔，联络心包，过膈肌入属上、中、下三焦。

其支脉，从胸上肩交会于大椎，上行到项，沿耳后上耳角，屈曲向下至目眶下。

其支脉，从耳后分出进入耳中，出于耳前颊部，与分支相交于眼外角的瞳子髎穴，交接于足少阳胆经。

（11）足少阳胆经

起始于二目外眦，上至头角。再向下到耳后，再折回上行，到额部眉上，又向后折至风池穴，沿颈下行至肩部交会于大椎，入胸腔至腋下，沿侧胸部到肋部，下行至环跳穴，再向下沿大腿外侧，膝关节外缘，行于腓骨前外侧向下行，出外踝前面，沿足背出于第四足趾外侧端。

其支脉，从足背分出，前行至足大趾外侧端，返回足大指甲上丛毛处，交于足厥阴肝经。

（12）足厥阴肝经

起始于足大趾爪甲后丛毛处，向上沿足背上行，沿胫骨内缘向上，在内踝上八寸处交于足太阴脾经之后。沿大腿内侧中线，入阴器至小腹，挟胃属肝络胆，穿膈布于胁肋，上入鼻咽连于目，向上交会于头顶。

其支脉，从目系分出，下行颊部，环绕唇内。其支脉，从肝分出穿膈肌，上入胸中，交于手太阴肺经。

（三）奇经八脉

奇经八脉是任脉、督脉、冲脉、带脉、阴维脉、阳维脉、阴跷脉、阳跷脉的总称。具有统帅，联络和调节十二经脉气血的作用。

督脉和任脉的循行部位：

（1）督脉

起于小腹胞中，出于会阴，向后行于脊柱之内，沿骶、腰、胸、颈椎，上行至后头部正中风府穴处，进入脑内，上行头顶，沿前额下行至鼻柱，抵达上唇系带处。其一条支脉，贯通于心，联络至肾。

（2）任脉

起于小腹胞中，出于会阴，上入耻骨阴毛际，沿腹部胸部正中线上行至咽喉，再向上经过颈部，抵达下唇下方颏唇沟中承浆穴。

（四）经别、别络、经筋、皮部

1.十二经别

是别行的正经，即是从十二经脉分别出来的经脉，其循行特点可用"离、入、出、合"来概括。即十二经别从十二经脉的四肢部分别出，称为"离"；深入体腔脏腑深部，称为"入"；然后浅出体表，称之为"出"；最后上于头面部，阴经的经别和阳经的经别相合而分别注入六阳经脉，称为"合"。

2.十二经筋

是十二正经分布在筋肉，肌腱，关节等部位的体系，具有加强十二经脉在筋肉之间联系，约束骨骼、主司关节肌肉运动的作用。

3.十五别络

是从十二经脉及任、督二脉中各分出一支别络，再加上脾经的一条大络，称之为十五别络。它具有加强表里两经在体表的联系和渗灌气血的作用。十五络脉又称之为十五络穴，即当络脉自经脉上的某个穴位分出后，这支络脉的名称就以分出之处的穴名来定名。

（五）经络的功能

1.沟通表里上下，联系脏腑器官

五脏六腑，四肢百骸、五官九窍，皮肉筋骨等组织器官在经络系统的沟通联系下，使人体成为一个有机的整体。

2.通行气血，濡养脏腑组织

气血通过经络的运行，通达全身，营养脏腑和组织器官，抗御外邪，保卫机体，这些都有赖于经络的传输。

3.调节功能平衡

运行气血，调和阴阳，维持体内外环境相对平衡。

4.感应传导作用

疾病疼痛的传导以及针刺治疗感应的传导都有赖于经络。

5.阐释病理变化

在生理上运行气血，感应传导。在病理上传递病邪，反应病变。

6.指导疾病诊断

经络有一定的循行部位和络属脏腑，根据病变的部位，结合经络循行及所连脏腑，即可作出诊断。

7.指导疾病的治疗

主要是指导针灸，推拿、火罐的循经取穴和中药的归经选择。

8.用于疾病的预防调理经络可以预防疾病，如：常灸足三里、风门穴可以强壮健身，预防感冒。

四、生命活动的整体联系

（一）脏腑之间的相互关系

人是一个有机的整体，各脏腑有着不同的生理功能，但它们彼此之间密切联系，既相互依赖，又相互制约，共同协作，形成了一个统一的整体。因此，当发生病理变化时，脏腑之间常互相影响。

1.五脏之间的相互联系

（1）心与肺

心与肺同居上焦，心主血脉，肺主气，司呼吸，朝百脉，心与肺的相互关系主要表现在气和血的运行两方面。血的运行有赖于气的推动，肺气充盛，宗气的来源充足，则有益于心气推动血液循环的功能；若心气旺盛，肺朝百脉的功能明显增强，肺气充足，则心气也旺盛。两脏的相互配合，保证了气血的正常运行，维持了人体的正常新陈代谢。若心气虚，心阳不振，心气无力推动，心血运行不畅，肺朝百脉的功能明显减弱，则出现胸闷、气短、咳喘、心动过缓等症状。

（2）心与脾

心与脾的相互联系主要表现在血液的生成和运行两方面。脾主运化，为后天之本，气血生化之源。心的气血来源于脾所运化的水谷精微，若脾气虚，气血来源不足，则心气，心血均不足，心主血脉的功能减弱，可见心慌、胸闷、头昏、失眠等症。

（3）心与肝

心主血，肝藏血，心主神志，肝主疏泄，心与肝的关系主要表现在血液与情志两方面，肝藏血，心行之，肝血充盈，则心血充足。人的精神情志不仅与心有关，还与肝的疏泄、调节功能有关。肝的疏泄功能正常，气血调和，有助于心主神志功能的正常发挥。

（4）心与肾

心在五行属火，肾在五行属水，心为火脏，肾为水脏，一阴一阳，心肾阴阳，必须保持动态平衡，使心肾功协调，称为心肾相交。这种平衡遭到破坏时，常出现平衡失调，称为心肾不交，可见心烦、失眠、心悸、健忘、头晕、耳鸣、腰膝酸软、梦遗等症。

（5）肺与脾

肺和脾的关系主要表现在气的生成和津液的代谢方面。人体宗气的来源，主要靠肺吸入的清气和脾运化的水谷精微聚于胸中。肺气不足或脾气虚，均可导致宗气的来源减少，出现气短，呼吸功能减弱，运化功能减弱等症。人体的水液代谢除与肾有关外，还与脾运化水液、肺通调水道的作用密切相关。若脾虚不能运化水液，或肺气虚不能通调水道，均可见便溏、水肿、痰饮等症。

（6）肺与肝

肺与肝的关系主要表现在气机调节方面，肺主降而肝主升，两者相互协调，对调畅气机起着重要作用。若肺气不降，或肝气火太盛，可出现咳逆，甚至咯血等症。肺内有热，肺失清肃，可影响肝之疏泄，出现咳嗽、胸胁疼痛、胀满、头晕，头痛、面红目赤等表现。

（7）肺与肾

肺与肾的关系主要表现在水液代谢和呼吸两方面，肺为水之上源，肾主水，肺的宣降、呼吸作用有赖于肾的纳气和气化功能。若肺失宣降，通调失司，可影响肾的气化，主水的功能，出现咳喘、水肿、尿少。若肺气久虚，久病伤肾，常导致肾不纳气而出现气短、喘促、动则加剧等症。

（8）肝与脾

肝与脾的关系主要表现在对血液的调节和消化吸收功能的协调方面。脾主运化，肝主疏泄，脾的运化功能有赖于肝疏泄功能的协助，肝的疏泄功能正常，则胆汁的排泄正常，脾的运化功能健旺。

（9）脾与肾

脾为后天之本，肾为先天之本，后天与先天相互滋生，相互促进，相互为用。先天之精是后天之精的保证，后天之精要不断充养先天之精，才能保持生命活力。若肾虚，可导致脾虚，形成脾肾两虚，见下利清谷或五更泻、水肿等症，脾虚日久也可导致肾虚。

（10）肝与肾

肝与肾的关系主要表现在精与血方面。肝藏血，肾藏精，精和血之间存在着相互转换的关系。血的化生有赖于肾精的气化，肾精的充盛有赖于肝血的滋养，精能生血，血能养精，精血可相互滋生，相互转化，称为精血同源，亦称肝肾同源。同样，精血在病理上可相互影响，若肾精亏损，可导致肝血不足，肝血不足也可导致肾精亏损。

2.六腑之间的相互关系

六腑是传导化物的器官，它们既有明确分工，又协同合作，共同完成饮食物的消化、吸收和排泄过程。水谷的传化需要受纳、消化、传导，排泄各个过程不间断进行，故六腑以通畅为顺，不通就会发生病变。故称"六腑以通为用"，"腑病以通为补"。在生理上，胃主受纳，胃气主降，小肠泌别清浊，大肠传导糟粕，胆贮存、排泄胆汁，膀胱贮存、排泄尿液。在病理上，胃失和降，可见嗳气、恶心、呕吐苦水；大肠传导不利，可见大便燥结、腹满胀痛；胆失疏泄，可见胁痛、黄疸等症。

3.脏与腑之间相互的关系

脏与腑之间的关系实际上就是脏腑阴阳表里之间的关系。脏属阴，腑属阳，脏为里，腑为表，表里阴阳之间有经络相通，相互配合，脏藏而不泻，腑泻而不藏，脏腑间的关系密切。

（1）脾与胃

脾主运化，胃主受纳，脾主升清，胃主降浊，一脏一腑，共同协作，完成饮食物的消化，吸收以及水谷精微的输布，滋养全身的作用。故称脾胃为"后天之本"。脾气升则健，胃气降则和，升降协调是水谷精微输布和食物残渣下行的动力，而且是人体气机上下升降的枢纽。脾性喜燥恶湿，胃性喜润恶燥。在病理上，若脾为湿困，运化失职，清气不升，可影响胃的受纳与降浊功能，出现腹胀，纳差、恶心、舌苔腻等症。若胃气不降，食滞胃脘，可影响脾的运化与升清功能，出现腹胀、泄泻。

（2）肝与胆

胆附于肝，胆汁来源于肝、肝、胆——脏——腑，互为表里。胆汁的贮藏和排泄有赖于肝的疏泄功能，胆汁的排泄通畅，又利于肝疏泄功能的正常发挥，因此肝，胆在生理上关系密切，在病理上相互影响，肝的病变常影响于胆，胆的病变也可影响肝，肝胆症状常同时并见，如肝胆湿热，肝胆火旺，常可见全身黄疸、胁痛、口苦、目赤、眩晕等肝胆同病的症状。

（3）肾与膀胱

肾为水脏，膀胱为水腑。膀胱的贮尿和排尿功能有赖于肾的气化和固摄作用，肾气充足，膀胱的气化功能正常，开合有度，尿液的贮存和排泄正常。肾气不足，膀胱的气化功能失常，开合无度，则可出现尿闭或尿失禁、遗尿、多尿、小便不畅等症。

（4）心与小肠

心与小肠经脉相通，互为表里。在病理方面，心有实火，可移热于小肠，出现尿少，尿赤、尿痛。小肠实热，亦可循经上炎于心，出现心烦、口舌生疮、舌尖红等。

（5）肺与大肠

肺与大肠有经脉相通，互为表里。肺气肃降有利于大肠的传导功能；而大肠的传导功能正常，又有助于肺气的肃降。在病理方面，若大肠实热，腑气不通，可致肺失肃降，见胸满、咳喘等症；若肺气虚弱，肺失肃降，津液不能下达，大肠传导乏力，可出现便秘大便难解等。

（二）气、血、津液之间的相互关系

1.气与血之间的相互关系

气属阳，血属阴，气和血之间存在相互依存，相互滋生，相互制约的密切关系。这种关系可概括为以下几个方面：

（1）气为血之帅

①气能生血：在血的生成过程中，气化作用十分重要。脾气把饮食物转化成水谷精微，继而变成血液，这个过程离不开气化作用。脾气旺，则化生血的功能也强；脾气虚，血液的正常化生将受影响。气旺则血生，气虚则血少。故临床治疗血虚证时，在补血的同时，常配以补气药，其目的在于补气生血。

②气能行血：血在血管中正常运行，全靠气的推动。如心气的推动，肺气的宣发肃降，肝气的疏泄条达，脾气的统摄血液，所以说，气行则血行，气滞则血瘀。在病理上，若气虚推动无力，可见心动过缓、胸闷、头昏、乏力等症。

③气能摄血：是指气对血液的控制，固摄作用。可使血在血管中正常运行，不外溢，气的这种功能主要是通过脾的统血作用来完成。若气虚，不能统摄血液，可导致各种慢性出血的病症。

（2）血为气之母

①血能载气：血是气的载体，气存于血中，靠血的运行到达全身。若血不能载气，可发生气脱。如大出血时，因流血过多而造成气随血脱。

②血能养气：血为气的功能活动提供营养，使气始终保持旺盛的功能。若血虚不能提供所需营养，气也随之而虚衰。

2.气与津液之间的相互关系

气属阳，津液属阴，气与津液的关系和气与血的关系相似。津液的生成、输布和排泄，全靠气的升、降、出、人运动和脏腑之气的气化、温煦、推动、固摄作用，气在体内的存在及其运动变化，既依附于血，也依附于津液，两者生理上关系密切，病理上相互影响。

（1）气能生津

津液的生成有赖于气的作用，如脾气旺盛，脾运化水液的功能增强，人体的津液来源就充足；脾气虚，运化水液功能减弱，表现为津液不足，可见口干、咽燥、皮肤干燥、大便干结等症。

（2）气能行津

是指津液的代谢靠气的推动和气化作用，由于肺、脾、肾三脏的共同协作，才使津液能生成、输布和排泄正常，人体的水液代谢全过程都靠气的气化作用来完成。所以说，气能行水，若气的推动和气化作用失常，水液代谢出现障碍，可见各种水液停聚在体内，病理上称为气不行水，故临床上在对水液代谢疾病的治疗上常在利水的同时配以行行，健脾的药物。

（3）津能载气

津液是气的载体，无形之气必须依附于有形之津液才能存在于体内，当津液大量流失时，气亦随之而受损，临床称为气随液脱。

（三）体质与健康

体质学说是研究人体中不同个体的身心特点，以及这些特性对于生命延续和疾病发生发展影响的基本理论。

1.体质的概念

体质是指人群中的个体，在其生长发育过程中所形成的生理差异，这种差异可表现在形态、结构、功能、代谢以及对外界刺激的反应性等方面。体质的病理表现主要是个体对某些病因的易感性和某些疾病的易患性，以及疾病传变、转归的某些倾向性。每个人都有自己的体质特点，这一特点不同程度地体现在健康和疾病的发生发展过程中。因此，体质实际上是在人群生理共性基础上，不同个体所具有的生理特殊性。

2.体质的构成

体质由体型、脏腑、精气血津液、生理功能等诸多要素构成。

（1）体型

指个体的外形特征。它以外在的躯体形态为基础，与内部脏腑的结构功能和气血的盛衰有一定关系。例如，形体肥胖，肌肉柔软，肤白无华者，其形盛气虚，多湿多痰；形瘦色苍、肌肉瘦弱、胸廓狭窄，皮肤干燥者，常阴血不足，内有虚火。不同人的体型差异最为直观，故备受重视。

（2）脏腑

人体的生理功能皆由脏腑完成，因此，脏腑的形态和功能特点，是构成个体体质的重要因素。

（3）精气血津液

皆是维持生命活动，并决定生理特点的重要物质，故可影响体质。如津液亏虚者，易表现为"瘦削燥红质"；津液代谢迟缓者，多表现为"形胖痴呆质"；精亏则是老年体质的共性。

（4）生理功能

机体的防病抗病能力，新陈代谢、自我协调，以及阴阳偏盛偏衰的基本状态等，都是生理功能的表现和结果，是构成体质的要素。

3.影响体质形成的因素

（1）先天因素

在体质形成过程中，先天因素起着关键的基础性作用，是人体体质强弱的前提条件。父母生殖之精的盈亏盛衰，决定着子代禀赋的厚薄强弱，对子代体质具有重大的影响。

（2）年龄因素

随着年龄的增加，不同的体质逐渐成熟而定型。在不同的年龄阶段，其体质的特点，强弱也不相同。

（3）性别差异

男女在体型，脏器结构、生理功能诸方面都有不同，因而体质上也有差异。除躯体形态和生理方面存在显而易见的不同之外，中医还认为"男子以肾为先天""以精为本"；而"女子以肝为先天""以血为本"。在病理上，对于病邪男子比女性更为敏感，易患疾病，且病变多较严重。

4.体质学说的应用

（1）指导养生健体

历代的医师都主张，无论食疗调理，还是形体锻炼，都应结合不同的体质类型选择相应的方法，以达到理想的养生效果。临床上，不同体质的个体，常对不同的病因或疾病具有易感易患性。

（2）指导诊治疾病

首先，体质是辨证的基础。同种疾病、不同的患者由于体质的差异可表现为不同的证型；不同疾病，不同的患者由于体质的相似也可表现为相同的证型。体质是形成证的生理基础。因此，中医辨证时，既要考虑所患疾病的性质，更应注意患者的体质特点，以便掌握病因病机的总体特征。其次，体质是治疗的依据。体质特征与病和证的发生形成密切相关，注重体质是论治的重要环节。临床上需区别不同的体质特征加以施治，并讲究不同的方药宜忌。选择善后调理的具体措施时，也应兼顾对象的体质特征。

第二章　中医病理与辩证

第一节　中医病理基础

一、病因

病因是指能影响和破坏人体阴阳相对平衡协调状态，导致疾病发生的各种原因，又称致病因素。病因学说是研究致病因素的致病性质和特点，以及引起疾病后的典型临床表现的学说。病因学说的特点是辨证求因和审因论治。

在疾病发展过程中，原因和结果是相互作用的，某一病理阶段中的结果，可能会成为下一个阶段的致病因素，即病理产物可成为病因。如痰饮、瘀血是脏腑气血机能失调所形成的病理产物，当其形成后，又可导致新的病理变化而成为新的病因。

（一）六淫

1.六淫的基本概念

（1）六淫

六淫是指风、寒、暑、湿、燥、火六种外感性致病因素的总称。"淫"，有太过和浸淫之意。六淫可以理解为六气太过，或是令人发病的六气。

（2）六气

六气是指风、寒、暑、湿、燥、火六种正常的气候变化。"六气分治"，是指一岁之内，六气分治于四时。六气是万物生长变化的最基本条件，也是人体赖以生存的必要条件。六气对人体是无害的，六气一般不致病。

（3）六气转化为六淫的条件

六气异常变化：六气太过或不及，六气变化过于急骤，非其时而有其气，或"至而不至"，或"至而太过"，或"至而不及"等。正气不足：六气异常，若逢人体正气不足，抵抗力下降，就会侵犯人体，引起疾病发生而成为致病因素。

2.六淫致病的共同特点

（1）六淫致病多与季节气候和居处环境有关。六淫为六气的太过或不及，而六气变化，有一定的季节性，所以，六淫致病与季节有关。如春季多风病，夏季多暑病，长夏多湿病，秋季多燥病，冬季多寒病。因六淫致病与时令气候变化有关，故又称"时令病"。

（2）六淫邪气既可单独侵袭人体而致病，也可两种或两种以上共同侵犯人体而致病。如风寒感冒、湿热泄泻、暑湿感冒等为两种邪气共同致病，痹证则为风寒湿三邪相并侵犯人体而致病。

（3）六淫邪气侵犯人体后，病证的性质可随病情的发展和体质的不同，而发生转化。如病情发展，寒邪入里化热，湿郁化火，暑湿日久化燥伤阴等。而体质不同，病性也可从阳化热，或从阴化寒。

（4）六淫邪气侵犯人体的途径为肌表或口鼻，因邪从外来，多形成外感病，故六淫又有"外感六淫"之称。

3.六淫邪气各自的性质和致病特点

（1）风

风虽为春季主气，但四季皆可有风，故风邪引起的疾病虽以春季为多，但其他季节亦均可发生。风邪的性质和致病特点如下：

①风为阳邪，其性开泄，易袭阳位：风性主动，具有升发向上的特性，所以风属于阳邪。其性开泄，是指风邪侵犯人体，留滞体内，易引起疏泄开张，表现出汗出恶风的症状。阳位是指头面部，因风邪具有升发向上的特性，所以风邪侵袭，常伤及人体的头面部，出现头昏头沉、鼻塞流涕、咽痒咳嗽等症状。

②风性善行而数变："善行"，是指风邪致病具有病位游移、行无定处的特性。例如，风邪偏盛所致的痹证，以游走性关节疼痛，痛无定处为特点，风邪为主引起的痹证又称为"行痹"或"风痹"。"数变"，是指风邪致病具有变幻无常和发病迅速的特性，如风疹就有皮肤红斑发无定处，此起彼伏，瘙痒难忍的特点。另外，由风邪所致的外感疾病，一般也多有发病急、传变快的特点。

③风为百病之长：是指风邪为六淫病邪中最主要和最常见的致病因素。寒、暑、湿、燥、火诸邪多依附于风而侵犯人体，风邪为外邪致病的先导。另外，风邪致病可以全兼其他五邪，如兼寒为风寒，兼暑为暑风，兼湿为风湿，兼燥为风燥，兼火为风火，而其他五邪则不可全兼。

（2）寒

寒为冬季主气，寒邪致病多见于严冬。但盛夏之时人们贪凉饮冷，所以也容易受到寒邪侵袭。寒邪为病有内寒与外寒之分。

内寒是指阳气不足，温煦功能减退，寒由内生的病理变化。外寒指寒邪侵犯人体，寒从外来的病理变化。外寒又分为伤寒和中寒。伤寒是指寒邪损伤肌表，郁遏卫阳的病理变化；中寒是指寒邪直接侵犯脏腑，伤及脏腑阳气的病理变化。

外寒与内寒既有区别，又有联系。阳虚内寒之体，容易感受外寒；而外来寒邪侵入机体，日久不散，又能损伤阳气，导致内寒。

寒邪的性质及致病特点如下：

①寒为阴邪，易伤阳气：寒为自然界阴气盛的表现，故其性属阴。阴阳之间存在着对立制约的关系，若阴阳处于正常状态，能够相互制约，则机体阴阳平衡。

若阴寒偏盛，对阳气的制约加强，就会损伤阳气，引起阳气不足。例如，外寒侵袭肌表，卫阳被遏，就会出现恶寒；寒邪直中脾胃，损伤脾胃阳气，就会出现脘腹冷痛、呕吐、腹泻等症；若心肾阳虚，寒邪直中少阴，就会出现恶寒，手足厥冷，下利清谷，小便清长，精神萎靡，脉微细等症。

②寒性凝滞：凝滞、凝结、阻滞之意。气血津液之所以能运行不息，通畅无阻，全赖一身阳和之气的温煦推动。阴寒之邪侵袭人体，损伤阳气，就会影响气血运行，导致气血阻滞不通，不通则痛，故寒邪伤人多见疼痛症状。例如，寒邪偏盛所致的痹证，以关节剧烈疼痛为特点，寒邪为主引起的痹证又称为"痛痹""寒痹"。

③寒性收引：收引，收缩牵引之意。寒性收引是指寒邪侵袭人体，会引起气机收敛，腠理、经络、筋脉收缩挛急。

（3）暑

暑为夏季的主气，为火热之气所化。"在天为热，在地为火，其性为暑。"暑邪致病有明显的季节性。

暑邪的性质及致病特点如下：

①暑为阳邪，其性炎热：暑为火热之气所化，具有酷热之性，火热属阳，故暑为阳邪。炎热是指温热上炎，所以暑邪伤人，多出现一系列阳热症状，如壮热、脉象洪大等。暑邪上扰于面，出现面赤；扰乱心神，出现心烦，甚则神昏。

②暑性升散，耗气伤津：暑为阳邪，阳性升发，暑邪侵犯人体，直入气分，可致腠理开泄，迫津外泄，所以暑邪侵犯人体可引起大汗出。汗为津液所化，汗出过多，则耗伤津液，津液亏损，可出现口渴喜饮、尿赤短少等。由于津能载气，在大量汗出的同时，气随汗泄，引起气虚，可出现气短乏力，声低懒言等。

③暑多夹湿：是指暑邪侵犯人体容易兼夹湿邪。盛夏之季，气候炎热，雨水较多，热蒸湿动，湿邪弥漫，故暑邪为病，常兼夹湿邪侵犯人体。其临床表现，除发热、心烦、口渴喜饮等暑邪致病的症状外，常兼见四肢困倦、胸闷呕恶、脘痞腹胀、大便溏泻不爽等湿阻症状。

（4）湿

湿为长夏主气。夏秋之交，阳热下降，水气上腾，氤氲熏蒸，潮湿弥漫，故湿邪致病多见于长夏季节。另外，久居湿地、涉水淋雨或长期水下作业，也易罹患湿病。

湿邪为病，有内湿与外湿之分。内湿是指脾失健运，水湿停聚，湿由内生所形成的病理变化。外湿则多由气候潮湿，居处潮湿，湿邪侵袭人体，湿从外来所致的病理变化。

外湿和内湿虽有不同，但在发病过程中常相互影响。伤于外湿，湿邪困脾，健运失职则易形成内湿；而脾阳虚损，水湿不化，也易招致外湿的侵袭。

湿邪的性质及致病特点如下：

①湿为阴邪，易阻遏气机，损伤阳气：湿性类水，水为阴之征兆，故湿为阴邪。湿为有形之邪，侵及人体，留滞于脏腑经络，最易阻遏气机，使气机升降失常，经络阻滞不畅。湿邪侵犯人体，弥漫三焦。上焦气机不畅，可出现胸闷不适；中焦气机不畅，则见恶心呕吐，脘痞腹胀；下焦气机不畅，则见小便短涩，大便不爽等。由于湿为阴邪，阴胜则阳病，故其侵犯人体，最易损伤阳气。脾为阴土，喜燥而恶湿，故湿邪外感，留滞体内，常先困脾，而使脾阳不振，运化无权，水湿停聚，发为腹泻、尿少、水肿、腹水等。

②湿性重浊：重，沉重或重着之意。湿性重是指湿邪侵犯人体，可引起带有沉重感的症状。如头重如裹，周身困重，四肢酸懒沉重等。湿邪偏盛所致的痹证，以关节疼痛重着为特点，湿邪为主引起的痹证又称为"着痹"或"湿痹"。浊，秽浊或混浊之意。湿性浊是指湿病患者的分泌物、排泄物多秽浊不清。如面垢繁多，大便溏泻、下痢黏液脓血、小便浑浊、妇女白带过多、湿疹浸淫流水等。

③湿性黏滞：黏滞，即黏腻停滞。湿性黏滞，主要表现在两个方面：一是指湿病患者分泌物，排泄物的排出多黏滞不爽，如小便不畅，大便不爽等。二是指湿邪为病多缠绵难愈，病程较长或反复发作，如湿痹、湿疹、湿温等。

④湿性趋下，易袭阴位：阴位是指二阴和下肢。湿性类水，水曰润下，湿邪有趋下的特性，故湿邪为病多见下部的症状。如淋浊、带下、泻痢等病证，多由湿邪下注所致。

（5）燥

燥为秋季主气。秋气当令，天气敛肃，空气中缺乏水分濡润，因而出现秋凉而劲急干燥的气候。

由于燥邪兼夹的邪气不同，所以燥病有温燥、凉燥之分。初秋之时，有夏末之余热，燥与温热相结合侵犯人体，则多见温燥病证；深秋之季，有近冬之寒气，燥与寒邪相结合侵犯人体，故多见凉燥病证。

燥邪的性质及致病特点如下：

①燥性干涩，易伤津液：燥邪为干涩之邪，故外感燥邪最易耗伤人体的津液，造成阴津亏虚的病变。津液受损，滋润濡养功能减退，肌表孔窍失养，可见口鼻干燥，咽干口渴，皮肤干涩，毛发不荣，小便短少，大便干结等症。

②燥易伤肺：肺外合皮毛，开窍于鼻；肺为娇脏，喜润而恶燥。燥邪伤人，多从口鼻而入，燥与肺又同属金令，故燥邪袭人最易伤及肺脏，出现干咳少痰，或痰液胶

黏难咯，或痰中带血，以及喘息胸痛等症。

（6）火

火、热、温三者均为阳盛所生，故火热温经常并称。

火、热、温性质相同，程度有别。热为温之渐，火为热之极；热多属外淫，如风热、暑热、湿热之类；火多由内生，如心火上炎、肝火亢盛、胃火上炎之类。火热为病亦有内外之分，属外感者，多是直接感受温热邪气之侵袭；属内生者，多由脏腑阴阳气血失调，阳气亢盛而成。

火热邪气的性质和致病特点如下：

①火热为阳邪，其性炎上：火热之性，燔灼焚焰，升腾向上，故属于阳邪。火热伤人，多见高热、恶热、汗出、脉洪数等症。因其炎上，故火热阳邪常可上炎扰乱神明，出现心烦失眠，狂躁妄动，神昏谵语等症。火热病证，也多表现在人体的头面部位，如心火上炎出现口舌生疮，肝火上炎出现目赤肿痛，胃火上炎出现齿龈肿痛。

②火热易伤津耗气：伤津是指损伤津液。火热之邪，侵袭人体，迫津外泄，消灼阴液，使人体阴津耗伤，出现口渴喜饮，咽干舌燥，小便短赤，大便秘结等津伤之症。耗气是指损伤气。火热之邪，侵袭人体，阳热亢盛，"壮火食气"，所以火热之邪易于损伤气，出现气短乏力，懒言声低。

③火热易生风动血：生风又称动风，是指以动摇不定症状为主要临床表现的病理变化。火热之邪侵袭人体，燔灼肝经，劫耗阴液，筋脉失养，致肝风内动，称为"热极生风"，临床表现为高热，神昏谵语，四肢抽搐，目睛上视，颈项强直，角弓反张等。动血是指引起出血，火热之邪侵入血中，迫血妄行，灼伤脉络，可引起各种出血，如吐血、便血、尿血、皮肤发斑及妇女月经过多、崩漏等。

④火热易致肿疡：火热之邪入于血分，聚于局部，腐蚀血肉，致血腐肉烂，可发为痈肿疮疡。

⑤火热易扰心神：火热与心相应，心藏神，故火热邪气侵犯人体，易扰乱心神，引起神志不安，烦躁，或谵妄发狂，或昏迷等。

（二）疠气

1.疠气的概念

疠气是一类具有强烈传染性的外感病邪。疠气又称瘟疫之气，戾气、乖戾之气等。

2.疠气的致病特点

发病急骤、病情较重，症状相似，传染性强、易于流行。

3.疫疠发生与流行的因素

（1）气候因素：自然气候的反常变化，如久旱、酷热、湿雾瘴气等。

（2）环境和饮食：如空气，水源，或食物受到污染。

（3）没有及时做好预防隔离工作。

（4）社会影响。

（三）内伤七情

1.内伤七情的概念

七情是指喜、怒、忧、思、悲、恐、惊七种情志活动，是人体对客观事物的反映。正常的情志活动一般不会引起疾病，而突发性，剧烈或长期持久的情志刺激，超过了人体的正常生理活动范围，使人体气机紊乱，脏腑阴阳气血失调，就会导致疾病的发生，而成为致病因素。

2.七情与内脏气血的关系

人体的情志活动与内脏有密切的关系，情志活动是以五脏精气为物质基础的。"人有五脏化五气，以生喜怒悲忧恐。"心在志为喜，肝在志为怒，脾在志为思，肺在志为忧，肾在志为恐。所以，五脏功能正常，情志活动就正常；五脏功能异常，情志活动就出现异常。当情志变化成为致病因素时，便会直接损伤内脏，引起内脏的病变。如"怒伤肝""喜伤心""思伤脾""忧伤肺""恐伤肾"。

3.内伤七情致病特点

（1）直接伤及内脏

七情与五脏有着密切的关系，所以七情内伤致病便会直接损伤内脏，影响脏腑功能。

尽管不同的情志刺激对内脏有不同的影响，但人体是一个有机的整体，各种情志刺激都与心有关，心是五脏六腑之大主，为精神之所舍，为七情发生之处，所以情志刺激首先伤及心神，心神受损可涉及其他脏腑。

（2）影响脏腑气机

①怒则气上：是指过度愤怒可使肝气横逆上冲。临床见面红目赤，头胀头痛，呕血咯血，甚则昏厥卒倒。

②喜则气缓：包括缓和紧张情绪和引起心气涣散两个方面。在正常情况下，喜能缓和紧张情绪，使营卫通利，心情舒畅。当暴喜过度，成为病因时，可使心气涣散，魂不守舍，出现精神不集中，甚则失神狂乱等症状。

③悲则气消：是指过度悲伤，可使肺气耗伤出现气短神疲，乏力声低懒言等。

④恐则气下：是指恐惧过度，可引起肾气不固，气泄以下，可见二便失禁，骨酸痿软，手足厥冷，遗精等。

⑤惊则气乱：是指突然受惊，可导致心无所倚，神无所归，虑无所定，惊慌失措。

⑥思则气结：是指思虑，焦虑过度，可伤神损脾导致气机郁结。思发于脾而成于心，故思虑过度既可耗伤心血，也会影响脾气，引起心脾两虚，出现心悸、健忘、失眠、多梦、纳呆、乏力、脘腹胀满、便溏等。

（3）情志异常波动

情志异常波动，可使病情加重，或使病情恶化。

（四）饮食劳逸

1.饮食失宜

饮食是人类生存和维持健康的必要条件。若饮食失宜，饥饱失常，饮食不洁，或饮食偏嗜便会影响人体生理功能，使气机紊乱或正气损伤，从而导致疾病的发生。饮食的消化吸收主要与脾胃的功能有关，所以饮食失宜主要损伤脾胃，导致脾胃升降失常，又可聚湿、生痰、化热或变生它病。

（1）饥饱失常

饮食应以适量为宜，长期的饥饱失常可引起疾病发生。过饥则摄食不足，气血生化之源匮乏，久之则气血衰少，正气虚弱，抵抗力降低，易于产生疾病。过饱则饮食摄入过量，超过了脾胃的消化、吸收和运化能力，可导致饮食物阻滞，脾胃损伤，出现脘腹胀满、嗳腐泛酸、厌食、吐泻等食伤脾胃病证。因小儿脏腑娇嫩，脾胃之气较成人为弱，故过饱引起的病证，更多见于小儿。

（2）饮食不洁

进食不洁，可引起多种疾病，出现腹痛、吐泻、痢疾等。

（3）饮食偏嗜

饮食适宜，才能使人体获得较为全面的营养。若有所偏嗜，过寒过热，或五味偏嗜，则可导致阴阳失调而发生疾病。

①饮食偏寒偏热：如多食生冷寒凉，可损伤脾胃阳气，导致寒湿内生，引起腹痛泄泻等症；若偏食辛温燥热，引起胃肠积热，可引起口渴、腹满胀痛、便秘或酿成痔疮。

②饮食五味偏嗜：五味与五脏，各有其亲和性，"夫五味入胃，各归所喜攻，酸先入肝，苦先入心，甘先入脾，辛先入肺，咸先入肾。"

如果偏嗜某种食物，日久使该脏机能偏盛，损伤内脏，便可发生多种病变。

2.劳逸所伤

适度的劳动和锻炼，有助于气血流通和脾胃的运化，有增强体质、强身去病的作用。必要的休息，可以消除疲劳，恢复体力，有利于健康。所以，要保持既要"不妄作劳"，又要"常欲小劳"的养生之道。若长时间的过度劳累，或过度安逸，影响脏腑功能和气血运行，就会成为致病因素而使人发病。

（1）过劳

过劳是指过度劳累。包括劳力过度、劳神过度和房劳过度三个方面。

①劳力过度：是指较长时间的体力劳动太过。劳力过度则伤气，久之则气少力衰，神疲消瘦。

②劳神过度：是指较长时间的脑力劳动太过。由于脾在志为思，而心主血藏神，所以劳神过度，可耗伤心血，损伤脾气，引起心脾两虚，出现心神失养的心悸，健

忘、失眠、多梦及脾不健运的纳呆、乏力、腹胀、便溏等。

③房劳过度：是指较长时间的性生活不节，房事过度。由于肾为封藏之本，主藏精，主生殖，所以房劳过度会耗泄肾精，引起腰膝酸软、眩晕耳鸣、精神萎靡、性功能减退、遗精，早泄或阳痿等。

（2）过逸

过逸是指长时间不进行身体活动，过度安闲。适当的身体活动，可以增强脾胃运化功能，使气血生化有源，并促进气血运行。若长期不从事体育锻炼，不仅影响脾胃运化，导致气血乏源，还可影响气血运行，使气血郁滞不畅。气血是构成人体和维持生命活动的基本物质，气血失和，便可继发多种疾病。

（五）痰饮瘀血

1.痰饮

（1）痰饮的概念

痰饮是水液代谢障碍形成的病理产物。一般以较稠浊的为痰，清稀的为饮。痰可分为有形之痰和无形之痰。有形之痰是指咯吐出来有形可见的痰液。无形之痰是指瘰疬、痰核和停滞在脏腑经络等组织中而未见咯吐痰液的病证。

（2）痰饮的形成

痰饮是水液代谢障碍形成的病理产物，水液代谢是一个复杂的生理过程，与肺、脾、肾、三焦以及肝、膀胱等脏腑的功能活动有关。由于肺主宣降，通调水道，敷布津液；脾主运化，运化水液；肾阳主水液蒸化；三焦为水液代谢之道路，所以水液代谢与肺、脾、肾及三焦的关系尤为密切。若外感六淫，内伤七情或饮食劳逸等致病因素侵犯人体，使肺、脾、肾及三焦等脏腑气化功能失常，影响及水液代谢，引起水液代谢障碍，便可形成痰饮。

（3）痰饮的病证特点

痰饮形成之后，由于停滞的部位不同，病证特点也各不相同。阻滞于经脉的，可影响气血运行和经络的生理功能。停滞于脏腑的，可影响脏腑的功能和气的升降。

痰的病证特点：痰滞在肺，可见喘咳咳痰；痰阻于心，影响及心血，则心血不畅，可见胸闷胸痛；影响及心神，若痰迷心窍，则可见神昏，痴呆；若痰火扰心，则可见狂乱；痰停于胃，胃失和降，可见恶心呕吐，胃脘痞满；痰在经络筋骨，则可致肢体麻木，或半身不遂，或成阴疽流注等；痰浊上犯于头，可致头晕目眩；痰气交阻于咽，则形成咽中如有物阻，吐之不出，咽之不下的"梅核气"。

饮的病证特点：饮在肠间，则肠鸣沥沥有声；饮在胸胁，则胸胁胀满，咳唾引痛；饮在胸膈，则胸闷、咳喘，不能平卧，其形如肿；饮溢肌肤，则见肌肤水肿，无汗，身体疼重。

2.瘀血

（1）瘀血的概念

瘀血是指血行不畅，或停滞于局部，或离经之血积存体内不能及时消散所形成的病理产物。

（2）瘀血的形成

由于血液运行与五脏、气、津液、温度等很多因素有关，所以引起瘀血的原因也是较为复杂的。主要有以下五个方面：

①气虚引起血瘀，气为血帅，血液的运行必须依赖着气的推动作用。气虚行血无力，血行迟缓而瘀滞。

②气滞引起血瘀，气停留阻滞于局部，不能行血，血液因之而停滞，从而形成瘀血。

③血寒引起血瘀，血液得温则行，遇寒则凝。寒性凝滞，侵入血中，则血行迟缓或停滞于局部，形成瘀血。

④血热引起血瘀，热入血中，灼伤津液，使得血行迟缓，形成瘀血。或热邪损伤血络，迫血妄行，引起出血，而形成瘀血。

⑤外伤引起血瘀跌扑损伤，造成血离经脉，积存于体内不得消散而形成瘀血。

（3）瘀血病证的共同特点

①疼痛：其性质多为刺痛，痛处固定不移，拒按，夜间痛甚。

②肿块：外伤肌肤局部，可见青紫肿胀；瘀积于体内，久聚不散，则可形成平积，按之有痞块，固定不移。

③出血：血色多呈紫黯色，并夹有血块。

④望诊方面：久瘀可见面色黧黑，肌肤甲错，唇甲青紫，舌质暗紫，舌边尖部有瘀点、瘀斑。

⑤脉象：多见细涩、沉弦或结代等。

（4）瘀血的病证特点

瘀血的病证特点因瘀阻的部位和形成瘀血的原因不同而异。常见者为：瘀阻于心，影响心主血脉，可见心悸，胸闷胸痛，口唇指甲青紫；瘀血攻心，影响心神，可致发狂；瘀阻于肺，可见胸痛，咳血；瘀阻胃肠，可见呕血，大便色黑如漆；瘀阻于肝，可见胁痛痞块；瘀阻胞宫，可见少腹疼痛，月经不调，痛经，闭经，经色紫黯成块，或见崩漏；瘀阻肢体末端，可成脱骨疽；瘀于肢体肌肤局部，可见局部肿痛青紫。

二、发病

发病是指疾病的发生或复发。发病学是研究疾病发生的基本原理，途径、类型和影响疾病发生的因素的理论。

（一）发病原理

疾病发生的机制错综复杂，可是概括而论，不外是正气与邪气两种力量的相互抗争的过程。因此，正邪相搏是疾病发生、发展、变化、预后全过程的最基本最核心的机制。

1.正与邪的涵义和作用

（1）正气的涵义与作用

正气是机体脏腑、经络、气血津液等生理功能的综合作用。包括脏腑、经络、官窍和精气血津液神的功能活动，以及防御、抗病、祛邪、修复、再生、康复、自愈、自我调控、适应等能力，简称"正"。

正气的强弱取决于三个基本要素。一是人体脏腑、经络、官窍等组织的结构形质的完整性；二是精气血津液等生命物质的充盈程度；三是各种生理功能的正常与否及其相互和谐有序的状态。

正气的作用方式有三：一是自我调节与控制。随着自然环境、社会文化环境的不断变化，正气能调节、影响、控制体内脏腑、经络、气血、津液等功能状态，以适应体外环境的变化，人体内环境的协调有序和统一。二是抗御外邪的入侵。邪气侵入机体，正气必然会与之抗争，正气强盛，抗邪有力，则邪气难以入侵，可不发病。三是祛邪外出。邪气入侵，正气强盛，可在正邪抗争的过程中，及时祛除病邪，消除或减弱邪气的致病能力，就不发病，或虽发病，邪气难以深入，易被祛除，病情较轻，很快痊愈，预后良好。四是修复和再生作用。对于邪气入侵而导致的阴阳失调、气血津液神失常或脏腑器官损伤，正气具有修复、重建、再生的能力，纠正阴阳失调，修复脏腑器官损伤，促使精气血津液的再生等，有利于疾病的痊愈。

（2）邪气的含义与作用

邪气泛指一切致病因素。简称"邪"。包括来自外部环境中的自然、社会等多种因素，诸如六淫、七情、疫气、饮食、劳逸、寄生虫、意外伤害等。其次是来自体内的具有致病作用的因素，诸如水湿、痰饮、瘀血、结石等。邪气侵犯人体，主要对脏腑、经络、器官等组织产生损害或生理功能障碍。因而，邪气的损害作用主要有三：

一是造成脏腑组织的损害。邪气入侵人体，可以造成机体的五脏六腑、经络、官窍、皮肤、骨骼、肌肉等器官不同程度的形态结构破损或缺失；或造成精气血津液等物质损耗，使生命的物质结构遭受破坏，甚至难以维系生命活动。

二是导致脏腑生理功能障碍。邪气进入人体，可导致机体的阴阳失衡，精、气、血，津液代谢紊乱，或神志活动失常等，从而出现生命现象异常。

三是改变体质类型。邪气入侵所导致的脏腑形质损害和生理功能的紊乱，从而改变了构成人体特质的物质基础，进而使人体特质产生逆转，出现新的体质特征。

2.正邪在发病中的作用

发病学认为，任何疾病的发生都有其一定的原因，这些原因不外乎机体功能状态与致病因素两个方面。"夫百病之所生者，必起于燥湿、寒暑、风雨、阴阳、喜怒、饮食、居处。气合而有形，得藏而有名。"所谓"气合而有形"即指正气与邪气相互作用，方能呈现一定的病形。

任何疾病的发生都是在一定的条件下，正邪相争，正不胜邪的结果。发病是人体在某种条件下，生理功能状态、抗病能力，修复能力与致病因素相互抗争的过程。中医学认为正气虚是发病的基础，邪气盛是发病的条件。

（1）正气不足是发病的内在根据

①正气存内，邪不可干：发病学特别重视人体正气的动态。认为在通常情况下，人体正气旺盛或邪气毒力较弱，则正气足以抗邪，邪气不易侵犯机体，或虽有侵袭，亦不能导致发病。人体脏腑、经络、器官、精气血津液神等生理功能活动和变化尚在常态范围，即正能御邪，故不发病。

②邪之所凑，正气必虚：正气虚弱是发病的必要条件。所谓正气虚弱不外乎两种情形：一是机体脏腑组织的生理功能低下，抗邪防病和修复、再生能力不足；二是由于邪气的致病毒力异常过强，超越了正气的抗病能力，使正气表现为相对虚弱。在这两种状态下，均可导致邪气入侵机体，使脏腑、经络、气血等功能失常而发生疾病。

（2）邪气侵袭是发病的重要条件

发病学强调正气在发病中的主导作用的同时，也极为重视邪气在发病中的特殊作用。邪气作为发病的重要因素，与疾病发生的关系极为密切。

首先，邪气是导致发病的外因。通常发病是邪气入侵人体引起正邪抗争的结果。因而，邪气是导致疾病发生的重要因素。

其二，邪气是决定和影响发病的性质，特征、证候类型的原因之一。不同的邪气侵犯人体，必然表现出不同的发病的方式、特征、证候类型等。

其三，影响病位及病情、预后等。邪气的性质与致病特征、受邪的轻重与发病的部位，病势的轻重、预后的良好与否高度相关。

最后，在某些特殊的情形中，邪气在发病中还起主导作用。在邪气的毒力或致病性特别强盛，而正气不虚，但是也难于抗御的情况下，邪气在发病的过程中可以起到决定性的主导作用。

（3）邪正相争的变化决定发病与否

邪正相争是正气与邪气之间的相互对抗与交争。邪正相搏贯穿于疾病的全过程，不仅影响到疾病的发生，而且还关系到疾病的发展和预后。

正胜邪却则不发病。邪气侵袭人体，正气即刻抗邪，若正气充足，抗邪有力，则病邪难以入侵，或侵入后被正气祛除于外，机体免受邪气干扰，不产生病理损害，不出现临床症状或体征，即不发病。实际上，自然环境中每时每刻都有致病因素的产生，可是大部分人群并不发病，此即正胜邪却的缘故。

邪胜正负则发病。在正邪相争的过程中，正气虚弱，抗邪无力；或邪气强盛，超过正气的抗邪能力，正气相对不足，邪胜正负，从而使脏腑、经络等功能失常，精气血津液神失调，气机逆乱，便可导致疾病的发生。

发病学的基本原理为：发病是正邪相互抗争、相互博弈的结果。疾病发生的根本原因，不在于致病邪气，而在于体内正气的状态。正气是发病的内在依据，邪气是发病的必要条件。

（二）影响发病的因素

疾病的发生与机体的内、外环境密切相关。外环境主要是指人类赖以生存的自然环境和社会环境。自然环境包括地域、地形、地貌、大气、气候以及人类生活、居住、活动的场所。社会环境包括人的政治地位、经济状况、文化层次、社会交往等。内环境主要是指机体的解剖结构、生理功能、心理特质等。正气的强弱、体质特征、心理特质等都直接关系到内环境的动态。疾病的发生不仅与人体内环境的正气、体质、心理等因素相关，还与外环境的气候、地理、社会文化等因素息息相关。

1.气候因素与发病

四时气候的形成主要是地球大气层的年节律的变化。大气层是人类赖以生存的自然环境之一。首先，四时气候各自不同的特点，容易引起相应部位的疾病。"四时之气，各不同形，百病之起，皆有所生。"这是四时气候变化与疾病部位相关的基本原则。这与四时气候变化之中，阴阳二气的消长变化相对应。通常春季发病多在经络，夏季发病多在孙脉，秋季发病多在六腑，冬季发病多在五脏。

其次，在四时气候变化的影响下，容易发生季节性的多发病或常见病。春季易伤风热，夏季易中暑、胸胁胀满、腹泻，秋季多发疟疾，冬季多发痹病、厥证等，说明常见病、多发病都与四时气候变化有关。特别是四时气候的异常变化，是滋生和传播邪气，导致疾病发生的重要因素。

2.地域因素与发病

发病学认为，人与自然息息相关，人体受地域环境的直接影响和间接影响，可以反映出各种相应的生理和病理变化，易导致带有地域特征的常见病或多发病。"人与天地相应""人以天地之气生"发病学不仅要研究社会文化因素与发病的关系，更要研究地域环境等自然因素与发病的关系。

3.体质因素与发病

体质是生命个体的形体结构、生理功能及心理活动的特征，是个体在遗传因素的基础上，受后天环境的影响，所形成的形体结构、生理功能和心理活动过程中相对稳定的特质，是先天因素和后天习得因素相互作用的综合反映。这种特质往往决定着人体对某些致病因素的易感性及其所产生证候类型的倾向性。

首先，体质决定和影响着正气的强弱动态变化。通常禀赋充盛，体质强壮，意味着脏腑经络等器官功能活动旺盛，精气血津液神充足，正气强盛，抗病能力强，不易发病或发病易自愈；若禀赋不足，体质虚弱，则脏腑经络等器官功能活动减退，精气血津液神不足，正气衰弱，抗病能力弱，易发病，甚至预后不良。

不同的体质特征，对某些邪气具有易感性。脏腑经络和精气血津液神在解剖形态、生理功能上的特性，是产生体制差异的根源。因而是不同的个体对某种或某些邪气具有易感性。

4.情志因素与发病

情志因素是七情和五志的总称，都是对客观事物的体验和反映，概括了人类的全部心理活动过程。正常的情志状态是人体内环境与外环境和谐、有序的反映，同时又能促进人体生理功能的正常发挥。故情志舒畅，精神愉快，气机调畅，气血调和，脏腑生理功能协调，则正气旺盛，不易发病。可是，长期持续的不良的情志状态和心理冲突，或突然强烈的情志刺激，超越了心神的可调节和可控制范围，可以导致阴阳失调、脏腑功能紊乱、气机运动障碍，或精气血津液代谢失常，从而正气减弱，易发疾病。

情志变化导致发病的机制主要有以下几种。

①情志因素易伤气机，继伤脏腑："百病生于气。"情志刺激是导致气机失调的主要原因之一，气机失调继而又伤及脏腑，导致发病。

②情志过激直接伤及脏腑："喜怒不节，则伤脏。"由于情志为五脏所主，也是五脏生理活动的外在表现。情志过激可直接伤及内脏。

③情志因素可先伤心，继而损伤脏腑："悲哀愁忧则心动，心动则五脏六腑皆摇。"情志变化由心发出，情志刺激常先伤心，继而影响到其他脏腑，并可引起全身性疾病。

④情志过激损气伤精耗血：长期不良的情志刺激，或持续的心理冲突得不到缓解，致使精气血日渐耗损，正气衰微，邪气内犯，表现为"身体日减，气虚无精，病深无气，洒洒然时惊"。

（三）疾病发生、发展的一般规律

中医的发病学认为，疾病在"正邪相争""正不胜邪"的发生、发展过程中，由于邪气侵入机体有其一定的途径，"正"与"邪"两者之间的力量对比亦有其盛衰消长的变化，因此在整个疾病的发生发展过程中就产生了各个不同的发展阶段，而在发病途径、病变部位以及疾病的传播和变化等方面，都存在着发生、发展的一般规律。

1.发病途径及病变部位

中医发病学认为，疾病的发生途径，大致有如下几方面。

（1）病由外入

主要是指病邪由外侵袭机体，其侵袭途径则有由皮毛而经络而脏腑，或由口鼻而入。

所谓病邪由皮毛而侵袭机体，"络脉满则注于经脉，经脉满则入舍于脏腑也。"伤寒病的"六经传变"，即是由表入里，由皮毛而经络入脏腑而发病，并以太阳、阳明、少阳、太阴、少阴、厥阴顺序进行传变。而病邪由口鼻而入，常是温热病的发病途径。

①空气相染：古代医家已经认识到被病邪污染的空气，常可经呼吸将病邪传染于人。

②饮食相染：系指进食陈腐不洁并被疫邪所污染的食物，经口而入，则病邪即可直犯胃肠而发病，如霍乱、痢疾等。

③接触相染："病气，若众人触之者，即病。"此即指接触传染而言。

同时，古代医家还认识到能够影响染易的因素，除了疫病病邪致病毒力的强弱、正气的盛衰外，还与气候的反常有关。目前，由于现代工业和现代农业的发展、人口的增加、人类活动范围的增大，所带来的环境的污染和破坏，也将成为引起疾病的原因和途径。

（2）病由内生

主要是指精神刺激、饮食、房事、劳逸所伤，以及年老体衰等因素作用于机体，导致机体对周围环境的适应能力低下，从而使脏腑组织阴阳气血的功能发生失调，紊乱或减退，因而导致病由内生。

（3）外伤致病

主要即是指跌仆、刀枪、虫兽伤等意外损伤，则可使机体皮肉，经络破损，气血亏耗，同样亦可以导致脏腑组织阴阳气血功能紊乱而发病。

2.疾病的发展与传变

中医发病学认为，人体皮表肌肉与内脏之间，各脏腑组织器官之间，都是通过经络系统作为联络通路而发生影响的。因此，在疾病的发展过程中，发生于机体任何一个部位的病变，都可以通过经络发生表里、上下及脏腑之间的传变。

（1）表里相传

病邪侵入机体，常由皮毛肌表通过经络而由表传里，再传至脏腑；另一方面，体内脏腑发生病变后，其病邪亦可由里达表，在体表皮肤出现各种不同的病理反应。例如麻疹病证之皮疹外透，即是疹毒由里达表的体现。

（2）上下相传

不同性质的外邪，常由机体或上或下的不同部位，循其不同途径而侵袭机体。"清湿袭虚，则病起于下；风雨袭虚，则病起于上。"但是，人体是一个有机整体，邪侵部位虽有不同，但是依然可以通过经络发生上下传变，反映出整体的病理反应和证候。

（3）脏腑相传

所谓脏腑病变，主要即是脏腑功能的失调或障碍，主要反映为功能的太过或不及两方面。脏腑病变又可通过经络的联系，彼此发生影响，一般有如下几种可能。

①一脏功能太过可以影响相关脏腑，从而使该脏腑功能失调：如肝气亢逆易于乘袭脾土，而使脾运化功能失调，出现腹痛、泄泻等症，临床上则称之为肝气犯脾。同样，也可以因为一脏功能太过，而促使另一脏腑功能偏亢。如肝气亢盛，化热化火，

从而引发心火偏亢，出现心烦、少寐等症。临床则称之为肝火引动心火，或心肝火旺。

②一脏功能不足可以使另一脏功能失调或不足：如脾气虚损，可以导致肺气不利，宣肃失职，甚至肺气虚弱，从而出现气短、语声低弱、咳嗽、咳痰等症，临床上称之为脾虚及肺。也可以由于一脏功能不足，制约它脏能力减退，从而导致另一脏功能偏亢。如肾阴不足，则肾精不能滋养肝阴，肝肾阴亏，不能制约肝阳，则肝阳偏亢，因而出现肝风上扰证候，如眩晕、耳鸣、抽搐、震颤等症，临床上则称之为阴虚肝旺，即水不涵木，肝风内动。

③一脏病变可循经传于与其互为表里的脏腑，从而使该脏功能也发生紊乱；如心火可以循经下移于小肠；脾虚可以导致胃纳失职；肺失肃降则大肠传导功能失常；肾气虚衰则气化失司，膀胱贮尿排尿功能紊乱等，皆属此类传变。

应当认识到，疾病是人体跟来自外界环境或身体内部有害因素作斗争的复杂过程，即"正邪相争"。疾病的发生，即是由于正邪相争，从而引起机体阴阳、气血、脏腑、经络的功能失调所致。一般而言，正气的强弱不仅决定着疾病的发生，而且疾病的发展和传变，也主要取决于正气的盛衰变化。

第二节　中医辨证体系

一、八纲辨证

八纲为阴阳、表里、寒热、虚实八大证型的概念。八纲辨证是将四诊获得的症状，按八纲的特定体系来归纳，概括为八个具有普遍性的证候类型，用以表示疾病的性质（寒热）病变部位深浅（表里），邪气盛衰与机体正气的强弱（虚实），疾病的类别（阴阳）与制定治疗大法的纲。它是一切辨证的基础与前提，凡诊断疾病，首先要用八纲辨证来作总的概括。它普遍用于内外障诸眼病。

眼科的八纲辨证，除索取全身症状信息外，很注重局部的证候特征，两者结合，综合分析而归类。

（一）虚实辨证

虚与实是区别病邪与人体正气之间盛衰的两个纲领。临床上分清虚证与实证，在治疗上对确定扶正与祛邪，以及判断预后皆有重要意义。

1.实证

实证是指邪气亢盛，正气尚足，邪正斗争激烈所反映出来的证候。

（1）病因病机

外邪袭眼，尤以外感风热与风寒为多见。亦可因脏腑功能失调，阳明腑实、肝火上炎、三焦热盛、痰浊上泛、风痰阻络等等，导致眼部经络气血失调而病。

（2）辨证依据

发病急、反应强、变化快。如突发眼部眵稠黏结，热泪如汤；或眼部刺痛难睁，羞明流泪；或肿痛拒按，或眼胀如突；或突感眼前黑花片片，甚则如夜幕降临；或视物变形、变色，虹视或突发复视等等。检查可有胞睑红赤肿起，或白睛红赤或抱轮红赤；黑睛骤起星翳，或翳陷或翳凸，或状如凝脂、如蟹睛；或黄液上冲，或瞳神缩小，或血灌瞳神，或见瞳散不收；黑睛雾状混浊，眼压增高。眼底可见血管阻塞、出血、水肿，渗出等等病变。

2.虚证

虚证是一系列正气不足，脏腑功能衰退的证候。

（1）病因病机

先天禀赋不足，或后天失调，或年老体虚。以肝肾阴虚，脾胃虚弱或气血亏虚为多。亦有正虚感邪或外感眼病后期伤正之象。

（2）辨证依据

发病缓慢，反应弱而隐蔽，变化发展亦缓，但易反复发作。如自觉眼部干涩，睁眼乏力，不耐久视；眼胀隐隐，痛而喜按；冷泪常流，视物昏花；或目力渐降，黑夜不能视物；或眼前黑花飞舞，或神光自现。检查或可见眼部轻度红赤，或胞肿不红，或上胞下垂；黑睛生翳，溃久不收，或黑睛边缘起翳，反复发作；瞳神干缺，或瞳神变色；眼底或可见视盘色淡；视网膜血管变细，视网膜少量出血或弥漫性水肿，或色素沉着及黄斑变性等。

（二）表里辨证

表里是区别病变部位深浅的两个纲领。

一般来说，皮毛腠理，肌肉与经络等属表，五脏六腑、血脉与骨髓等属里。相对来说，眼前部病变属表，眼后部病变属里；以组织层次深浅而言，浅层病变属表，深层病变属里。但临床上辨别表证与里证，不能绝对从病变的部位上来划分，因为还存在病因与脏腑气血阴阳盛衰等等相关的问题。故必须结合证候特点、舌象与脉象加以判断。

1.表证

为邪气由外入侵眼部浅表组织所反映出来的证候。由于病邪的属性与机体反应的不同，辨证时应首先分清是属表实证还是表虚证。

（1）表实证

①病因病机：六淫之邪侵犯眼的浅表组织，而机体正气尚盛，邪正斗争较为激烈而反映出的证候。

②辨证依据：突然发病，证候明显，病位较浅。如突感眼部沙涩痒痛，流泪生眵，怕日羞明；胞睑肿起，或赤烂胶黏；突发白睛红赤，眵泪黏结；或黑睛星翳骤起，梗痛泪多，睁眼尤甚。

全身可无明显证候，亦可有头痛、眶痛、鼻流清涕，甚至恶寒（风）、发热等候。舌苔薄白或薄黄，脉浮。

（2）表虚证

①病因病机：机体卫外功能不固，外邪客表，或外障眼病日久伤正，正虚邪恋所致。

②辨证依据：病变位于眼的浅表，不易入里，证候轻微，但易反复发作。如胞睑局部微肿微痛，此起彼伏，频繁发作；或白睛微赤，或一隅红赤；黑睛星翳细小隐蔽或乍起乍退，稍有目涩羞明流泪；黑睛边缘或赤脉末端时而起翳，或原有老翳而时发小小溃陷而疼痛不显。

全身或可见发热恶风，自汗，或漏汗不止，脉浮缓无力等候。

2.里证

里证是指机体内的脏腑阴阳气血功能失调，引起眼的深部或后部组织发生病变，从而所反映出来的证候。辨证时首先要根据脏腑的虚实而分清是里虚证还是里实证。

（1）里虚证

①病因病机：由七情过伤，劳累过度，目劳神伤，旷日持久可引起脏腑本身阴阳、气血虚损失调，导致眼部病变的发生。或年老体弱所致。

②辨证依据：瞳神干缺或散大不收，瞳神变色；冷泪长流，视物昏朦，眼球作胀，睁眼乏力，甚至上胞下垂；眼前黑花浮动或荧星满目，或视力渐降，视物变形。查见眼底神神经乳头苍白，血管细小，甚至呈白线状，或网膜可有少量出血，硬性渗出或黄斑变性系列变化。

全身证候见虚证证候。

（2）里实证

①病因病机：烦劳过度，饮食失节，痰湿内生，经络阻滞，或暴怒伤肝，气火上逆，或风痰上扰，导致眼部气血乖和，血热妄行，甚至玄府闭塞；或因外邪由浅入深，内热亢盛所致。

②辨证依据：外眼端好，而视力骤降。查见玻璃体积血，眼底视网膜血管阻塞，或动脉硬化，视网膜广泛出血、渗出、水肿。

全身证候可不明显，或有口干口苦，便结尿黄，舌红苔黄，脉弦数或洪大。实验室检查可有血液黏稠等改变。

由邪深热盛所致者，可见后"里实热证"。

3.表里同病

眼病同时出现表证与里证者，称表里同病。一般有3种情况。一是病初见有表证，表证未除而又出现里证；二是原有里证，又新感外邪；三是表里同时受邪。

眼科病以既有表证又有里热者，最为常见。

（1）病因病机

表邪未解，而又已传里化热；或本有内热，复感外邪，内外合邪所致。

（2）辨证依据

胞睑浮肿触痛，恶寒发热；黑睛起翳，疼痛流泪未除，翳障继续扩大，向深层发展，或已见黄液上冲，瞳神紧小，玻璃体混浊。

全身有口渴引饮、大便燥结等证候。

（三）寒热辨证

寒热是区别疾病性质的两个纲领。临床上分清寒证与热证，是确定治疗用温热药或寒凉药的重要依据。

1.寒证

寒证是表现一系列阳虚或阴盛的证候。

（1）表寒证

①病因病机：寒邪犯眼，邪正斗争在眼的浅表组织所致，多为实证。临床上寒邪常与风邪结合犯眼而出现风寒表证。

②辨证依据：白睛赤脉淡红，黑睛骤起星翳，眼部梗痛，畏光流泪，清涕自出，头痛，恶寒等候。

（2）里寒证

①病因病机：为脏腑阳气不足，阴寒内盛之象。多为虚证，或虚中夹实证。

②辨证依据：冷泪长流，浮翳白膜遮睛；或白睛紫赤，黑睛生翳如虫蚀，疼痛难忍，时而加重，经久难愈；或视物模糊，视盘水肿，视网膜水肿、渗出范围较广，久不吸收。

2.热证

热证是表现一系列阳盛或阴虚证候。

（1）表热证

①病因病机：外感阳热之邪，邪正斗争在眼的浅表部位所致。多为实证。

②辨证依据：胞睑微肿微赤，或白睛红赤，眵多色黄，灼热涩痛；或黑睛星翳丛生等。

（2）里热证

里热亦有虚实之分，虚者又称虚热证。

①里实热证。

病因病机：外邪化热入里；或邪热直接侵犯脏腑；或五志之火，上攻于目所致。

辨证依据：自觉眼胀如突或眼痛难睁，热泪如汤；或眵黄黏稠，或胞睑红肿疼痛，白睛红赤臃肿；或抱轮红赤、白睛混赤；黑睛翳大且嫩，如花瓣鱼鳞，或如凝脂，其色秽黄；神水混浊，或瞳神紧小，黄液上冲，血灌瞳神；或突起睛高，视力急降。

②虚热证：多为阴虚阳盛之象。

病因病机：机体精血津液亏虚，阴不制阳，则内热熏蒸，阴虚火旺，虚火上攻于目所致。

辨证依据：自觉眼部干涩不舒，白睛微赤，羞明少泪，时而加重；或白睛泡状隆起，赤丝围绕，沙涩畏光；或视物昏朦，瞳神干缺，或瞳散不收，虹视目胀，或眉棱骨痛；或眼底可见视网膜少量出血、微血管瘤等。

（四）阴阳辨证

阴与阳是指疾病的类别，为八纲之首。阴阳辨证是概括证候类别的一对纲领。临床上各种疾病所出现的证候虽然不同，其病理尽管千变万化，错综复杂，但总离不开阴阳两大类。因此，掌握阴阳属性与变化，不仅在辨证时能执简驭繁，提纲挈领，而且能为治疗提供总的原则和方针。

1.阴证与阳证

辨别阴证与阳证，是通过寒热虚实表里等证候而体现的。

（1）阴证

凡病在里、在血，属虚、属寒，正气不足，反应弱的，均属阴证范畴。

凡慢性内外障眼病，而兼有精神萎靡，面色苍白或晦暗，动作迟缓，或畏寒，肢冷，嗜卧，静而少言，语声低微，呼吸微弱，气短乏力，口淡无味，纳谷不香，不烦不渴或渴喜热饮，大便溏薄，小便清长，舌淡胖嫩，苔白润滑，脉沉细迟而无力等。

（2）阳证

凡病在表、在气，属实、属热，正气未伤，反应强的，均属阳证范畴。

凡急性内外障眼病，而兼有精神兴奋，发热面赤，身热喜凉，烦躁不安，口唇燥裂，渴喜冷饮，语声粗壮，呼吸气粗，大便秘结，小便短赤，舌红苔黄燥，脉浮洪或滑数有力等。

2.阴虚与阳虚

阴虚与阳虚是机体脏腑阴阳亏损所产生的病变与证候的概括，属里虚证范畴。

在正常情况下，脏腑气血阴阳维持相对平衡，如一旦阴阳相对平衡遭到破坏时，就会产生阴阳的盛衰变化而形成疾病。阴阳偏盛所引起的阳盛（即实热证）和阴盛（即寒实证）前已论及，在此重点说明阴虚证与阳虚证。

（1）阴虚证

由精血津液亏损所致。

凡慢性内外障眼病，兼有消瘦、潮热、盗汗，口干咽燥，手足心热，小便短赤，舌红少苔或无苔，或舌有裂纹，脉细数无力等候者，属阴虚证。

（2）阳虚证

由体内阳气衰减所致。

凡慢性内外障眼病，兼有神疲乏力，面色淡白，少气懒言，畏寒肢冷，自汗。口淡不渴，大便溏薄，小便清长，舌淡苔白而润，脉虚弱等候者，属阳虚证。

二、脏腑辩证

脏腑辨证是根据脏腑的生理功能、病理表现，对疾病证候进行分析归纳，借以推究病机，判断病变部位、性质、正邪盛衰等情况的一种辨证方法，是临床各科的诊断基础，是中医辨证体系中的重要组成部分。

(一) 心与小肠病辨证

心的病证有虚有实。虚证多由于久病伤正，禀赋不足，思虑伤心等因素，导致心气、血、阴、阳的不足；实证多由于痰阻、火扰、寒凝、血瘀，气郁等引起。

1.心气虚、心阳虚

心气虚、心阳虚是指心气不足，心阳虚衰所表现出的证候。本证多由于禀赋不足，久病体虚，或年高脏气亏虚所致。

(1) 证候：心悸、气短，活动时加重，自汗，脉细弱或结代，为其共有症状。若兼面色无华，体倦乏力，舌淡、苔白则为心气虚；若兼形寒肢冷，心胸憋闷，舌淡胖或紫暗、苔白滑则为心阳虚。

(2) 分析：心气虚，心阳虚，鼓动乏力，血液不能正常运行，强为鼓动，故心悸；心气虚，胸中宗气运转无力，故气短；动则耗气，故活动后心悸、气短加重；气虚卫外不固，则自汗；心气虚，鼓动无力，气血不能上荣，故面色无华，舌淡；气血虚弱，功能活动减退，故体倦乏力；气血不足，不能充盈脉管或脉气不相连续，故脉细弱或结代；心阳虚，心脉瘀阻，气血运行不畅，故心胸憋闷，舌紫暗；阳虚不能温煦周身，故形寒肢冷；阳虚寒盛，水湿不化，故苔白滑。

2.心血虚、心阴虚

心血虚是心血亏虚、心失濡养所表现出的证候；心阴虚是心阴血不足，虚热内扰所表现出的证候。本证多由久病耗伤阴血，或失血过多，或阴血不足，或情志不遂，耗伤心血，心阴所致。

(1) 证候：心悸失眠，健忘多梦为其共有症状。若见面白无华，眩晕，唇舌色淡，脉细为心血虚；若见颧红，五心烦热，潮热盗汗，舌红少津，脉细数为心阴虚。

(2) 分析：心阴（血）不足，心失所养，故心悸失眠，健忘多梦；心血不足，不能上荣及充盈于脉，故面白无华，眩晕、唇舌色淡，脉细；心阴虚，心阳偏亢，虚热内扰，故颧红、五心烦热，潮热盗汗、舌红少津、脉细数。

3.心火亢盛

心火亢盛证是心火炽盛、扰乱心神所表现出的证候。本证常因七情郁结、气郁化火，或六淫内郁化火，或嗜肥腻厚味之物以及烟酒所致。

(1) 证候：心胸烦热，失眠多梦，面赤口渴，便干溲赤，舌尖红苔黄，脉数有力；或口舌生疮，舌体糜烂疼痛；或狂躁谵语；或吐血衄血；或肌肤生疮，红肿热痛等。

（2）分析：心火炽盛，扰乱心神，轻则见心胸烦热，失眠多梦，重则为狂躁谵语；火热炽盛，灼津耗液，故见口渴、便干溲赤；心火上炎、故见面赤、舌尖红或口舌糜烂疼痛；心火炽盛、血热妄行、则见吐血衄血；心火内盛，火毒壅滞脉络，局部气血不畅，故见肌肤生疮、红肿热痛、苔黄、脉数有力，均为里热内盛的征象。

3. 心脉痹阻

心脉痹阻是指心脏在各种致病因素作用下导致闭阻不通所反映出的证候，常见的因素有瘀血，痰浊阻滞心脉、寒凝、气滞等。

（1）证候：心悸怔忡，心胸憋闷疼痛，痛引肩背内臂，时发时止。若痛如针刺、舌紫暗或见瘀点瘀斑、脉细涩或结代，为瘀血阻滞心脉；若体胖痰多、身重困倦，闷痛较甚、舌苔白腻、脉沉滑，为痰阻心脉；若剧痛暴作，得温痛缓，畏寒肢冷、舌淡红或黯红、苔白、脉沉迟或沉紧，为寒凝；若心胸胀痛，其发作与情志因素相关，舌淡红或黯红、苔薄白，脉弦为气郁。

（2）分析：本证多因正气先虚，阳气不足，心失温养，则心悸怔忡；阳气不足，血液运行无力，易诱发各种致病因素闭阻心脉，气血运行不畅而发生疼痛；手少阴心经之脉直行上肺，出腋下循内臂，故痛引肩背内臂，这是诊断心脉痹阻的主要依据。

5. 痰迷心窍

痰迷心窍是痰浊蒙闭心神所表现出的证候。本证多由七情所伤，肝气郁结，气郁生痰；或感受湿浊邪气，阻滞气机，使气结痰凝，痰浊闭阻心神所致。

（1）证候：面色晦滞，脘闷作恶，意识模糊，语言不清，喉有痰声，甚则昏不知人，舌苔白腻，脉滑；或精神抑郁，表情淡漠，神志痴呆，喃喃自语，举止失常；或突然仆地，不省人事，口吐痰涎，喉中痰鸣，两目上视，手足抽搐，口中作猪羊叫声。

（2）分析：湿浊阻滞气机，清阳不升，故见面色晦滞、脘闷作恶；心主神志，痰蒙心神则神志异常，出现意识模糊或昏迷，语言不清，或精神抑郁、表情淡漠，神志痴呆、喃喃自语、举止失常，或突然仆地、不省人事、手足抽搐；痰涎内盛，喉中痰涌，痰为气激，肝气上逆，故口吐痰涎、喉中痰鸣、口中作猪羊叫声，两目上视。苔白腻、脉滑，均是诊断痰湿的依据。

6. 痰火扰心

痰火扰心是指痰火扰乱心神所出现的证候。

（1）证候：发热气粗，面红目赤，痰黄稠，喉间痰鸣，躁狂谵语，舌红、苔黄腻，脉滑数；或见失眠心烦，痰多胸闷，头晕目眩；或神志错乱，哭笑无常，狂妄躁动，打人毁物。

（2）分析：痰火扰心，属外感热病者以发热，痰盛、神志不清为辨证要点；内伤杂病中，轻者以失眠心烦、重者以神志错乱为辨证要点。

外感热病，多因邪热亢盛，燔灼于里，炼津为痰，上扰心窍所致。里热蒸腾，充斥肌肤，故见发热；热邪上扰，故面红目赤；热盛，机体活动亢进，故呼吸气粗；热灼津为痰，则痰液发黄、喉间痰鸣；痰热扰心，则心神昏乱，故躁狂谵语；舌红、苔黄腻、脉滑数，均是痰火内盛之征。

内伤病中，痰火扰心，常见失眠心烦；若痰阻气道，则可见胸闷痰多；清阳被遏，可见头晕目眩；若剧烈精神刺激，可使气机逆乱，心火鸱张，灼津为痰，上扰心窍，心神被蒙，而表现为神志错乱、哭笑无常、狂妄躁动、打人毁物的狂证。

7.小肠实热

小肠实热是心火炽盛，移热小肠所表现出的证候。

（1）证候：发热口渴，心烦失眠，口舌生疮，小便涩赤不畅，尿道灼痛，尿血，舌红、苔黄，脉数。

（2）分析：心与小肠相表里，小肠有分别清浊的功能，使水液入于膀胱。心热下移小肠，故小便赤涩、尿道灼痛；热甚灼伤血络，故见尿血；心火炽盛，热扰心神则心烦失眠；热灼津液则口渴；热燔肌肤则发热；心火上炎，故口舌生疮。舌红、苔黄、脉数为里热之征象。

（二）肺与大肠病辨证

肺的病证有虚实之分，虚证多见于气虚和阴虚；实证多见于风寒燥热等邪气侵袭或痰湿阻肺。

1.肺气虚

肺气虚是指肺功能减退所表现出的证候。本证多因久病咳喘或气的生化不足所致。

（1）证候：咳喘无力，动则气短，痰液清稀，声音低怯，面色淡白，神疲体倦；或自汗畏风，易于感冒，舌淡、苔白，脉虚。

（2）分析：肺气虚，宗气不足，呼吸功能减弱，故咳喘无力，动则气短、声音低怯；肺气虚，输布水液的功能减退，水液停聚于肺系，随肺气而上逆，故见痰液清稀；肺气虚，不能宣发卫气于肌表，腠理不密，卫表不固，故见自汗畏风，易于感冒。面色淡白、神疲体倦及舌淡苔白，脉虚均为气虚之征象。

2.肺阴虚

肺阴虚证是肺阴不足，虚热内生所反映出的证候。本证多由久咳伤阴，或痨虫伤肺，或热病后期，肺阴损伤所致。

（1）证候：干咳无痰，或痰少而黏，口燥咽干，形体消瘦，午后潮热，五心烦热，盗汗颧红，甚则痰中带血，声音嘶哑。舌红少津，脉细数。

（2）分析：肺阴不足，内生虚热，肺为热蒸，气机上逆而为咳嗽；津为热灼，炼津成痰，故痰少质黏；虚热灼伤肺络，故痰中带血；肺阴虚，上不能滋润咽喉则口燥咽干，声音嘶哑，外不能濡养肌肉则形体消瘦；虚热内炽，故午后潮热，五心烦热；热扰营阴，故盗汗；虚热上扰则见颧红。舌红少津，脉细数，皆是阴虚内热之象。

3.风寒束肺

风寒束肺证是感受风寒，肺气被束所表现出的证候。

（1）证候：咳嗽痰稀色白，鼻塞流清涕；或兼恶寒发热，无汗，头身痛，舌苔薄白，脉浮紧。

（2）分析：外感风寒，肺气被束不得宣发，逆而为咳；风寒犯肺，肺失宣肃，水液失于敷布，聚而为痰，寒属阴，故痰液稀白；鼻为肺窍，肺气失宣，鼻窍不畅，故鼻塞流清涕；寒邪客于肺卫，卫气被遏则恶寒，正气抗邪则发热，毛窍郁闭则无汗，营卫失和则头身痛。舌苔薄白，脉浮紧均为寒邪束表之征象。

4.风热犯肺

风热犯肺证是由风热之邪气侵犯肺系，卫气受病所表现出的证候。

（1）证候：咳嗽，痰黄稠，鼻塞流黄浊涕，口干咽痛，发热，微恶风寒，舌尖红，苔薄黄，脉浮数。

（2）分析：风热袭肺，肺失宣降，肺气上逆则咳嗽，鼻窍不利则鼻塞；热灼津液为痰，故痰黄稠、流黄浊涕；咽喉为肺之门户，风热上壅，故咽喉痛；邪热伤津则口干；肺卫受邪，卫气扰邪则发热，卫气被遏则恶风寒。舌尖红、苔薄黄，脉浮数均为风热外感之象。

5.燥邪犯肺

燥邪犯肺证是燥邪侵犯肺卫所表现出的证候。多因秋令燥邪犯肺，耗伤肺津所致。

（1）证候：干咳无痰，或痰少而黏不易咳出，唇、舌、鼻、咽处干燥欠润，大便干结，或身热恶寒，胸痛咯血。舌红或干、苔白或黄，脉数或浮数。

（2）分析：燥邪耗伤肺津，肺失滋润，清肃失职，故干咳无痰或痰少而黏不易咯出；燥伤肺津，津液不布，故唇、舌、鼻、咽处干燥欠润，大便干结；燥邪袭肺，肺卫失宣，故有身热恶寒、脉浮之表证；燥邪化火，灼伤肺络，故见胸痛咯血。燥邪有凉燥、温燥之分，凉燥性近寒，故证似风寒，温燥性近热，故证似风热。若为温燥，则舌红、苔薄黄、脉数；若为凉燥，则舌干、苔薄白。

6.热邪壅肺

热邪壅肺证是热邪内壅于肺，肺失宣肃所表现出的证候。多由温热之邪从口鼻而入，或风寒，风热之邪入里化热，内壅于肺所致。

（1）证候：咳嗽气喘，呼吸气粗，甚则鼻翼煽动，咳痰黄稠，或痰中带血，或咳吐腥臭血痰，发热，胸痛，烦躁不安，口渴，小便短赤，大便秘结，舌红、苔黄腻，脉滑数。

（2）分析：热邪炽盛，内壅于肺，炼津成痰，痰热郁阻，肺失宣降，故有咳嗽气喘、呼吸气粗、鼻翼煽动、痰黄稠；痰热阻滞肺络，气滞血壅，脉络气血不畅，故发热胸痛；血腐化脓，则咳吐腥臭血痰；里热炽盛，津液被耗，故口渴，小便短赤、大便干结；热扰心神，则烦躁不安。舌红，苔黄腻，脉滑数均为里热或痰热的征象。

7.痰湿阻肺

痰湿阻肺证是痰湿阻滞肺系所表现出的证候。常因脾气亏虚，水湿停聚，或久咳伤肺、肺不布津，或感受寒湿之邪，肺失宣降，水湿停聚所致。

（1）证候：咳嗽痰多，痰黏色白易咯出，胸闷，甚则气喘痰鸣，舌淡、苔白腻，脉滑。

（2）分析：痰湿阻肺，肺气上逆，故咳嗽痰多、痰黏色白易咯出；痰湿阻滞气道，肺气不利，故胸闷，甚则气喘痰鸣。舌淡苔白腻、脉滑是痰湿内阻之征象。

8.大肠湿热

大肠湿热证是湿热侵犯大肠所表现出的证候。多因湿热外邪过剩，或饮食不节或不洁，暑湿热毒侵犯大肠所致。

（1）证候：腹痛，泻泄秽浊；或下痢脓血，里急后重；或暴注下泄，色黄臭。伴见肛门灼热，小便短赤，口渴；或有恶寒发热，或但热不寒，舌红苔黄腻，脉滑数。

（2）分析：湿热蕴结大肠，气机阻滞，故腹痛；湿热熏灼肠道，脉络损伤，血腐为脓，故下痢脓血；湿热下注大肠，传导失职，故泄泻秽浊或暴注下泄、色黄臭；热灼肠道，故肛门灼热；水液从大便外泄，故小便短赤；热盛伤津，故口渴。若表邪未解，则可见恶寒发热；邪热在里，则但热不寒。舌红苔黄腻，脉滑数均为湿热之象。

（三）脾胃病辨证

脾和胃的病证，有寒热虚实之不同。脾病以阳气虚衰、运化失调，水湿痰饮内生、不能统血、气虚下陷为常见病变；胃病以受纳腐熟功能障碍、胃气上逆为主要病变。

1.脾气虚

脾气虚证是脾气不足，运化失健所表现出的证候。本证多由饮食不节，或饮食失调，过度劳倦以及其他急慢性疾病耗伤脾气所致。

（1）证候：食少纳呆，口淡无味，腹胀便溏，少气懒言，肢体倦怠，面色萎黄，或浮肿，或消瘦，舌淡苔白，脉缓弱。

（2）分析：脾气虚弱，运化失健，故食少纳呆、口淡无味；脾虚水湿内生，脾气反为所困，故形成虚性腹胀；水湿不化，流注肠间，故大便溏薄或先干后溏；脾气虚，中气不足，故少气懒言；脾主肌肉四肢，脾气虚肢体失养，故见肢体倦怠；脾虚水湿浸淫肌表则见浮肿；脾胃为后天之本，气血生化之源，脾虚化源不足，肌体失养，故面色萎黄、消瘦及舌淡苔白、脉缓弱。

2.脾阳虚

脾阳虚证是脾阳虚弱，阴寒内盛所表现出的证候。本证多由脾气虚发展而来。

（1）证候：腹胀纳少，脘腹冷痛，喜暖喜按，形寒肢冷，大便溏薄或清稀，或肢体困重浮肿，或白带清稀量多，舌淡胖、苔白滑，脉沉迟无力。

（2）分析：脾之阳气虚弱，运化失健，则腹胀纳少；阳虚阴寒内生，寒凝气滞，故脘腹冷痛、形寒肢冷、且喜暖喜按；脾阳气虚，水湿不化，流注肠中则大便溏薄或清稀，溢于肌肤四肢则肢体困重浮肿，水湿下注，妇女带脉不固则白带清稀量多。舌淡胖、苔白滑，脉沉迟无力，均为脾阳气虚，水寒之气内盛之征。

3.中气下陷

中气下陷证是指脾气亏虚，升举无力而反下陷所表现出的证候。本证多由脾气虚发展而来，或久泻久痢，劳累过度所致。

（1）证候：脘腹重坠作胀，食后益甚；或便意频数，肛门坠重；或久痢不止，甚或脱肛；或内脏下垂；或小便混浊如米泔。伴头晕，气短乏力，肢体倦怠，食少便溏。舌淡苔白，脉虚弱。

（2）分析：脾气虚，升举无力，内脏无托，故脘腹重坠作胀、便意频数、肛门坠重，甚或脱肛、内脏下垂；脾气虚陷，精微不能正常输布，固摄无权，故久痢不止，或小便混浊如米泔；清阳不能上升头目，故头晕；中气不足，全身机能活动减退，故气短乏力、肢体倦怠、食少便溏，舌淡苔白，脉虚弱。

4.脾不统血

脾不统血证是指脾气虚不能统摄血液所表现出的证候。本证多由久病，或劳倦伤脾，使脾气虚弱所致。

（1）证候：便血，尿血，肌衄、鼻衄、齿衄，或妇女月经过多、崩漏等，常伴有头晕，神疲乏力，气短懒言，面色无华，食少便溏，舌淡，脉细弱。

（2）分析：脾气虚，不能统摄血液，血不循经而行，故出现出血诸症；溢于胃肠为便血，溢于膀胱为尿血，溢于皮下为肌衄；脾失统血，冲任不固，故妇女月经过多，甚或崩漏；脾气虚，运化失健，故食少便溏；中气不足，机体机能活动减退，故神疲乏力、气短懒言，脉细弱；反复出血，营血虚少，肌肤失养，故面色无华，舌淡。

5.寒湿困脾

寒湿困脾证是指寒湿内盛，脾阳受困而表现出的证候。多由饮食不节，过食生冷，淋雨涉水，居处潮湿，或内湿滋生所致。

（1）证候：脘腹胀闷，食少便溏，泛恶欲吐，口黏不爽，头身困重；或肌肤面目发黄，黄色晦暗；或肢体浮肿，小便短少。舌淡胖苔白滑，脉濡缓。

（2）分析：脾为湿困，运化失司，升降失常，故脘腹胀闷、食欲减退，泛恶欲吐；湿注肠中，则便溏；湿性黏滞重着，湿邪困阻，故头身困重、口黏不爽；脾为寒湿所困，阳气不宣，胆汁随之外泄，故肌肤面目发黄、黄色晦暗；中阳被水湿所困，水湿溢于肌肤，故肢体浮肿；阳气被遏，膀胱气化失司，故小便短少。舌淡胖苔白滑、脉濡缓均为寒湿内盛之征象。

6.脾胃湿热

脾胃湿热证是湿热蕴结脾胃所表现出的证候。常因感受湿热外邪，或过食肥甘厚味，使湿热蕴结脾胃，受纳运化失职所致。

（1）证候：脘腹痞闷，恶心欲吐，口黏而甜，肢体困重，大便溏泻，小便短赤不利；或面目肌肤发黄，色泽鲜明如橘皮；或皮肤发痒；或身热起伏，汗出热不解。舌红、苔黄腻，脉濡数。

（2）分析：湿热之邪蕴结脾胃，受纳运化失职，升降失常，故脘腹痞闷，恶心欲吐；湿热上犯，故口黏而甜；湿性黏滞重浊，湿热阻遏，故肢体困重、大便溏泻、小便短赤不利；湿性黏滞，湿热互结，则身热起伏，汗出而不解；湿热内蕴脾胃，熏蒸肝胆，胆汁不循常道而外溢，故面目肌肤发黄，色鲜如橘皮、皮肤发痒。舌红、苔黄腻、脉濡数皆是湿热之征象。

7. 胃阴虚

胃阴虚证是胃阴亏虚所表现出的证候。多由于胃病久延不愈，或热病后期阴液未复，或素食辛辣积热于胃，或情志不遂，气郁化火等，使胃阴耗伤所致。

（1）证候：胃脘部隐痛，饥不欲食，口燥咽干，大便干结；或脘痞不舒；或干呕呃逆。舌红少津，脉细数。

（2）分析：胃阴不足，胃阳偏亢，虚热内盛，胃气不和，而致胃脘隐痛、饥不欲食；胃阴亏虚，上不能滋润咽喉、下不能濡润大肠，故口燥咽干，大便干结；胃失阴液滋润，胃气不和，故脘痞不舒；阴虚热扰，胃气上逆，故见干呕呃逆。舌红少津、脉细数均为阴虚内热的征象。

8. 胃火炽盛

胃火炽盛证是胃中火热炽盛所表现出的证候。多由素食辛辣油腻，化火生热；或情志不遂，气郁化火；或邪热内犯等所致。

（1）证候：胃脘部灼热疼痛，吞酸嘈杂；或食入即吐，渴喜冷饮，消谷善饥；或牙龈肿痛溃烂，齿衄，口臭，大便秘结，小便短赤。舌红、苔黄，脉滑数。

（2）分析：胃火内炽，煎灼津液，故胃脘部灼热疼痛，渴喜冷饮；肝经郁热，肝胃火盛上逆，故吞酸嘈杂、呕吐或食入即吐；胃火炽盛，腐熟水谷功能亢进，故消谷善饥；胃的经脉上络于齿龈，胃热上蒸，气血壅滞，故牙龈肿痛，甚至化脓溃烂；血络受损，血热妄行，故可见齿盖；胃中浊气上逆，故口臭；热盛伤津，肠道失润，故大便秘结；小便化源不足，则小便短赤。舌红、苔黄为热证；热则气血运行加速，故脉滑数而有力。

9. 寒滞胃脘

寒滞胃脘证是阴寒凝滞胃脘所表现出的证候。多由于脘腹部受凉，或过食生冷，或劳倦伤中，复感寒邪，以致寒凝胃脘所致。

（1）证候：胃脘冷痛，痛势较剧，遇冷加重，得热则减，口泛清水，畏寒肢冷，舌淡、苔白滑，脉迟或紧。

（2）分析：寒邪凝滞胃脘，络脉收引，气机郁滞，故胃脘疼痛，且疼痛较剧；寒为阴邪，得热则散，遇寒则更凝滞不行，故疼痛遇冷加重，得热则减；寒邪伤胃，胃阳被遏，水饮不化，随胃上逆，故口泛清水；阳气被遏，肢体失于温煦，故畏寒肢冷。舌淡苔白滑、脉迟或紧为寒邪内盛，阻滞气机之象。

10.食滞胃脘

食滞胃脘证是饮食停滞在胃脘不能腐熟所表现出的证候。多因饮食不节、暴饮暴食，或过食不易消化的食物，致宿食停滞胃脘，阻滞气机所致。

（1）证候：胃脘胀闷，甚则疼痛，嗳腐吞酸，或呕吐酸腐食物，吐后胀痛得减，厌食；或矢气便溏，泻下物酸腐臭秽，舌苔厚腻，脉滑。

（2）分析：饮食停滞胃脘，气机阻滞，故胃脘胀闷疼痛；胃失和降而上逆，胃中腐败食物挟浊气上泛，故嗳腐吞酸或呕吐酸腐食物，厌食；吐后实邪得消，胃气通畅，故胀痛得减；若食浊下趋，积于肠道，则矢气便溏、泻下物酸腐臭秽；胃中浊气上腾，则舌苔厚腻；正气抗邪，气血充盛，故脉来滑利。

（四）肝与胆病辨证

肝的病证有虚实之分，虚证多见于肝阴，肝血的不足；实证多见于气郁火盛及寒邪，湿热等侵犯。至于肝阳上亢、肝风内动，则多为虚实夹杂之证。

1.肝气郁结

肝气郁结证是肝失疏泄，气机郁滞所表现出的证候。多因情志抑郁，或突然的精神刺激等因素，导致肝的疏泄功能失常所致。

（1）证候：情志抑郁易怒，胸胁脘腹胀闷窜痛，善太息；或咽部有梗阻感；或胁下癥块；妇女可见乳房作胀疼痛，痛经，月经不调，甚或闭经，脉弦。

（2）分析：肝主疏泄，调节情志。气机郁滞，经气不利，则肝不得条达疏泄，故情志抑郁；久郁不解，失其柔顺舒畅之性，故急躁易怒；肝脉布于胁肋，肝气郁结，气机不利，故胸胁脘腹胀闷窜痛、善太息；气郁生痰，痰随气逆，循经上行，搏结于咽，故咽部有梗阻感；肝气郁久，气病及血，气滞血瘀；肝郁气滞，气血不畅，冲任失调，故妇女经前乳房作胀疼痛、痛经、月经不调，甚或闭经。脉弦为肝郁之象。

2.肝火上炎

肝火上炎证是肝经气火上逆所表现出的证候。多因情志不遂，肝郁化火，或外感火热之邪所致。

（1）证候：头晕胀痛，面红目赤，急躁易怒，口苦咽干，失眠多梦，胁肋灼痛，耳鸣如潮，尿黄便秘，或吐血衄血。舌红苔黄，脉弦数。

（2）分析：火性上炎，肝火循经上攻于头目，气血涌盛于络脉，故头晕胀痛、面红目赤；肝火循经上扰于耳，故耳鸣如潮；肝胆互为表里，肝热传胆，胆气循经上溢，故口苦；肝火内盛，失于条达柔顺之性，故急躁易怒；肝火内扰心神，则失眠多梦；肝火内炽，气血壅滞肝络，故胁肋部灼热疼痛；热盛耗津，故尿黄便秘；热灼血络，血热妄行，故吐血衄血。咽干、舌红苔黄，脉弦数均为肝火内盛之征。

3.肝血虚

肝血虚证是指因肝藏血不足，导致肝血亏虚所表现出的证候。多因脾肾亏虚，生化之源不足；或慢性病耗伤肝血；或失血过多所致。

（1）证候：眩晕耳鸣，面白无华，爪甲不荣，夜寐多梦，两目干涩，视力减退或雀盲；或见肢体麻木，筋脉拘挛，手足震颤；妇女常见月经量少色淡，闭经。舌淡、苔白，脉细。

（2）分析：肝血虚不能上荣于头目，故眩晕，面白无华；肝主筋，肝血亏虚，血不养筋，则爪甲不荣，肢体麻木，筋脉拘挛，手足震颤；血虚，血不养神，故夜寐多梦；肝血虚，目失所养，故两目干涩，视力减退或雀盲；肝血虚，不能充盈冲任，故妇女月经量少色淡，或闭经。舌淡、苔白，脉细，均为血虚之征象。

4.肝阴虚

肝阴虚证是指肝阴不足，虚热内扰所表现出的证候。多由情志不遂，气郁化火，或肝病，温热病后期耗伤肝阴所致。

（1）证候：头晕耳鸣，两目干涩，胁肋隐痛，视物模糊，五心烦热，潮热盗汗，咽干口燥，舌红少津，脉弦细数。

（2）分析：肝阴不足，不能上滋头目，故头晕耳鸣，两目干涩，视物模糊；肝阴不足，肝络失养，故胁肋隐痛；阴虚则生内热，虚热内蒸，故五心烦热，潮热盗汗；阴液亏虚不能上润，故咽干口燥。舌红少津，脉弦细数为肝阴虚，虚热内炽之征象。

5.肝阳上亢

肝阳上亢证是指肝失疏泄，肝气亢奋，或肝肾阴虚，阴不潜阳，肝阳偏亢，上扰头目所表现出的证候。多因肝肾阴虚，肝阳失潜，或恼怒焦虑，气郁化火，暗耗阴津，以致阴不制阳所致。

（1）证候：头晕耳鸣，头目胀痛，面部烘热，急躁易怒，面红目赤，失眠多梦，口苦咽干，便秘，尿黄，舌红，脉弦有力或弦细数。

（2）分析：肝失疏泄，肝气亢奋，或肝阴不足，阴虚阳亢，使肝阳上扰头目，故头晕耳鸣，头目胀痛，面部烘热；肝阳化火，火热上扰，故急躁易怒，面红目赤，失眠多梦，口苦咽干；阴虚内热，热灼津耗，故便秘尿黄。舌红，脉弦有力或弦细数均为肝肾阴虚，肝阳上亢之征象。

6.肝风内动

肝风内动证是指患者出现眩晕欲仆、抽搐震颤等具有"动摇"特点的症状。临床常见的有肝阳化风，热极生风和血虚生风。

（1）肝阳化风

肝阳化风证是肝阳亢逆无制而表现动风的证候。多因肝肾阴虚日久，肝阳失潜而暴发。

①证候：眩晕欲仆，头摇而痛，项强肢颤，语言塞涩，手足麻木，步履不稳；或猝然昏倒，不省人事，口眼歪斜，半身不遂，舌强不语，喉中痰鸣。舌红，脉弦有力。

②分析：肝阳化风，肝风内旋，上扰头目，故天旋地转，眩晕欲仆，或头摇动不能自制；气血随风阳上逆，壅滞络脉，故头痛不止；肝主筋，肝风内动，故项强肢颤；足厥阴肝脉络舌本，风阳窜扰络脉，故语言謇涩；肝肾阴虚，筋脉失养，故手足麻木；风动于上，阴亏于下，上盛下虚，故步履不稳，行走漂浮；风阳暴升，气血逆乱，肝风挟痰上蒙清窍，心神昏聩，故猝然昏倒，不省人事；风痰窜扰络脉，患侧气血运行不利，弛缓不用，反受健侧牵拉，故半身不遂，口眼歪斜而偏向一侧，不能随意运动；痰阻舌根，则舌体僵硬，舌强不语；痰随风升，故喉中痰鸣。舌红为阴虚之象，脉弦有力是风阳扰动的病理反应。

（2）热极生风

热极生风证是热邪亢盛引动肝风所引起的抽搐等动风的证候。多由外感温热之邪，邪热鸱张，燔灼肝经所致。

①证候：高热烦渴，躁扰不宁，手足抽搐，颈项强直，甚则角弓反张，两目上翻，牙关紧闭，神志不清，舌红或绛，脉弦数。

②分析：热邪蒸腾，充斥肌肤，故高热；热传心包，心神愦乱，则神志不清、躁扰不宁；热灼肝经，津液受烁，筋脉失养，则见口渴，手足抽搐，颈项强直，角弓反张，两目上翻，牙关紧闭等筋脉挛急的表现；热邪燔灼营血，则舌红绛。脉弦数为肝经风热之征象。

（3）血虚生风

血虚生风证是指血虚筋脉失养所表现出的动风证候。多由急慢性出血过多，或久病血虚所引起。本证的证候、证候分析见"肝血虚"。

7.肝胆湿热

肝胆湿热证是湿热蕴结肝胆所表现出的证候。多由感受湿热之邪，或过食肥甘厚腻，化湿生热所致。

（1）证候：胁肋部胀痛或灼热，口苦厌食，呕恶腹胀，大便不调，小便短赤，舌红苔黄腻，脉弦数；或寒热往来；或身目发黄；或阴囊湿疹，瘙痒难忍；或睾丸肿胀热痛；或带下黄臭，外阴瘙痒等。

（2）分析：湿热蕴结肝胆，疏泄失职，气机郁滞，故胁肋胀痛或灼热；湿热熏蒸，胆气上溢，故口苦；湿热郁滞，则脾胃升降功能失常，故厌食、呕恶腹胀；湿热内蕴，湿偏重则大便稀溏，热偏重则大便干结；湿热下注，膀胱气化功能失常，故小便短赤。舌红、苔黄腻，脉弦数则为湿热内蕴肝胆之征象。湿热蕴结，枢机不利，正邪相争，故寒热往来；湿热熏蒸，胆汁不循常道而外溢，则身目发黄；肝脉绕阴器，湿热下注，故见湿疹，瘙痒难忍，或睾丸肿胀热痛，妇女带下黄臭，外阴瘙痒等。

8. 寒滞肝脉

寒滞肝脉证是指寒邪凝滞肝脉所表现出的证候。多因外感寒邪侵袭肝经，使气血凝滞而发病。

（1）证候：少腹胀痛，睾丸坠胀，或阴囊收缩，痛引少腹，遇寒加重，得热则缓，舌苔白滑，脉沉弦或迟。

（2）分析：足厥阴肝经绕阴器抵少腹，寒邪侵袭肝经，阳气被遏，气血凝滞，故少腹胀痛、睾丸坠胀；寒性收引，寒邪侵袭则筋脉拘急，故阴囊收缩，痛引少腹；寒凝则气血凝涩，得热则气血通利，故疼痛遇寒加剧，得热减缓。舌苔白滑，脉沉弦或迟均为寒邪内盛之征象。

（五）肾与膀胱病辨证

肾为先天之本，内藏元阴元阳，只宜固藏，不宜泄露。肾为人体生长发育之根，脏腑机能活动之本，一有耗伤，则诸脏皆病；同时任何疾病发展到严重阶段，都可累及到肾。所以肾病多虚证。肾病常见的有肾阳虚、肾气不固，肾不纳气、肾虚水泛、肾阴虚、肾精不足等证，膀胱则多见膀胱湿热证。

1. 肾阳虚

肾阳虚证是肾脏阳气虚衰所表现出的证候。多由素体阳虚，或年高肾亏，房劳伤肾等因素引起。

（1）证候：腰膝酸软，畏寒肢冷，尤以下肢为甚，头目眩晕，神疲乏力，面色苍白或黧黑；或阳痿不育，宫寒不孕；或大便溏泄，完谷不化；或尿少浮肿，腰以下为甚，甚则全身浮肿。舌淡胖、苔白，脉沉弱。

（2）分析：腰为肾之府，肾阳虚衰，不能温养腰府，故腰膝酸软；阳虚不能温煦肌肤，故畏寒肢冷；肾居下焦，阳气不足，阴寒盛于下，故两下肢发冷更为明显；阳气不足，心神无力振奋，故神疲乏力；气血运行无力，不能上荣于面，故面色苍白；肾阳极度虚衰，浊阴弥漫肌肤，则面色黧黑无泽；肾主生殖，肾阳虚，命门火衰，则生殖机能减退而见阳痿不育、宫寒不孕；肾阳虚，脾阳失于温煦，健运失司，故大便溏泄，完谷不化；肾阳虚，膀胱气化功能障碍，故尿少；水液内停，溢于肌肤则发水肿。肾居下焦，水湿下趋，故腰以下肿为甚。舌淡胖、苔白，脉沉弱均为肾阳虚衰，气血运行无力的表现。

2. 肾气不固

肾气不固证是肾气亏虚，固摄无权所表现出的证候。多因年高肾气亏虚，或年幼肾气未充，或房劳过度，或久病伤肾所致。

（1）证候：小便频数清长，或小便失禁，或尿后余沥不尽，或遗尿，或夜尿频多，滑精早泄，白带清稀，或胎动易滑。伴腰膝酸软，面白神疲。舌淡、苔白，脉沉弱。

（2）分析：肾与膀胱相表里，肾气虚膀胱失约，故小便频数清长、遗尿，甚至小便失禁；肾气虚，排尿无力，故尿后余沥不尽；夜间为阴盛阳衰之时，肾气虚，则阴寒更甚，故夜尿多。肾气虚，封藏失职，精关不固，故滑精或早泄；带脉不固，则带下清稀；任脉失养，胎元不固，故胎动易滑；肾气虚，气血运行无力，不能上荣面部，机能活动减退，故面白神疲；腰为肾之府，肾气虚腰部失于温养，故腰膝酸软。舌淡，苔白，脉沉弱是肾气虚衰之象。

3.肾不纳气

肾不纳气证是肾气虚衰，气不归元所表现出的证候。多由久病咳嗽、肺虚及肾，或年老体衰，肾气不足，或劳伤肾气等因素所致。

（1）证候：久病咳嗽，呼多吸少，气不得续，动则喘息益甚，自汗神疲，声音低怯，腰膝酸软，舌淡、苔白，脉沉弱。

（2）分析：肾气虚则摄纳无权，气不归元，故呼多吸少，气不得续，动则喘息益甚；肺气虚，卫外不固，故自汗；气虚机能活动减退，故神疲，声音低怯；腰为肾之府，肾虚腰部失于温煦，故腰膝酸软。舌淡、苔白，脉沉弱为气虚之象。

4.肾阴虚

肾阴虚证是肾脏阴液不足所表现出的证候。多由久病伤肾，或禀赋不足，房事过度，或过服温燥之品，或情志内伤，耗伤肾阴等因素所致。

（1）证候：腰膝酸痛，头晕耳鸣，失眠多梦，男子遗精，女子经少或经闭，或见崩漏，咽干舌燥，形体消瘦，潮热盗汗，五心烦热，溲赤便干，舌红少津，脉细数。

（2）分析：肾阴不足，髓海失充，骨骼失养则腰膝酸痛，脑髓空虚则头晕耳鸣。肾阴虚而精少，故见女子经少或闭经；虚热内扰精室则男子遗精，虚热迫血妄行则女子崩漏；肾阴不足，虚热内生，故咽干舌燥，失眠多梦，形体消瘦，潮热盗汗，五心烦热，溲赤便干。舌红少津，脉细数均为阴虚内热之征象。

5.肾精不足

肾精不足证是肾精亏损所表现出的证候。多因禀赋不足，先天元气不充，或后天调养失宜，或房事过度，或久病伤肾所致。

（1）证候：发育迟缓，身材矮小，智力和动作迟钝，囟门迟闭，骨骼痿软；或男子精少不育，女子经闭不孕，性机能减退；或成人早衰，发脱齿摇，耳鸣耳聋，健忘恍惚，足痿无力，精神呆钝等。

（2）分析：肾主骨生髓，主生长发育，若肾精不足，则精虚髓少，不能充骨养脑，故见小儿五迟（立迟、行迟、发迟、语迟、齿迟）、五软（头软、项软、手足软、肌软、口软）；成年人则见早衰，发脱齿摇，耳鸣耳聋，健忘恍惚，足痿无力，精神呆钝等；肾藏精，主生殖，肾精亏少，则性机能减退，男子精少不育，女子经闭不孕。

6.膀胱湿热

膀胱湿热证是湿热蕴结膀胱所表现出的证候。多由于外感湿热之邪，或饮食不节，内生湿热，下注膀胱所致。

（1）证候：尿频，尿急，尿道灼热疼痛，尿黄赤短少；或尿混浊，或尿血，或尿有砂石，可伴有发热腰痛，舌红、苔黄腻，脉数。

（2）分析：湿热侵袭，热迫尿道，故尿频，尿急，尿道灼热疼痛；湿热内蕴，膀胱气化失司，故尿黄赤短少，尿液混浊；热伤血络，则尿血；湿热煎熏津液，渣滓沉结而成砂石，故尿中见砂石；湿热郁蒸，热淫肌肤，可见发热；膀胱与肾相表里，腑病及脏，湿热阻滞于肾，故见腰痛。舌红、苔黄腻，脉数均为湿热内蕴之象。

（六）脏腑兼病辨证

人体各脏腑之间在生理上是相互滋生、相互制约的。当某一脏或腑发生病变时，不仅表现出本脏腑的证候，同时，还时常影响到其他脏腑，致使多脏腑同时发生病变。凡两个以上脏腑相继或同时发生病变时，即为脏腑兼病。脏腑病证的传变，一般以具有表里、生克，乘侮关系的脏腑兼病容易发生。掌握脏腑病证的一般传变规律，对临床分析判断病情的发展变化具有重要意义。除具有表里关系的脏腑之病变在五脏辨证中已论述外，尚有其他脏与脏，脏与腑的兼病，现将常见的兼证述于下。

1. 心肺气虚

心肺气虚证是心肺两脏气虚所表现出的证候。多由久病咳嗽，耗伤心肺，或禀赋不足，年高体弱等因素引起。

（1）证候：心悸咳喘，气短乏力，动则尤甚，胸闷，咳痰清稀，面白无华，头晕神疲，自汗声怯，舌淡、苔白，脉沉弱或结代。

（2）分析：肺主呼吸，心主血脉，二者赖宗气的推动、协调。肺气虚，宗气生成不足，则心气亦虚；心气先虚，宗气耗散，亦可致肺气不足。心气不足，心的鼓动无力，故心悸，脉沉弱或结代；肺气虚弱，肃降无权，气机上逆，则为咳喘。气虚则气短乏力，动则耗气，故喘息亦甚。肺气虚，呼吸机能减退，故胸闷；肺气虚不能输布精微，水液停聚，故痰液清稀；气虚全身机能活动减退，气血弱不能上荣，故面白无华，头晕神疲，舌淡、苔白；卫外功能减退则自汗；宗气不足则声怯。

2. 心脾两虚

心脾两虚证是心血不足，脾气虚弱所表现出的证候。多由久病失调，或劳倦思虑，或慢性出血，以致心血耗伤，脾气受损。

（1）证候：心悸健忘，失眠多梦，食欲不振，腹胀便溏，神疲乏力，面色萎黄，或皮下出血，月经量少色淡，或崩漏，或经闭，舌淡，脉细弱。

（2）分析：心血不足，无以化气，则脾气亦虚；脾气虚弱，生血不足，或统血无权，血溢脉外，则又可致心血虚。心血不足，心神失养，故心悸健忘，失眠多梦；脾气虚，健运失司，故食欲不振，腹胀便溏。气血虚弱，血不上荣，机体机能活动减退，故面色萎黄，神疲乏力。脾气虚，失于统血，则皮下出血，崩漏；脾气虚，气血生化无源，故月经量少色淡，闭经。舌淡，脉细弱均为心脾两虚、气血虚弱之象。

3.心肾不交

心肾不交证是心肾水火既济失调所表现出的证候。多由久病伤阴，或房事不节，或思虑太过，情志郁而化火，或外感热病心火独亢等因素所致。

（1）证候：心烦失眠，心悸健忘，头晕耳鸣，咽干口燥，腰膝酸软，多梦遗精，五心烦热，舌红、少苔，脉细数。

（2）分析：肾水不足，不能上滋心阴，则心火偏亢；或心火亢于上，内耗阴精，致肾阴亏于下，使心肾阴阳水火既济失调，而成心肾不交的病理变化。肾水亏于下，心火亢于上，心神不宁，故心烦失眠，心悸；肾阴亏虚，骨髓不充，脑髓失养，故头晕耳鸣，健忘；腰为肾府，肾阴虚则腰失所充，故腰膝酸软；虚热内扰，精关不固，则多梦遗精。咽干口燥，五心烦热，舌红，少苔，脉细数均为阴虚内热之象。

4.心肾阳虚

心肾阳虚证是心肾两脏阳气虚衰，阴寒内盛，失于温煦所表现出的虚寒证候，多由久病不愈，或劳倦内伤所致。

（1）证候：心悸怔忡，畏寒肢冷，小便不利，肢面浮肿，下肢为甚，或唇甲淡暗青紫，舌青紫淡暗、苔白滑，脉沉细微。

（2）分析：肾阳为机体阳气之根本，心阳为气血运行的动力。心肾阳虚，阴寒内盛，心失温养则心悸怔忡，不能温煦肌肤则畏寒肢冷；肾阳虚衰，膀胱气化失司，则小便不利，水液停聚，泛溢肌肤，则肢面浮肿；而水液趋于下，故下肢肿甚；心阳虚，血液运行无力，血行瘀滞，故唇甲淡暗青紫。舌青紫淡暗，苔白滑，脉沉细微均为心肾阳气衰微，阴寒内盛，血行瘀滞，水气内盛之征象。

5.肺脾气虚

肺脾气虚证是肺脾两脏气虚所表现出的证候。多由久病咳嗽，肺虚及脾，或饮食不节，劳倦伤脾不能输精于肺所致。

（1）证候：久咳不止，痰多稀白，气短而喘，食欲不振，腹胀便溏，声低懒言，疲倦乏力，面色无华，甚则面浮足肿，舌淡、苔白，脉细弱。

（2）分析：肺主一身之气，脾主运化，为气血生化之源。脾气虚不能输精于肺，终致肺气虚；肺气虚宣降失常，脾气受困，亦可致脾气虚。久咳不止，肺气受损，故咳嗽气短而喘；气虚水津不布，聚湿生痰，故咳痰多稀白；脾气虚，运化失司，故见食欲不振，腹胀便溏；脾肺气虚，气血虚弱，机体机能活动减退，故声低懒言，疲倦乏力，面色无华；脾不化湿，水湿泛滥，故面浮足肿。舌淡、苔白，脉细弱均为气虚之象。

6.肺肾阴虚

肺肾阴虚证是肺肾两脏阴液不足所表现出的证候。多因久咳肺阴受损，肺虚及肾；或肾阴亏虚，或房事伤肾，肾虚及肺所致。

（1）证候：咳嗽痰少，或痰中带血，口燥咽干或声音嘶哑，腰膝酸软，形体消瘦，五心烦热，潮热盗汗，或遗精，月经量少，舌红，少苔，脉细数。

（2）分析：肺肾阴液互相滋养，病理上无论病起何脏，均可形成肺肾阴虚之证。肺肾阴虚，津液不能上承，肺失清润，故咳嗽痰少，口燥咽干或声音嘶哑；阴虚内热，热灼肺络，故咳痰带血；肾阴亏虚，失其濡养，故腰膝酸软；虚热内蒸，则五心烦热，潮热盗汗；肺肾阴虚，阴精不足，机体失养，故形体消瘦；虚热扰动精室则遗精；阴血不足则月经量少。舌红、少苔，脉细数则均为阴虚内热之征象。

7.肝火犯肺

肝火犯肺证是肝火炽盛，上逆犯肺所表现出的证候。多因情志郁结，肝郁化火，肝经热邪上逆犯肺，肺失肃降所致。

（1）证候：胸胁灼痛，急躁易怒，咳嗽阵作，痰黏量少色黄，甚则咳血，头晕目赤，烦热口苦，舌红、苔薄黄，脉弦数。

（2）分析：肝性升发，肺主肃降，升降相配，则气机协调平衡。肝脉贯膈上肺，若肝气升发太过，气火上逆，则可循经犯肺，而成肝火犯肺证。肝郁化火，热壅气滞，故胸胁灼痛；肝气升发太过，失于柔顺之性，故急躁易怒；肝火上炎，则头晕目赤；郁热内蒸，胆气上溢，故烦热口苦；肝火犯肺，肺失肃降，气机上逆则为咳嗽；热灼肺津，炼津为痰，故痰黏量少色黄；火灼肺络，故咳血。舌红、苔薄黄，脉弦数均为肝火炽盛之象。

8.肝脾不调

肝脾不调证是肝失疏泄，脾失健运所表现出的证候。多由情志不遂，郁怒伤肝，或饮食不节，劳倦伤脾所致。

（1）证候：胁肋胀满窜痛，情志抑郁或急躁易怒，善太息，纳呆腹胀，便溏，肠鸣矢气，或腹痛欲泻，泻后痛减，舌苔白腻，脉弦。

（2）分析：肝之疏泄，有助于脾的运化；脾之运化，使气机通畅，亦有助于肝气的疏泄。肝失疏泄，气机郁滞，故胁肋部胀满窜痛，情志抑郁或急躁易怒；太息则气郁得畅，胀闷得舒，故善太息；脾失健运，气机郁滞，故纳呆腹胀；气滞湿阻，故便溏，肠鸣矢气；肝郁脾虚，气机失调，故腹痛欲泻；泻后气滞得畅，故泻后痛减。苔白腻，脉弦均为肝脾不调之象。

9.肝胃不和

肝胃不和证是肝失疏泄，胃失和降所表现出的证候。多由情志不遂，肝郁化火，横逆犯胃；或饮食伤胃，胃失和降，影响了肝的疏泄功能所致。

（1）证候：胸胁胃脘胀满疼痛，嗳气呃逆，嘈杂吞酸，烦躁易怒，舌红、苔薄黄，脉弦。

（2）分析：肝郁化火，横逆犯胃，肝郁气滞，故胸胁胃脘胀满疼痛；胃失和降，气机上逆，故嗳气呃逆；气郁于胃，郁而化火，故嘈杂吞酸；肝气郁滞，失于条达，故烦躁易怒。舌红、苔薄黄，脉弦为气郁化火之象。

10.肝肾阴虚

肝肾阴虚证是肝肾两脏阴液不足所表现出的证候。多由久病失调,房事不节,情志内伤所致。

(1)证候:头晕耳鸣,视物模糊,失眠健忘,腰膝酸软,胁痛,咽干口燥,五心烦热,颧红盗汗,遗精,月经不调,舌红、少苔,脉细数。

(2)分析:肝肾阴液相互滋生,若肝阴不足,可下及肾阴,使肾阴不足;肾阴不足,不能上滋肝阴,亦可致肝阴虚,故肝肾两脏的阴液盈亏,往往表现为盛则同盛,衰则同衰。肝肾阴虚,肝阳上亢,故头晕耳鸣;虚热内扰,心神不宁,故失眠健忘;肝阴不足,肝脉和目系失养,故胁痛,视物模糊;阴虚内热,虚热内盛,故咽干口燥,五心烦热,两颧发红;热迫营阴,故盗汗;虚热内扰精室,则遗精;冲任脉隶属于肝肾,肝肾阴虚,冲任失调,故月经不调。舌红、少苔,脉细数均为阴虚内热之征象。

11.脾肾阳虚

脾肾阳虚证是脾肾两脏阳气亏虚所表现出的证候。多由脾肾久病,或久泻、久痢,或水湿久居等耗气伤阳所致。

(1)证候:面色苍白,畏寒肢冷,腰膝或小腹冷痛,久泻,久痢;或五更泄泻,下利清谷;或小便不利,面浮肢肿,甚则出现腹水。舌淡胖、苔白滑,脉沉细。

(2)分析:脾为后天之本,主运化,有赖于肾阳之温煦;肾为先天之本,温养全身脏腑组织,又赖脾精的供养。两脏任一脏虚久,均可病及另一脏,最终导致脾肾阳虚。脾肾阳虚,不能温煦形体,故面色苍白,畏寒肢冷;肾阳虚,腰部失于温养,阴寒内盛,气机凝滞,故腰膝、小腹冷痛;命门火衰,脾阳衰微,故久泻,久痢,或五更泄泻,下利清谷;阳气虚衰,气化不利,水湿内停,故小便不利,腹水;水湿泛溢肌肤,故面浮肢肿。舌淡胖、苔白滑,脉沉细均为阳虚阴盛,水湿内停之象。

三、气血津液辩证

气血津液是脏腑正常生理活动的产物,受脏腑支配,同时它们又是人体生命活动的物质基础,一旦气血津液发生病变,它不仅会影响脏腑的功能,亦会影响人体的生命活动。反之,脏腑发生病变,必然也会影响气血津液的变化。气血津液辨证可分为气病辨证、血病辨证和津液病辨证。

(一)气病辨证

气病的常见证候,可以概括为气虚证、气陷证、气滞证和气逆证。

1.气虚证

是指体内营养物质受损或脏腑功能活动衰退所出现的证候。

(1)症状:头晕目眩、少气懒言、疲倦乏力,自汗,活动时诸症加剧、舌淡,脉虚无力。

（2）病因病机：多由久病、饮食失调、或年老体弱等因素引起。

2.气陷证

是气虚病变的一种，以气虚无力升举为主的证候。

（1）症状：头昏眼花、少气倦怠、腹部有坠胀感、脱肛或子宫脱垂等，舌淡苔白，脉虚弱。

（2）病因病机：气虚则脏腑功能衰减，出现清阳不升，气陷于下，升举无力，内脏下垂。

3.气滞证

指体内某些部位或某一脏腑气血阻滞，运行不畅引起的病变证候。

（1）症状：闷胀、疼痛、时重时轻、走窜不定，得嗳气或矢气后胀痛减轻。

（2）病因病机：外感六淫，或内伤七情，或饮食劳倦，或跌仆闪挫等皆可引起气机不畅，出现气滞证。

4.气逆证

指气上逆不顺而出现的病变证候。一般多见肺胃肝之气上逆。

（1）症状：肺气上逆主要以咳嗽喘息为特征；胃气上逆主要以呃逆、嗳气、恶心呕吐为特征；肝气上逆主要以头痛、眩晕、昏厥、呕血为特征。

（2）病因病机：外邪犯肺，或痰浊壅肺等致肺失宣降，故上逆为咳喘。外邪犯胃，或饮食积滞，或气郁等。而致胃失和降，其气上逆，则呃逆、嗳气、呕吐。情志不遂，郁怒伤肝，肝气上逆，火随气升，故头痛、眩晕、昏厥、甚则呕血。

（二）血病辨证

血病的常见证候，可概括为血虚证、血瘀证和血热证。

1.血虚证

指机体内血液亏虚或其功能下降所引起的症状。

（1）症状：面色萎黄或苍白、唇色淡白、神倦乏力、头晕眼花、心悸失眠、手足麻木、妇女经量少、衍期甚或闭经，舌质淡、脉细无力。

（2）病因病机：久病耗伤、或病失血（吐、衄、便、溺血、崩漏等），或后天脾胃虚弱，生化不足等诸因皆能令人血虚。

2.血瘀证

凡体内血行受阻，血液瘀滞，或血离于经而瘀阻于体内所引起的病变证候，均属血瘀证。

（1）症状：局部痛如针刺，部位固定，拒按，或有肿块，或见出血，血色紫暗，有血块，面色晦暗，口唇及皮肤甲错，舌质紫暗，或有瘀斑、脉涩等。

（2）病因病机：因气滞而血凝，或血受寒而脉阻，或热与血而相结，或外伤等血溢于经，导致瘀血内停，出现血瘀证。

3.血热证

即血分有热，或热入血分的症状。

（1）症状：心烦，躁扰发狂，口干喜饮；身热以夜间为甚，舌红绛，脉细数，或见吐、衄、便、尿血及斑疹等，妇女月经提前、量多、色深红等。

（2）病因病机：外感热邪侵入，或五志郁火等所致。血分热盛，心神受扰，故烦躁，甚则发狂；血属阴，热入于内，入夜交争甚，所以发热至夜尤甚；阴血受灼，则口干喜饮；热盛血耗，不能充盈于脉，故脉细数；热迫血妄行，血络受损，必见出血，妇人月经亦必见量多而提前等。

（三）津液病辨证

各种原因所致水液代谢障碍，或津液耗损证候，均可称之为津液病。津液病变，一般可概括为津液不足和水液停聚两方面。

1.津液不足证

又称津伤证，是指津液受劫所致的病变证候。

（1）症状：唇、舌、咽喉、皮肤干燥，肌肉消瘦，口渴，便秘，尿少，舌红少津、苔薄黄，脉细数。

（2）病因病机：多因大汗、出血、吐泻、多尿以及燥热灼伤津液等所致。

2.水液停聚证

多由肺、脾、肾和三焦等脏腑功能失常，使津液代谢发生障碍，造成水湿潴留，而形成痰、饮、水肿等病证。积水成饮，饮凝成痰；痰者稠黏，饮者清稀。虽二者皆由津液停聚而致，但痰与饮临床表现却颇多差异。

（1）痰

痰证一般又分风痰、热痰、寒痰、湿痰和燥痰，临床表现各有特征。

①风痰：阴虚阳亢，风阳内动，嗜食肥甘，痰涎内盛，痰盛而动风。症见头晕目眩，喉中痰鸣，突然仆倒，口眼歪斜，舌强不语，四肢麻木，偏瘫等。

②热痰：热邪入侵或阳气亢盛，炼液成痰，痰热互结而成。症见烦热，咳痰黄稠，喉痹，便秘，或发癫狂，苔黄腻，脉滑数等。

③寒痰：感受寒邪，或阴盛阳衰，水津结而成寒痰，或痰与寒结为病。症见畏寒厥冷，咳吐稀白痰，四肢不举，或骨痹刺痛，脉沉迟等。

④湿痰：脾虚不运，湿聚成痰，痰湿并而为病。症见胸痞，纳少，呕恶，痰多，身重困倦，脉濡滑，舌苔厚腻等。

⑤燥痰：燥邪内干，或热灼伤津化燥，炼液而成痰，燥与痰合而为病。症见咯痰黏稠如块如珠如线，量少，难咯，甚或痰中带血丝，口鼻干燥，咽干痛，便秘，脉细数而滑，舌干少津。

（2）饮

饮证可分为痰饮、悬饮和溢饮。

①痰饮：中阳不振，水湿内停聚而成饮，留于胃肠。症见胸胁支满，胃脘有振水

声，呕吐痰涎清稀，口不渴或渴不多饮，头目眩晕，心悸短气，苔白滑，脉弦滑等。

②悬饮：阳不化水，水饮留于胁肋。症见胁痛，咳唾更甚，转则呼吸牵引而痛，肋间胀满，气短息促，脉沉而弦。

③溢饮：阳气不振，脾肺输布失职，水湿成饮，流溢于四肢肌肉。症见肢体疼痛而沉重，甚则肢体浮肿，小便不利，或见发热恶寒而无汗，咳喘痰多上逆，胸满气促，倚息不得平卧，浮肿多见于面部，痰多而色白，苔白腻，脉弦紧。

第三章　中医诊法与治法

第一节　诊法

一、诊法的基本原理与运用原则

诊法，中医诊察和收集疾病有关资料的一种基本方法，包括望、闻、问、切 4 种，简称"四诊"。广义的中医诊法指诊断学的全部内容，如诊法、辨证和病案等。

（一）基本原理

人体是一个有机的整体，人体皮、肉、脉、筋、骨、经络与脏腑息息相关，而以脏腑为中心，以经络通联内外，外部的征象与内在的脏腑功能关系密切，因而通过审察其外部征象，就可以探求疾病的本质。具体包括以下几个方面。

1.司外揣内

内是指机体在里的脏腑和疾病的本质，外指疾病的外在表现，通过观察外表的现象，推测内脏的变化，认识病理本质，并解释外在的征象，即司外揣内。"从外知内。""视其外应，以知其内脏，则知所病矣。"通过充分运用四诊所收集的有关疾病的全部材料，进行科学的整理和归纳，以及分析、综合、推理，判断，可以抓住疾病的本质。"欲知其内者，当以观乎外；诊于外者，斯以知其内。盖有诸内者形诸外。"它是中医诊法应用的一个基本原则，贯彻这一原则就可以正确处理表与里，现象与本质、局部与整体的辩证关系，从而作出正确诊断。

2.见微知著

指通过局部或微小的变化识知整体。人的面部各部分分属于五脏，观察面部即可测知全身的病变，所谓"此五脏六腑肢节之部也，各有部分"。耳为宗脉之所聚，从耳郭不同部位的变化，可以反映全身各部的变化；眼目为五脏六腑之精气上注之所，故其不同部位的变化也可反映相应脏腑的变化情况。总之，由于机体的局部变化，蕴

含着整体的生理和病理信息，从而对诊断全身疾病具有重要的意义

3.知常达变

诊病时熟知身体各部分的正常状态，通过比较发现异常，以了解疾病的本质及变化的情况。"五色脉变，揆度奇恒，道在于一。"即指出自然界的运动变化存在着一定的规律。在诊断疾病时，要注意从正常中发现异常，在对于正常状态认识的基础上，认识疾病的本质及变动的程度，也就是以我知彼，以观太过不及的诊断原理。

（二）运用原则

1.内外详察

人体是一个有机的整体，人与自然界具有统一性，因而应详细诊察机体的全面情况及其与自然的关系，并加以分析和综合。由于在疾病状态下，局部的病变可以影响全身，精神的刺激可以导致气机及形体的变化，脏腑的病变也能够造成气血阴阳的失常和精神活动的改变，因而任何疾病必然带有整体性的变化。

2.四诊合参

望、闻、问、切四诊之法，各有所长和特点，但也各有其局限性和不足，临床诊病必须全面收集临床资料，四诊合参，才能对病证作出准确判断。"善诊者，察色按脉先别阴阳。审清浊而知部分；视喘息听音声而知病所苦；观权衡规矩而知病所主；按尺寸观浮沉滑涩而知病所生，以治无过，以诊则不失矣。"即强调了四诊合参的重要性。

3.病证结合

"病"与"证"是两个不同的概念。辨病是对疾病的定性，是对疾病认识的深化，有利于从疾病的全过程和特征上认识疾病的本质；辨证是对疾病的进一步认识，重在从疾病当前的表现中明确病变的部位与性质。两者结合方能全面认识疾病，单纯辨病与辨证，均难以给予针对性、确切性的治疗。"论病不易，论证尤难。而证中论证，难之又难也。凡有病必有证，有证必有论，论清则证明，证明则病易疗。非可模棱两可，取效于疑似之间也。"强调了辨病与辨证的重要性。只有辨证与辨病相结合，才能准确认识疾病的发展变化规律，利用正确的治疗，预测疾病的预后。

二、望诊

望诊，是医生运用视觉观察患者的神色形态，局部表现、舌象、分泌物和排泄物色质的变化来诊察病情的方法。由于人体脏腑、气血、经络等变化，均可以反映于体表的相关部位或出现特殊表现，因而通过望诊能够认识和推断病情。望诊应在充足的光线下进行，以自然光线为佳。望诊须结合病情，有步骤，有重点地仔细观察，一般先诊察全身情况，再局部望诊，进而望排泄物和望舌。

（一）全身望诊

全身望诊主要是望患者的精神、面色、形体、姿态等整体表现，从而对病性的寒

热虚实，病情的轻重缓急，形成总体的认识。

1.望神

神，广义是指高度概括的人体生命活动的外在表现，狭义是指神志、意识、思维活动。望神即是通过观察人体生命活动的整体表现来判断病情。神与精、气互相依存，相互为用，因而观察神之变化，可知正气存亡，脏腑盛衰，病情轻重，预后善恶。

（1）得神

多见精神充沛，神志清楚，表情自然，言语正常，反应灵活，面色明润含蓄，两目灵活明亮，呼吸匀畅，形体壮实，肌肉丰满等。提示正气尚足，脏腑功能未衰，病情较轻，预后良好。

（2）少神

多见于神气不足，精神倦怠，动作迟缓，气短懒言，反应迟钝，面色少华等。提示正气已伤，脏腑功能不足，多见于虚证。

（3）失神

多见于神志昏迷，或烦躁狂乱，或精神萎靡；目睛呆滞或晦暗无光，转动迟钝；形体消瘦，或全身浮肿；面色晦暗或鲜明外露；还可以见到呼吸低弱，或喘促鼻煽，甚则猝然仆倒，目闭口开，手撒遗尿，或搓空理线，寻衣摸床等。提示正气大伤，脏腑功能虚衰，病情严重，预后较差。

（4）假神

多见大病、久病、重病之人，精神萎靡，面色暗晦，声低气弱，懒言少食，病未好转，突然见精神转佳，两颊色红如妆，语声清亮，喋喋多言，思食索食等。提示病情恶化，脏腑精气将绝，预后不良。也称"回光返照""残灯复明"。

2.望色

望色是指通过观察皮肤色泽变化以了解病情的方法。人体面部为十二经脉、三百六十五络的气血上注之处，是脏腑气血之外荣，因而望色能了解脏腑功能状态和气血盛衰情况。根据五行学说和藏象理论，五色配五脏，且五色变化能反映相应脏腑的精血盈亏，光泽的变化能了解神气的盛衰。此外，病邪的性质及邪气部位等，也会通过色泽变化而有所反映。

（1）常色

正常的面色与皮肤色，包括主色与客色。主色：终生不变的色泽。客色：受季节、气候、生活和工作环境，情绪及运动的因素影响所致气色的短暂性改变。我国健康人面色应是微黄透红，明润光泽。

（2）病色

指人体在疾病状态下的颜色，包括五色善恶与五色变化。五色善恶主要通过色泽变化反映出来，提示病情轻重与预后吉凶。其中明润光泽而含蓄为善色，表示病情较轻，预后较佳；晦暗枯槁而显露为恶色，表示病情较重，预后欠佳。五色变化主要表现为有青、赤、黄、白、黑五色，主要反映主病，病位，病邪性质和病机。

①青色：主寒证、痛证，惊风，血瘀。青色五行属木，主病以肝经和厥阴经脉的病证为主，常见于面部、口唇、爪甲，皮肤等部位。青色为气血运行不畅所致，凡阴寒内盛而致经脉拘急，气机不畅，瘀血内阻，阳虚寒湿，热盛动风等均可出现。如小儿惊风，常见于眉间，鼻梁、口唇四周见青色；面，唇，爪甲青白为寒，青黑晦暗为阳虚，青紫多为阳气大衰；面见青黑多为寒痛证。鼻头色青多腹中疼痛。面色青，喜热饮，尿清长或腹满下利，多为腹中寒痛；口唇青灰，常为心阳不振，心血瘀阻等。

②赤色：主热。赤色五行属火，火热内盛，鼓动气血，充盈脉络所致，常见于颜面、唇、舌、皮肤等部位。主病有实热，虚热之分，前者多因热邪亢盛，后者多因阴虚火旺。外感温热，可见面赤，发热；里实热证可见高热，口渴、便秘，面赤；虚热常见面色苍白而两颧嫩红或潮红，多发于午后；虚损劳瘵，多见两颧潮红，午后潮热，盗汗、五心烦热等症；戴阳证则面红如妆，娇红带白，游移不定。

③黄色：主湿，虚、黄疸。黄色属土，多为脾失健运，水湿不化，或气血乏源，肌肤失养而致。常见于面部、皮肤及白睛等部位。面色黄白无泽、萎黄不华是脾肺气虚；妇人面色萎黄，常为经脉不调；面目虚浮淡黄，为脾虚湿阻之黄胖证；身目俱黄，鲜明如橘色为阳黄，证属湿热。黄色晦暗如烟熏为阴黄，证属寒湿。

④白色：主虚、寒，失血。白色属金，乃阳气虚衰，血行无力，脉络空虚，气血不荣所致。血虚者苍白无华；气虚者淡白少华；面色青白多为寒证；阳虚者色白无华而浮肿；阴虚者常面白而颧赤；猝然失血、面色荐白、多为气随血脱之危候。

⑤黑色：主肾虚、水饮、瘀血。黑色属水，为阳虚阴寒，水饮内泛，气血凝滞，经脉肌肤失养而致。其色可见鼋黑，紫黑或青照，多见于面部或口唇及眼眶。面色鼋黑，唇甲紫黯，可见于心血瘀阻或肾阳虚证；甲唇色黑，发枯齿槁多为肾阴亏耗之重证；面色青黑多为寒证，痛证；黑色浅淡为肾病水寒。

3.望形体

形体指患者的外形和体质。

（1）强弱

发育良好，形体壮实，皮肤润泽，是体质强壮的表现；发育不良，形体消瘦，皮肤枯槁，是体质虚弱的表现。

（2）胖瘦

主要反映阴阳气血的偏盛偏衰。形体肥胖，皮肤细白，少气乏力，为形盛气虚之痰湿体质；形体干瘦，皮肤苍黄，肌肉削瘦，易躁易怒为阴血内热之多火体质。

4.望动态

动态指患者的行、走、坐、卧、立等体态。

（1）动静

阳证、热证、实证者多以动为主，可见卧时面常向外，转侧时作，喜仰卧伸足，揭衣弃被，不欲近火，坐卧不宁，烦躁不安；阴证、寒证、虚证患者多以静为主，可见卧时面常向内，蜷缩成团，不欲转侧，喜加衣被，喜卧少坐。

（2）仰俯

呼吸气粗，咳嗽喘促，难于平卧，坐而仰首者，是肺有痰热，肺气上逆之实证；喘促气短，坐而俯首，动则喘甚，是肺虚或肾不纳气；身肿心悸，气短咳喘，喉中痰鸣，多为肾虚水泛，水气凌心射肺之证。

（3）抽搐

多为动风之象。手足拘挛，面颊牵动，伴有高热烦渴者，多为热盛动风先兆。伴有面色萎黄，精神萎靡者可为血虚风动；四肢抽搐，目睛上吊，眉间唇周色青灰，时发惊叫，牙关紧闭，角弓反张可为破伤风；手指震颤蠕动者，多为肝肾阴虚，虚风内动。

（4）偏瘫

猝然昏仆，不省人事，偏侧手足麻木，运动不灵，口眼歪斜，为中风偏枯。

（5）痿痹

关节肿痛，屈伸不利，沉重麻木或疼痛者多是痹证；四肢痿软无力，行动困难者多是痿证。

（二）局部望诊

局部望诊是在全身望诊的基础上，根据病情和诊断的需要，对患者的某些局部进行深入细致的观察，作为了解整体病变的方法。包括望头面、毛发、五官、躯体、皮肤和望小儿指纹。望局部情况时，要熟悉各部位的生理特征及其与脏腑经络的内在联系，把病理体征与正常表现相比较，并联系其与脏腑经络的关系，从而进行进一步的判断。

1.望头面

（1）望头部

头部过大过小均为异常，多由先天不足而致；囟门陷下或迟闭，多为先天不足或津伤髓虚；面肿者，或为水湿泛溢，或风邪热毒；腮肿者，多由风温毒邪，郁阻少阳；口眼歪斜者，或为风邪中络，或为风痰阻络，或中风。

（2）望毛发

正常人，头发分布均匀，色黑润泽，是肾气充盛之象。头发稀疏脱落，干枯无泽，多为肾气亏虚，或精血不足；不规则片状脱发，多为血虚或血瘀；白发多为肝肾阴虚，气血不足；小儿发结如穗，干枯不荣，多为疳积之证。

2.望五官

（1）望眼

眼部内应五脏，可反映五脏的情况。其中目眦血络属心，白睛属肺，黑睛属肝，瞳子属肾，眼胞属脾。望眼重点是望眼神，目光有神采，视物清楚，转动灵活为有神，提示无病或病浅易治；白睛暗浊，黑睛晦滞，或目光呆钝，视物模糊，转动不灵，或两眼上视，直视，为无神，说明病较重难治。

①色泽：目眦赤为心火；白睛赤为肺火；全目肿赤为肝火或肝经风热；眼睑红肿湿烂为脾胃湿热或肝胆湿热；白睛色黄为湿热或寒湿；白睛青蓝是肝风或虫积；目眦血络色淡白多为气血虚损；目眶黑为脾肾虚损、水湿为患。

②形态：眼目胀痛流泪可见肝经郁热；目窠浮肿，眼皮发亮多为湿象；目睛突出伴有喘息，多为肺胀，伴颈前肿物多为瘿肿；目窠内陷多因津液耗伤或气血不足；睡中露睛多为脾胃虚弱或小儿疳积；针眼或眼丹，多为风热或脾胃蕴热；眼生斑翳，视物障碍多见于热毒，湿热，痰火，外伤；两目上视、直视可见于肝风内动或精气衰竭；目睛呆滞无神，可见痰热内闭或元神将脱；两眼深陷，视物不见，真脏脉现多为阴阳离绝之凶兆。

（2）望耳

主要反映肾与肝胆的情况。耳轮肉厚，色红明润为肾精充足或病浅易愈，肉薄干枯则为肾精不足；色淡白属寒，青黑属痛，焦黑为肾精亏耗之凶兆。耳肿痛多为邪气实；耳旁红肿疼痛可因风热外袭或肝胆火热；耳中疼痛，耳聋流脓者为胆经有热或肝胆湿热；久病血瘀可见耳轮甲错。

（3）望鼻

主要反映肺与脾胃的情况。鼻端色青多为虚寒或腹痛，色赤多为脾肺热盛，色黄多为湿热，色白为气血不足，色黑为水气内停；鼻燥色黑可因热毒炽盛，鼻冷色黑为阴寒内盛；鼻肿为邪气盛，鼻陷为正气虚；鼻塞多涕为外感，涕清为风寒，涕浊为风热，久流浊涕，色黄稠黏，香臭不分多为鼻渊；鼻翼煽动，发病急骤者为风热痰火或实热壅肺；鼻柱溃陷可见于梅毒；鼻柱崩坏，眉毛脱落多见于麻风病。

（4）望口唇

主要反映脾胃的情况。色红明润为正常。唇色深红而干多为实证，热证；色淡而晦暗为虚证，寒证；唇色青紫多属寒凝，瘀滞、痛证；唇黑为脾胃将绝；久病唇黑预后不佳。唇舌糜烂，色白如苔多因脾胃湿热或阴虚火旺；口角歪斜可见于中风；口噤不语为痉病；撮口唇青而抽搐多为肝木乘脾；小儿口疮，多为脾经郁热或消化不良。

（5）望齿龈

主要反映肾与胃的情况。齿龈色淡白为血虚；色深红或紫为热证；齿肿痛为胃火；不红而肿多属气虚或虚火伤络；咬牙磨齿者多为肝风内动，或惊厥之征；牙龈腐烂或牙齿脱落多为牙疳。

（6）望咽喉

主要反映肺胃与肾的情况。咽部红肿疼痛，为肺胃有热，兼见咽喉有灰白点膜，为肺胃热盛；迅速扩大，剥落则出血可见于白喉。

3.望躯体

见瘿瘤者，为肝气郁结，气结痰凝；见瘰疬者，为肺肾阴虚，虚火灼津，或感受风火时毒，郁滞气血；项强者，或为风寒外袭，经气不利，或为热极生风；鸡胸者，多为先天不足，或后天失养；腹部深陷，多为久病虚弱，或新病津脱；腹壁青筋暴露者，多属肝郁血瘀。

4.望皮肤

主要观察皮肤的外形变化及斑疹、痘疮、痈疽等情况。

（1）望表皮

全身皮肤肿胀，或只有眼皮、足胫肿胀，按之有凹痕者，为水肿。若头面四肢不肿，只是腹部膨胀有振水声，或兼见皮肤有血痣者多为膨胀；皮肤干瘪枯槁者是津液耗伤；小儿骨弱肌瘦，皮肤松弛多为疳积证；皮肤甲错者常为瘀血内阻。

（2）望斑疹

多为温热病邪热郁于肺胃，内迫营血所致。斑形如锦，或红或紫，平摊于肌肤，抚之不碍手消失后不脱皮，其有阴斑、阳斑之分；疹则色红，形如米粟，稍高于皮肤，摸之有碍手感，消失后脱皮，其有麻疹、风疹、瘾疹之别。斑疹均有顺逆之分，以其色红活润泽，分布均匀，疏密适中，松浮于皮面为顺证，预后良好；其色紫红稠密而紧束有根，压之不易褪色，若色如鸡冠为逆证，预后不良。

（3）望痈毒疔疖

若皮肤赤色如涂丹砂，边缘清楚，热痛并作，或形如云片，上有粟粒小疹，发热作痒，渐及他位，或流水浸淫，皮肤破溃，或缠腰而发者多为丹毒；皮肤瘙痒小疹，夹杂脓疱，黄水淋漓者多为湿毒；若局部红肿热痛，高出皮肤，根部紧束者为痈；漫肿无头，坚硬而肤色不红者为疽；初起如粟米，根部坚硬，麻木或发痒，顶白痛剧者为疔；形如豆粒梅核，红热作痛，起于浅表，继而顶端有脓头者为疖。

5.望排出物

包括排泄物和分泌物。主要反映有关脏腑的盛衰和邪气的性质。

（1）望痰、涎、涕、唾

外感病邪，痰清有泡沫为风痰；色白清稀为寒痰；痰多色白，咯之易出多为湿痰；痰黄稠黏为热痰；痰少色黄，不易咯出，或痰夹血丝者是燥火；咳唾腥臭脓痰或脓血的是肺痈证；多涎喜唾可见于胃寒；劳瘵久咳，咯吐血痰多为虚火伤肺。

（2）望呕吐物

胃热则吐物稠浊酸臭，胃寒则吐物清稀无臭；食滞则呕吐酸腐；朝食暮吐，暮食朝吐，多为胃反；胃络伤则见呕血；呕吐黄绿苦水，多为肝胆湿热。

（3）望大便

虚寒之证大便溏薄，实热之证大便燥硬；便如羊粪为肠燥津枯；便黄如糜状，溏黏恶臭多为肠胃湿热；小儿绿便有泡多为消化不良或受惊吓；大便脓血，赤白相杂是下痢；便血色鲜红者是血热，色黑如漆为瘀血内积；先便后血，其色褐黑者，病多在脾胃，又称远血。先血后便，其色鲜红或深红者，病多在大肠与肛门，又称近血。

（4）望小便

小便清澈而长为寒，赤涩短少为热；其色黄甚可见于湿热证；小儿尿如米泔，多是食滞肠胃，内生湿热，或为脾虚；黄赤混浊，或偶有砂粒为石淋，混浊如米泔，淋沥而痛是膏淋，尿中有血色，热涩刺痛为血淋。

6.望小儿指纹

望小儿指纹适用于3岁以内的小儿，与成人诊寸口脉具有相同的诊断意义。小儿指纹是手太阴肺经的分支，按部位可分为风，气、命三关。示指第一节为风关，第二节为气关，第三节为命关。正常指纹为红黄隐隐于示指风关之内。其临床意义可概括为纹色辨寒热，即红紫多为热证，青色主惊风或疼痛，淡白多为虚证；淡滞定虚实，即色浅淡者为虚证，色浓滞者为实证；浮沉分表里，即指纹浮显者多表证，指纹深沉者多为里证；三关测轻重，即指纹突破风关，显至气关，甚至显于命关，表明病情渐重，若直达指端称为"透关射甲"，为临床危象。

（三）舌诊

舌诊历来为医者所重视，望舌对了解疾病本质，指导辨证论治有重要意义。望舌主要是观察舌质与舌苔的变化。舌质也称舌体，是舌的肌肉脉络组织。舌苔是附于舌面的一层苔垢，其由胃气上蒸而成。足太阴脾经，足少阴肾经，足厥阴肝经，手少阴心经均联于舌，说明脏腑经络与舌有密切关系，即脏腑的精气上荣于舌，其病变则可从舌质与舌苔变化反映出来。

望舌时应注意光线充足，以自然光线为佳。患者应自然伸舌，不可太过用力。医生应循舌尖、舌中、舌根、两旁顺序察看，并注意辨别染苔。

1.正常舌

正常舌象可概括为淡红舌，薄白苔，即舌质淡红明润，胖瘦适中，柔软灵活；舌苔薄白均匀，干湿适中，不黏不腻，揩之不去。为气血充盛，脏腑功能健旺的表现。

2.望舌质

（1）望舌神

是判断疾病预后的关键。舌质红活明润为有神，说明津液充足，气血充盈，或病情轻浅，正气未伤；舌质干瘪晦暗为无神，说明津液亏乏，气血虚衰，正气已伤，病较危重的表现。

（2）望舌色

①淡白舌：舌色红少白多，色泽浅淡，多为阳气衰弱或气血不足，使血不盈舌，舌失所养而致。主虚证、寒证。舌淡白而胖嫩多为阳虚寒湿；淡白而瘦薄多为气血两虚。

②红舌：舌色鲜红或正红，多由热邪炽盛，追动血行，舌之血脉充盈所致。主热

证。全舌深红，质粗有苔，甚至起芒刺者多为实热新病；舌红而舌心干燥可为热灼胃津；舌边红赤为肝胆有热；舌尖红起刺多为心火上炎；舌红而见紫色紫点多为血热发斑之象。舌质嫩红，少苔或无苔，多为阴虚发热。

③绛舌：舌色深红甚于红舌。主邪热炽盛，主瘀。实热者多为外感热病。舌绛而起刺为热入营血；绛而舌心干者是胃火热邪内伤津液；绛而干燥裂纹是热灼阴精；绛而苔黑者是实热盛极；舌绛而舌面黏腻，似苔非苔，为中焦秽浊，虚热者多为内伤杂病。舌绛少苔或无苔多为阴虚火旺；舌绛无苔，舌面光亮无津称为镜面舌，为内热阴液亏耗；舌绛不鲜，干枯而萎者，可见肾阴枯竭。舌绛色暗或有瘀斑、瘀点，是血瘀夹热；舌面红斑散在，可见热人血分，斑疹欲发。

④青紫舌：色淡紫无红者为青舌，舌深绛而暗是紫舌，两者常常并见。青舌主阴寒，瘀血；紫舌主气血壅滞，瘀血。舌色淡紫带青，嫩滑湿润，多为寒邪直中肝肾阴经，阴寒内盛；舌色深青，或舌边青，口干漱水不欲咽，可见气血凝滞，瘀血内停；舌色紫绛，干燥苔黄，多为瘀热闭阻，热毒炽盛；舌色深紫可见于热入血分，脏腑皆热；色紫暗晦而湿润，多为痰湿或瘀血；全舌青紫为重证血瘀；舌紫肿大可见于酒毒攻心。

（3）望舌形

①老嫩：虚实的关键。舌质粗糙，坚敛苍老，主实证或热证，多见于热病极期；舌质细腻，浮胖娇嫩，或边有齿痕，主虚证或寒证，多见于疾病后期。

②胖瘦：舌体肥大肿胀为胖肿舌，舌体瘦小薄瘪为瘦瘪舌。舌淡白胖嫩，苔白水滑，多为脾肾阳虚，水湿停留；舌红绛胖大，苔黄厚腻，多是脾胃湿热，痰浊停滞；舌赤肿胀而苔黄，乃热毒壅盛，心脾有热；舌胖嫩紫暗多为中毒证；舌瘦瘪淡红而嫩为心脾两虚，气血不足；舌瘦薄绛干多为阴虚热盛。

③芒刺：舌面有突起的星点，状如草莓，为热盛之象；舌有芒刺，色红而干为热人营血；舌有芒刺而紫绛而干为热甚伤阴；舌边芒刺为肝胆火盛；舌中有芒刺为胃肠热甚；舌尖红赤起刺为心火上炎。

④裂纹：舌面有裂沟，深浅不一，浅如划痕，深；如刀割，常见于舌面的前半部及舌尖两侧，多因阴液耗伤；舌质红绛，少苔燥裂为热盛伤阴；舌淡红而嫩，有裂纹者多为肾阴不足或血虚阴亏；舌生裂纹细碎常见于年老阴虚。

⑤齿印：舌边有齿痕印称为齿痕舌，常与胖大舌并见，多属气虚或脾虚。舌质淡红胖嫩，边有齿痕，多为脾虚水湿内停；舌质淡白，苔白湿润而有齿痕，常为寒湿困脾。

⑥舌疮：以舌边或舌尖为多，形如粟粒，或为溃疡，局部红痛，多因心经热毒壅盛而成；疮不出舌面，红痛较轻，多是肝肾阴虚，虚火上炎所致。

⑦舌下络脉：舌尖上卷，可见舌底两侧络脉，呈青紫色。若粗大迂曲，兼见舌有瘀斑、瘀点，多为有瘀血之象。

（4）望舌态

①痿软：舌体痿软无力，伸卷不灵，多为病情较重。久病舌体痿软，舌色淡白，属气血两虚筋脉失养；痿软色绛，舌光无苔为肝肾阴液枯涸；突发舌体痿软，色红少津则为热灼阴液。

②强硬：舌体板硬强直，活动不利，言语不清，称舌强，为无胃气之重证。舌强而干，舌色红绛多为热人心包，灼伤津液；舌强语謇，口眼歪斜，半身不遂者，多为中风；舌灰胖而硬，多因痰浊阻滞。

③震颤：舌体震颤抖动，不能自已。舌色红绛，震颤明显，常因热极生风；舌色淡白，蠕蠕微动，多为虚风内动。

④歪斜：舌体伸出时，舌尖向左或向右偏斜，多为风中经络，或风痰阻络而致。

⑤卷缩：舌体卷缩，不能伸出，多为危重之证。舌卷缩而赤干，属热极伤阴；舌卷缩而淡白湿润，是阳气暴脱，寒凝经脉；舌胖黏腻而短缩多为痰浊内阻。

⑥吐弄：舌体伸出，久不回缩吐舌。舌体反复伸出舐唇，旋即缩回为弄舌。舌红吐弄为心脾有热；舌紫绛吐弄为疫毒攻心；小儿弄舌多是惊风先兆，或久病危候；先天不足，智能低下者，也可见弄舌。

⑦麻痹：舌体麻木，转动不灵，称舌麻痹。常见于血虚风动或肝风夹痰等证。

⑧舌纵：舌体伸出，难以收回，称为舌纵。舌纵麻木可见于气血两虚；舌纵深红，口角流涎，口眼歪斜，多为风痰或痰火扰心；舌纵不收，舌枯无苔，言语謇涩，多属危重凶兆。

3.望舌苔

（1）苔质

①厚薄：透过舌苔能隐约见到舌质者为薄，不见舌质者为厚。苔质的厚薄可反映病邪的浅深和轻重。苔薄者多邪气在表，病轻邪浅；苔厚者多邪入脏腑，病较深重。由薄渐厚，为病势渐增；由厚变薄，为正气渐复。

②润燥：反映津液之存亡。苔润表示津液未伤；太过湿润，水滴欲出者为滑苔，主脾虚湿盛或阳虚水泛。苔燥多为津液耗伤，或热盛伤津，或阴液亏虚。舌质淡白，口干不渴，或渴不欲饮，多为阳虚不运，津不上承。

③腐腻：主要反映中焦湿浊及胃气的盛衰情况。颗粒粗大，苔厚疏松而厚，易于刮脱者，称为腐苔，多因实热蒸化脾胃湿浊所致；颗粒细小，状如豆腐渣，边中致密而黏，中厚边或糜点如渣，可见于湿热或痰热；苔薄，刮之不脱者，称为腻苔，多为湿浊内蕴，阳气被遏所致；舌苔霉腐，见于胃体腐败之危象；舌苔白中夹红，腐黏如脓，多为内痈。苔厚腻色黄，滑腻而色白多为寒湿。

（2）苔色

①白苔：多主表证，寒证，湿证。苔薄白为病邪在表，病情轻浅。苔薄白而滑，主外感风寒；苔白而厚，主湿浊内盛，或寒湿痰饮；苔白滑黏腻多主痰湿；若舌苔白

如积粉，舌质红赤，则主湿遏热伏，或瘟疫初起；苔白燥裂，可见于湿瘟病邪热炽盛，暴伤津液。

②黄苔：多主里证，热证。黄色越深，热邪越重。薄黄苔常为风热在表；舌苔黄滑，舌淡胖嫩，多为阳虚水湿不化；苔黄厚滑，多因湿热积滞；苔黄黏腻，为脾胃湿热或痰湿食滞；老黄焦裂或有芒刺，为里热盛极，耗伤气阴。

③灰苔：多主痰湿，里证。舌苔灰而润滑，为寒湿内阻或痰饮内停；舌苔灰而干燥，舌质红绛，为热炽津伤或阴虚火旺。

④黑苔：主里证，多见于病情较重者。苔黑干焦而舌红，多为实热内炽；苔黑燥裂，舌绛芒刺，为热极津枯；苔薄黑润滑，多为阳虚或寒盛；苔黑生刺，望之虽燥，但渴不多饮，舌质淡白而嫩，多为假热真寒；舌中黑燥或黑刺，可见于阳明腑实证；苔黑坚敛而起刺者，多为津枯液涸。

（3）苔形

舌苔布满全舌者为全苔，分布于局部者为偏苔，部分剥脱者为剥苔。全苔主痰湿阻滞；苔偏舌之左右者，多属肝胆病证；苔剥多处而不规则称花剥苔，主胃阴不足；小儿苔剥，状如地图者，多见于虫积；舌苔光剥，舌质绛如镜面，为肝肾阴虚或热邪内陷。

三、闻诊

闻诊是通过听声音和嗅气味来诊察疾病的方法。人体的声音和气味，都是在脏腑生理和病理活动中产生的，因而能够通过听声音和嗅气味反映出脏腑的变化情况。

（一）听声音

1.声音

实证和热证，声音重浊而粗，高亢洪亮，烦躁多言；虚证和寒证，声音轻清、细小低弱，静默懒言；声音重浊，或声音嘶哑，见于新病骤起，多为外感风寒或风热犯肺；见于久病形瘦体弱者，多肺肾阴亏，或虚劳之证。小儿惊呼阵发，尖利高亢，多见惊风；阵哭拒食，辗转不安，多因腹痛；小儿夜啼，可因惊恐、虫积，饥饱不调而致。呻吟不已，哀号啼叫，多为剧烈疼痛。神昏不醒，鼾声作响，手撒尿遗，多见于中风危候。

2.语言

（1）谵语

神志不清，语无伦次，语意数变，声音高亢。多为热扰心神之实证。

（2）郑声

神志不清，声音细微，语多重复，时断时续。为心气大伤，精神散乱之虚证。

（3）独语

喃喃自语，喋喋不休，逢人则止。属心气不足之虚证，或痰气郁结清窍阻蔽所致。

（4）狂言

精神错乱，语无伦次，不避亲疏。多为痰火扰心。

（5）言謇

舌强语謇，言语不清。多见于中风证。

3.呼吸

呼吸主要与肺肾病变有关。呼吸声高，气粗而促，多为实证和热证；呼吸声低，气微而慢，多为虚证和寒证。呼吸急促而气息微弱，为元气大伤的危重证候。久病肺肾之气欲绝，可见虽气粗但呼吸不匀，或时断时续。

（1）喘

呼吸急促，甚则鼻翼煽动，张口抬肩，难以平卧。实喘者，发作较急，呼吸喘促，胸满声高而气粗，呼出为快，多为病邪壅塞肺气；虚喘者，来势较缓，呼吸喘促，气怯声低，吸少呼多，气不得续，吸入为快，动则喘甚，为肾虚不纳气或肺气虚衰。

（2）哮

呼吸时喉中有哮鸣音。哮证有冷热之别，多时发时止，反复难愈。

（3）少气

呼吸微弱，气少不足以息，声低无力的症状。多为气虚而致。

（4）太息

时发长吁短叹，以呼气为主。太息后自觉宽舒，多为情志抑郁，肝不疏泄所致。

4.咳嗽

有声无痰为咳，有痰无声为嗽，有痰有声为咳嗽。暴咳声哑为肺实；咳声低弱而少气，或久咳音哑，多为虚证；外感病多咳声重浊；咳嗽阵发，连声不绝，终止时作鹭鸶叫声，可为百日咳；小儿咳声嘶哑，如犬吠，可见于白喉。

5.呕吐

胃气上逆，有声有物自口而出为呕吐，有声无物为干呕，有物无声为吐。虚证或寒证，呕吐来势徐缓，呕声低微无力；实证或热证，呕吐来势较猛，响亮有力。

6.呃逆

气逆于上，自咽喉出，其声呃呃，不能自主，俗称"打呃"。虚寒者，呃声低沉而长，气弱无力；实热者，呃声频发，高亢而短，响而有力；新病呃逆，声响有力，多因邪客于胃；久病呃逆不绝，声低气怯，多为胃气衰败征兆。

（二）嗅气味

1.病体气味

（1）口气

酸馊者，是胃有宿食；臭秽者，是脾胃有热，或消化不良；腐臭者，可为牙疳或内痈。

（2）汗气

汗有腥膻味为湿热蕴蒸；腋下汗臭者，多为狐臭。

（3）痰涕气味

咳唾浊痰脓血，味腥臭者为肺痈；鼻流浊涕，黄稠有腥臭为肺热鼻渊。大便酸臭为肠有积；大便溏薄味腥为肠寒；矢气奇臭为宿食积滞；小便臭秽黄赤多为湿热；小便清长色白而无臭为虚寒。

（4）二便气味

大便酸臭为肠有积热；大便溏薄味腥为肠寒；失气奇臭为宿食积滞；小便臊臭黄赤为湿热；小便清长色白为虚寒。

（5）经带气味

白带气味臭秽，多为湿热；带下清稀腥膻多为虚寒。

（6）呕吐物气味

呕吐物清稀无臭味者，多属胃寒；气味酸臭秽浊者，多属胃热证；呕吐未消化食物，气味酸腐者为食积。

2.病室气味

有腐臭或尸臭气味，为脏腑衰败；尿臊味者，多见于水肿病晚期患者；有血腥臭气的是血证；有烂苹果味者可见于消渴重证。

四、问诊

问诊是医生通过对患者或陪诊者进行有目的的询问，了解疾病的起始，发展及治疗经过，现在症状和其他与疾病有关的情况，以诊察疾病的方法。

问诊包括询问一般情况、主诉、既往史、个人生活史，家族史等。更须围绕主诉重点询问现在证候。

（一）问寒热

1.恶寒发热

指恶寒与发热同时出现，多为外感病初期，是表证的特征。如恶寒重发热轻，为外感风寒的特征；发热重恶寒轻，为外感风热的特征；发热轻而恶风，多属外感风邪，伤风表证。

2.但寒不热

患者只觉发热而不恶寒，多为里寒证。新病畏寒为寒邪直中；久病畏寒为阳气虚衰。

3.但热不寒

高热不退，为壮热多里热炽盛；按时发热，或按时热盛为潮热；午后热盛，身热不扬者见于湿温病；身热夜甚者，也可见于温热病热入营血。

4.寒热往来

恶寒与发热交替而发，为正邪交争于半表半里，见于少阳病和疟疾。

（二）问汗

汗液是阳气蒸化阴液出于腠理而成。问汗可辨邪正盛衰，腠理疏密和气血盈亏。主要诊察有否汗出，部位，时间，性质、多少等。

1.表证辨汗

表实无汗，多为外感风寒；表证有汗，为表虚证或表热证。

2.里证辨汗

汗出不已，动则加重者为自汗，多因阳气虚损，卫阳不固；睡时汗出，醒则汗止为盗汗，属阴虚内热；身大热大汗出，为里热炽盛，迫津外泄；汗热味咸，脉细数无力，为亡阴证；汗凉味淡，脉微欲绝者，为亡阳证；先恶寒战栗，继而全身大汗，为战汗，见于急性热病，正邪剧烈交争，为疾病转折点；汗出热退，脉静身凉为邪去正复之吉兆；汗出身热，烦躁不安，脉来急促为邪盛正衰之危候。

3.局部辨汗

头汗可因阳热或湿热；额部汗出，脉微欲绝，为元阳离散，虚阳浮越之危象；半身汗出者，多无汗部位为病侧，可因痰湿或风湿阻滞，或中风偏枯；手足心汗出甚者，多因脾胃湿热，或阴经郁热而致。

（三）问疼痛

1.疼痛的性质

导致疼痛的病因病机不同，可使疼痛的性质及特点各异。凡新病疼痛，痛势剧烈，持续不解而拒按者为实证；久病疼痛，痛势较轻，时痛时止而喜按者为虚证。

2.疼痛的部位

（1）头痛

痛连项背，病在太阳经；痛在前额或连及眉棱骨，病在阳明经；痛在两颞或太阳穴附近，为少阳经病；头痛而重，腹满自汗，为太阴经病；头痛连及脑齿，指甲微青，为少阴经病；痛在巅顶，牵引头角，气逆冲，甚则作呕，为厥阴经病。

（2）胸痛

多为心肺之病。常见于热邪壅肺，痰浊阻肺，气滞血瘀，肺阴不足及肺痨，肺痈，胸痹等证。

（3）胁痛

多与肝胆病关系密切，可见于肝郁气滞、肝胆湿热、肝胆火盛、瘀血阻络及水饮内停等病证。

（4）脘腹痛

其病多在脾胃。有寒热虚实之分，一般喜暖为寒，喜凉为热，拒按为实，喜按为虚。即可因寒凝、热结、气滞、血瘀、食积、虫积而发，也可由气虚、血虚、阳虚所致。

（5）腰痛

或为寒湿痹证，或为湿热阻络，或为瘀血阻络，或为肾虚所致。

（6）四肢痛

多见于痹证。风邪偏盛，疼痛游走者，为行痹；寒邪偏盛，剧痛喜暖者，为痛痹；湿邪偏盛，重着而痛者，为湿痹；热邪偏盛，红肿疼痛者，为热痹。足跟或胫膝酸痛气血亏虚，经气不利常见。

（四）问饮食口味

主要问食欲好坏，食量多少，口渴饮水，口味偏嗜，冷热喜恶，呕吐与否等情况，以判断胃气有无及脏腑虚实寒热。

1.食欲与食量

食少纳呆者，或为脾胃气虚，或为内伤食滞，或为湿邪困脾；厌食脘胀，嗳腐吞酸，多为食停胃脘；喜热食或食后常感饱胀，多是脾胃虚寒；厌食油腻，胁胀呕恶，见于肝胆湿热，横逆犯胃；消谷善饥者，多为胃火炽盛；伴有多饮多尿，可见于消渴；饥不欲食者，为胃阴不足，小儿嗜食异物，可见于虫积，疳积；食已即吐，其热较猛，多属胃中实火上逆；朝食暮吐，暮食朝吐，多因脾胃虚寒；吞咽艰涩，哽噎不顺，胸膈阻塞者，见于噎膈证；久病重病，厌食日久，突然思食，索食、多食，多为脾胃之气将绝之除中证，属回光返照之象。

2.口渴与饮水

口渴可见于津液已伤，或水湿内停，津气不运；渴喜冷饮为热盛伤津；喜热饮者为寒湿内停，气化受阻；渴不多饮，或水入即吐者，可见于痰饮水湿内停，或湿热内困，水津不能上承；口干但欲漱水不欲咽者，多为瘀血之象；多饮多尿者，可见于消渴。

3.口味

口苦多见于胃热胃火，或肝胆湿热；口淡多见于脾胃虚寒，或水湿内停；口甜多见于脾胃湿热；口酸多见于肝胃不和；口咸多见于肾虚内热；口腻多见于脾胃湿阻；口臭多见于胃火炽盛，或肠胃积滞；口腥多见于肺胃血络损伤，咳血呕血者；口有尿味可见于尿毒攻心。

（五）问睡眠

主要有失眠与嗜睡。不易入睡，或睡而易醒不能再睡，或睡而不酣，易于惊醒，甚至彻夜不眠者为失眠，为阳不入阴，神不守舍所致。其原因有虚实之分，虚者或为心血不足，心神失养，或阴虚火旺，内扰心神；实证可由邪气内扰，或气机失调，或痰热食滞等所致。时时欲睡，眠而不醒，精神不振，头沉困倦者为嗜睡，实证多见于痰湿内盛，困阻清阳；虚证多见于阳虚阴盛或气血不足。

（六）问二便

了解脾胃、大肠的寒热虚实和肺、脾、肾及膀胱情况。其要点主要是次数，便量、性状、颜色，气味以及便时有无疼痛、出血等方面。

1.问小便

主要通过小便的色，量辨别寒热虚实。

小便色黄赤而短少者，多属热证；尿色白而清长者，多属寒证；多尿、多饮而消瘦者，多为消渴；尿频量多而色白，为下焦虚寒；尿频，尿急而色赤，甚至尿血，尿痛，多为膀胱湿热；夜间遗尿或尿失禁，多为肾气不固，膀胱失约。尿频数而不畅，或尿流中断，有砂石排出者为石淋；老人膀胱胀满，小便不利或癃闭，多因肾气虚弱，或血瘀湿热所致；产妇尿闭，常因血瘀或胞宫膨大压迫膀胱所致；重病之中神昏遗尿，为阳气外脱，精气衰败之凶兆。

2.问大便

主要有便次，便质、便感等不同寻常情况。

大便次数减少，质硬便难，或排便时间延长，称便秘，有寒热虚实之分。实热者，多腹胀满闷，痛而拒按，苔黄燥裂，为热邪炽盛，腑气不通；实寒者，多腹痛拒按，苔白身冷，为寒邪阻遏阳气，腑气不通；大便燥结，硬如羊粪，排便困难，常见于病久不愈、年老体弱、孕中产后，乃因气虚不足，阴血亏少，无水行舟所致。大便次数增加，一日数次或更多，便质溏稀或稀水状，称为泄泻，有寒热虚实之别。湿热泄泻，可见暴发泄泻，大便臭秽，腹痛肠鸣，肛门灼热；寒湿泄泻可见泻如稀水，色淡黄而味腥臭；食滞泄泻，可见吐泻交作，吐物酸臭，泻下臭秽。

（七）问小儿及妇女

1.问小儿

主要应了解出生前后的情况，及预防接种、传染病史和传染病接触史，小儿常见致病因素有易感外邪，易伤饮食，易受惊吓等。

2.问妇女

除常规问诊内容外，尤应了解其月经，带下，妊娠、产育等情况。对于月经，主要了解末次月经，初潮或绝经年龄，月经周期，行经天数、经量，经色，经质，以及有无经闭或行经腹痛等情况。如月经先期或量多，多为脾不统血，或邪热迫血；月经后期或量少，多为血海不充，或气滞血瘀，或寒凝血瘀；痛经者，可因气滞、血瘀、寒凝、阳虚及气血两虚等所致。对于带下，主要了解色，量，质、气味等情况。如白带量多质稀如涕，淋漓不绝者，多为脾肾阳虚，寒湿下注。带下色黄，质黏臭秽，多属湿热下注。带下有血，赤白夹杂，多属肝经郁热，或湿热下注。

五、切诊

切诊包括脉诊、腹诊和肌肤切诊，是医生用手指触摸患者的一定部位，了解病情的诊察方法。

（一）脉诊

脉诊又称切脉，是医生用手指触摸患者的动脉，根据脉动应指的形象，了解病情变化的一种方法。

1.脉象的形成与脉诊的临床意义

中医学脏象学说认为，心主血脉，心脏搏动把血液排入血管，形成脉搏。而血液行于脉中，除心主血脉的主导作用外，还必须由其他脏腑的协调配合才能正常。如肺朝百脉；脾胃为气血化生之源，脾主统血；肝藏血，主疏泄，以调节循环血量；肾藏精，精化血等。可见脉象的形成与各脏均有密切关系，因而，根据脉象的变化，可以了解疾病的病因，病位，病性、邪正关系，病情轻重及其预后情况。

2.脉诊的部位和方法

（1）脉诊的部位

手腕部的寸口脉，其为手太阴肺经的原穴所在，是脉之大会，脏腑的生理和病理变化均能在这里有所反映。寸口脉分为寸、关、尺三部。通常以腕后高骨为标记，其内侧为关，关前（腕侧）为寸，关后（肘侧）为尺。一般为左手寸候心，关候肝胆，尺候肾；右手寸候肺，关候脾胃，尺候肾（命门）。

（2）切脉方法

脉诊时，以环境安静，气血平和为佳。体位应正坐或仰卧，手臂与心脏近于同一水平，前臂平伸，掌心向上，腕下垫脉枕。布指时，以中指定关位，示指切寸位，环指切尺位，三指呈弓形，指头平齐，以指腹切脉体，三指布指疏密，应根据患者手臂长短而调整。医生用轻指力切在皮肤上称为举，即浮取或轻取；用力不轻不重称寻，即中取；用重力切按筋骨间称为按，即沉取或重取。寸、关、尺三部，每部有浮、中、沉3种取法，合称"三部九候"。同时，医生的呼吸要自然均匀，以医生正常的一呼一吸的时间计算患者的脉搏至数。切脉的时间必须在50动以上。

3.正常脉象

正常脉象又称平脉，其基本特点是：三部有脉，沉取不绝；一息四——五至（相当于60~80次/min）；不浮不沉，不大不小，从容和缓，流利有力。即有胃，有神，有根。有胃即从容，和缓、流利为主要特点，反映脾胃运化功能的盛衰和营养状况的良好。有神以应指有力柔和、节律整齐为主要特点，反映病情轻浅或病虽重而预后良好。有根以尺脉有力，沉取不绝为特点，反映肾气充足，生机不息。平脉反映了机体气血充盈，脏腑功能健旺，阴阳平衡，精神安和的生理状态，是健康的标志。

由于人体内外诸多因素的影响，正常脉象可相应地发生生理性变化，如性别、年龄、体格、情绪、劳逸、饮食、季节气候、地理、环境等。但总以有胃、有神、有根者为平脉范围。此外，临床所见斜飞脉、反关脉均为脉道位置的变异，不属于病脉。

4.常见病脉及主病

在历代脉学记载中，脉象种类及命名没有完全统一。各种脉象均有位、数、形、势的不同特点。

（1）浮脉

脉象：轻取即得，重按稍弱，脉搏显现部位表浅。

主病：主表证。浮而有力为表实证，浮而无力为表虚证。

说明：浮脉病位表浅，轻轻触及脉位的皮肤处，就可以感到脉搏的跳动，稍加重按脉搏应指反而减弱。浮脉主表证，为卫阳与邪气交争，脉气鼓动于外而致。也见于虚证，多因精血亏损，阴不敛阳或气虚不能内守，脉气浮散于外而致。内伤里虚见浮脉，为虚象严重。

（2）沉脉

脉象：轻取不应，重按始得，脉搏显现部位深。

主病：里证。沉而有力为表寒证，沉而无力为虚寒证。

说明：沉脉位居肌肉深部，近于筋骨处，轻取不应，重按方能明显。里实证可见于气滞血瘀、积聚等，为邪气内郁，气血困阻，阳气被遏，不能浮应于外而致，多脉沉而有力按之不衰。里虚证，为气血不足，阳气衰微，不能运行营气于脉外所致，多脉沉无力。

（3）迟脉

脉象：脉来缓慢，一息脉动不足四至（每分钟少于60次）。

主病：寒证。脉迟有力，为里实寒证。脉迟无力，为阳气衰微的里虚寒证。

说明：迟是以字数而言，一息不足四至，每分钟60次以下，迟脉主寒证，若脉迟无力，多因阳虚气弱，无力推动血液正常运行而致。若脉迟有力，多因寒凝血滞，气血运行缓慢而致。另外，热结肠道，腑气不通，脉气闭阻，亦可见到迟脉，但迟而有力。久经体育锻炼者，脉象迟而和缓有力，为健康的表现。

（4）数脉

脉象：脉来急促，一息脉来五至以上（每分钟多于90次）。

主病：热证。

说明：数是以字数而言，一息五至以上，每分钟超过90次，数脉主热证，若脉数而有力，多因邪热鼓动，气盛血涌，气血运行加速所致；数而无力，多因精血亏虚，虚阳外越，气弱，致血液运行加速而致。

（5）滑脉

脉象：往来流利，应指圆滑，如盘走珠。

主病：痰饮，食积，实热。

说明：滑脉的特点是指下如圆珠滚动，脉搏极其流利。为邪正交争，气血涌盛，脉行通畅所致。脉滑和缓者，可见于青壮年的常脉和女性的孕脉。

（6）涩脉

脉象：脉细行迟，往来艰涩不畅，如轻刀刮竹。

主病：气滞血瘀，伤精血少，痰食内停。

说明：涩脉脉搏艰涩，往来不流利。实证脉涩有力，多为有形之邪闭阻气机，脉道不畅而致；虚证脉涩无力，多因阴血亏虚，脉道不充而致。

（7）洪脉

脉象：脉形宽大，状如波涛，来盛去衰。

主病：气分热盛。

说明：洪脉的脉形宽大，按之满指，状如波涛汹涌，来盛去衰。证属实证，乃邪热炽盛，正气抗邪有力，气盛血涌，脉道扩张而致。

（8）细脉

脉象：脉细如线，应指明显，按之不绝。

主病：虚证劳损，湿证。

说明：细脉脉象细小如线，软弱无力，应指明显，按之不绝。虚证因营血亏虚，脉道不充，血运无力而致。实证暴受寒冷或疼痛，则脉道拘急收缩，细而弦紧。湿邪阻遏脉道则见脉象细缓。

（9）濡脉

脉象：浮而细软。

主病：虚证，湿证。

说明：濡脉脉位表浅，轻取即得，细软无力，重按渐无。为气血不足所致，气血亏虚则脉浮而软，阴血不足则脉形细小。又主湿，湿邪内侵，机体抗邪，气血趋于肌表则脉浮，湿邪压抑脉道，则脉细而软。

（10）弦脉

脉象：端直以长，如按琴弦，脉体的硬度大。

主病：肝胆病，痛证，痰饮，疟疾。

说明：弦为肝脉，以上诸因致使肝失疏泄，气机失常，经脉拘急而致；老年人脉象多弦硬，为精血亏虚，脉失濡养而致。此外，春令平脉亦见弦象。

（11）紧脉

脉象：脉来绷急，紧张有力，屈曲不平，左右弹指，如牵绳转索。

主病：寒证，痛证，宿食。

说明：紧脉脉来绷紧有力，状如绞转紧张的绳索，指感比弦脉更加有力，主病为寒证，痛证，宿食等。乃邪气内扰，气机阻滞，脉道拘急紧张而致。

（12）促脉

脉象：往来急促，数而时止，止无定数。

主病：阳盛实热，气血痰食郁滞，脏气衰微。

说明：促脉往来急促，时而出现无规律的间歇，间歇时间较短，止后复动。实证多为阳盛热实或邪实阻滞,见脉促有力。前者因阳热亢盛,追动血行而脉数,热灼阴津,津血衰少,致急行血气不相接续,故脉有歇止。后者由气滞,血瘀、痰饮、食积等有形之邪阻闭气机,脉气不相接续而致;虚证多为脏气衰败,可见脉促无力。多因阴液亏耗,真元衰疲,气血不相接续而致。

（13）结脉

脉象:脉来缓慢,时而一止,止无定数。

主病:主阴盛气结,寒痰瘀血,气血虚衰。

说明:结脉往来缓慢,时而出现无规律的间歇,间歇时间较短,止后即恢复搏动。实证者脉实有力,迟中有止,为实邪郁遏,被抑,脉气阻滞而致。虚证者脉虚无力,迟中有止,为气虚血衰,脉气不相顺接所致。

（14）代脉

脉象:脉来迟缓力弱,时而一止,止有定数。

主病:脏气衰微,风证,痛证,惊恐,跌仆损伤。

说明:代脉往来缓慢,时而出现规律的间歇,间歇时间较长,良久恢复搏动。虚证多脉代而无力,良久不能自还,为脏气衰微,脉气不复所致。实证多脉代而有力,多为痹证、痛证、七情内伤、跌打损伤等邪气阻抑脉道,涩滞血行而致。

5.相兼脉、真脏脉及主病

（1）相兼脉

临床上由于疾病常常由多种病因而致,因而脉象也常是兼夹出现,凡脉象由两种或两种以上复合构成者称为相兼脉,也称为复合脉。

相兼脉象的主病,往往就是脉象主病的综合,如浮紧脉多主外感风寒表实证,或风寒痹证;浮缓脉主外感风寒表虚证;浮数脉主表热证;浮滑脉多见于表证夹痰证;沉迟脉多主里寒证;沉涩脉多主阳虚寒凝血瘀证;沉缓脉主脾肾阳虚,水湿内停证;沉细数脉多主阴虚内热或血虚证;弦紧脉常见于寒滞肝脉,或肝郁气滞证;弦数脉多主肝郁化火夹痰,或肝胆湿热;弦细脉多主肝肾阴虚或血虚肝郁,或肝郁脾虚诸证;滑数脉多主痰热,湿热或食积;洪数脉主气分热盛证等等。

（2）真脏脉

真脏脉是指疾病危重期出现的脉象,以无胃、无神、无根为特点。又称败脉、死脉、绝脉等。

6.脉症的顺逆与从舍

脉象和症状者是疾病的表现,两者通常对于病情的反映一致,即脉症相应。但也有脉症不相应,甚至相反的情况。一般脉症相应者为顺证,多易治;反之为逆证,预后较差。

临床上脉症相悖时,常有真假之别。在症真脉假时,须舍脉从症;而症假脉真时,须舍症从脉。

（二）按诊

按诊是医生用手直接触摸或按压患者胸腹一定的部位，以了解局部冷热，润燥、软硬、压痛，肿块或其他异常变化，从而推断疾病部位，性质和病情轻重等情况的一种诊病方法。主要包括触、摸、按、叩四法。临床上多先触摸，后按压，由轻到重，由浅入深，先远后近，先上后下地进行诊察。

1.按胸胁

主要了解心、肺、肝的病变。前胸高起按之气喘者，为肺胀；胸胁按之胀痛者，多为痰热气结或水饮内停；胁下肿块，多属气滞血瘀；疟疾日久，胁下痞块为疟母。

2.按虚里

虚里位于左乳下心尖搏动处，反映宗气的盛衰，若微动不显，多为宗气内虚；若动而应衣，为宗气外泄；若洪大不止或绝而不应，为危重之象；其动欲绝而无恶兆者，多为悬饮证。

3.按脘腹

主要审察有无压痛及包块。腹部疼痛，按之痛减，局部柔软者为虚证；按之痛剧，局部坚硬者为实证。右少腹疼痛拒按为肠痈。腹中包块固定不移，痛有定处，按之有形者，称为积，病在血分。若包块往来不定，痛无定处，聚散无常者，称为聚，病属气分。脐腹包块，起伏聚散，往来不定，按之指下蠕动者多为虫积。

4.按肌肤

主要了解寒热，润燥，肿胀等内容。肌肤灼热为热证，清冷为寒证。湿润多为汗出或津液未伤；干燥者多为无汗或津液已伤；肌肤甲错，为内有瘀血；按之凹陷，应手而起者为气胀，不能即起者为水肿。

第二节　中医治法

一、防治原则

治则是预防和治疗疾病的法则，是用于指导预防和治疗疾病方法的原则。它是在中医理论的指导下，对预防和控制疾病的发生与发展，以及临床治疗、立法、处方，用药等方面的指导思想。治则是治疗疾病的总原则，治法是治则的具体化，是针对疾病本质所采取的正确的治疗方法，每一个具体的治法，总是从属于一定的治则。

（一）治未病

中医学对疾病的预防非常重视，所谓治未病，是指在发病之前，做好各种预防工作，以防止疾病的发生。

治未病，包括未病先防与既病防变两方面内容：

1.未病先防

未病先防，是指在发病之前，做好各种预防工作，以防止疾病的发生。

（1）调养精神情志

中医学认为，精神情志活动是人体脏腑功能活动的体现，与人体生理，病理密切相关，突然强烈或反复持久的精神刺激，可使脏腑等气机逆乱，阴阳失调、气血不和而发病，且在疾病的发展过程中，不良的精神刺激又可加重病情。因此，保持精神舒畅，情志平和，对预防疾病的发生、发展以及康复都具有非常重要积极作用，调养精神也就成为防病的重要任务之一。

（2）适应自然环境

人类生活在自然界中，与自然界变化息息相关，而自然界是人类赖以生存的重要条件，"人以天地之气出，四时之法成"。因此，自然界的运动变化，必然影响人体的生理病理，故曰"夫百病之生也，皆生于风寒暑湿燥火，以之化之变也"。只有掌握自然规律，适应自然界的变化，才能避免外邪的侵袭，保持健康；反之，则会引发疾病，甚至危及生命。

（3）调摄饮食起居

"食饮有节，起居有常，不妄作劳"，才能"形与神俱，而尽终其天年，度百岁乃去"，如果"以酒为浆，以妄为常，醉以入房，以欲竭其精，以耗散其真，不知持满，不知御神，务快其心，逆于生乐，起居无节"，必然"半百而衰也"，强调饮食，起居，劳逸等对健康的重要性。或饮食失节，损伤脾胃，酿生水、湿、痰、饮等；或起居失常，遭受外邪侵袭；或劳逸失度，使气血耗伤或阻滞，均可导致人体发病。只有饮食有节，起居有常，劳逸结合，才能预防疾病，保持健康。

（4）加强身体锻炼

生命在于运动，适当的体育锻炼也是古代预防疾病的一种有效手段。中医学的医疗体育已有两千多年的历史，远在春秋战国时期，已应用"导引术"（即保健操）和"吐纳术"（即呼吸体操）来预防疾病，后来又有"五禽戏"（模仿虎、鹿、猿、熊、鸟5种禽兽动作的体操）、"太极拳""八段锦"（有8种动作的保健体操）等。作为预防疾病的有效手段，这些方法可通过协调气机，通畅气血，疏利关节，增强人体正气，提高抗病能力，预防疾病的发生。

2.既病防变

在预防疾病的发展方面，要做到对疾病的早发现、早治疗，以控制疾病的发展、变化和流行。疾病的发生发展和传变是有一定规律的，"邪风之至，疾如风雨。故善治者治皮毛，其次治肌肤，其次治筋脉，其次治六腑，其次治五脏。治五脏者，半死半生也。"说明病邪侵入机体，不及时治疗，病邪就可能由表及里，步步深入，以致侵犯内脏，使病情深重，治疗也就愈加困难。另一方面按照阴阳五行生克乘侮的规律，掌握疾病的传变规律和途径，做到早期诊断，早期治疗，以防传变。如"上工治未病，见肝之病，知肝传脾，当先实脾"即在治肝病的同时，配合健脾和胃的方法，预防木（肝）气有余，乘克脾土，控制疾病的进一步传变。

（二）治病求本

"治病必求于本。"所谓"本"就是疾病的本质，根本。治病求本，就是通过辨证过程综合分析，找出疾病发生的根本原因，认清疾病的本质，并针对其根本原因进行治疗。它是辨证论治的一个根本原则，对于疾病的治疗具有重要的指导意义。

1.正治与反治

（1）正治

是当疾病的临床表现和其本质相一致时，逆其病势进行治疗的一种治则，又称逆治法。常用的正治法有：

①寒者热之：是指寒性疾病在出现寒象时，采用温热的药物进行治疗，即以热治寒。

②热者寒之：是指热性疾病在出现热象时，采用寒凉的药物进行治疗，即以寒治热。

③虚者补之：是指虚弱性疾病在出现虚象时，采用相应的补益药物进行治疗，即气虚补气，血虚补血，阴虚补阴，阳虚补阳。

④实者泻之：是指邪气实的疾病在出现实象时，采用泻法，泻其实邪。如消导法、逐水法、活血化瘀法，驱虫法等。

（2）反治

是当疾病的临床表现和其本质不一致，表现出一些假象时，采用服从其假象进行治疗的一种治则，又称从治法。常用的反治法有：

①寒因寒用：是指用寒性的药物治疗具有假寒症状的病证。适用于真热假寒证，因内热炽盛格阴于外，反见四肢厥冷的假寒象，此时必须用清热解毒药针对疾病本质进行治疗，对于其假寒的现象来说，是以寒治寒的反治法。

②热因热用：是指用温热性的药物治疗具有假热症状的病证。适用于真寒假热证，因阴寒盛于内，格阳气于外，在出现四肢厥冷、脉微欲绝等真寒症状的同时，又见烦躁、面赤、身热等假热症状，此时当回阳救逆，用热性药顺从其假热之现象，治疗其真寒的本质，这对于其假热的现象来说，是以热治热的反治法。

假寒证用寒药，假热证用热药，其实质是丢开假象，针对本质进行治疗，仍是正治而非反治，是治病求本的具体体现。

③塞因塞用：是指用补益的药物来治疗具有闭塞不通症状之病证，即以补开塞。适用于真虚假实证，亦适用于脾虚便秘，血枯闭经证等。塞是闭塞不通之意，一般对塞证，当以通利的方法治疗。但是如脾虚而致腹胀、无痰、湿、食滞，瘀血等实邪致塞，若用通利之法，则脾气更虚，胀满益甚，必须用补脾益气的方药治疗虚胀虚满，脾气一健，运化正常，则胀满自消。塞因塞用是针对虚证虚损不足的本质进行治疗。

④通因通用：指采用具有通利作用的药物，治疗具有实性通泄症状之病证。对一

般通利的症状，当以固塞的方法治疗，但对于实热停滞（热结旁流）或食积引起的腹泻，下焦湿热所致的尿频、尿急、尿痛、带下，瘀血所致的崩漏等，在治疗上且不可用塞止之法，而应分别采取攻下、消导、清利湿热，活血化瘀等方法治疗。通因通用是针对实证邪实有余的本质进行治疗。

反治法是正治法在特殊情况下的一种变法，其实质仍是针对疾病本质进行治疗的方法，是治病求本的具体体现。

2.治标与治本

本与标是一个相对的概念，具有多种含义。以正邪而言，正气为本，邪气为标；以本质和现象而言，本质为本，现象为标；以病因和症状而言，病因为本，症状为标；以疾病新旧而言，旧病、原发病为本，新病、继发病为标。

必须指出，"急则治其标，缓则治其本"这一原则不能绝对化，急时也未尝不可治本，如亡阳虚脱时，急用回阳救逆的方法，就是治本；大失血后，气随血脱，急用独参汤益气固脱也是治本。同样，缓时也未尝不可治标，如脾虚气滞患者，在用人参、茯苓、白术、甘草治本的同时，兼用木香、砂仁、陈皮等理气治标，更有利于补脾。总之，治标与治本，既有原则性，又有灵活性，临床应用时须根据具体情况，具体分析，或先治本，或先治标，或标本兼治。

（三）　调整阴阳

疾病的发生，究其本质是机体阴阳相对平衡遭到破坏，出现阴阳偏盛偏衰，即阴阳失调的结果。对于其治疗，"谨察阴阳所在而调之，以平为期。"因此调整阴阳，补偏救弊，恢复阴阳的相对平衡，是治疗疾病的根本原则之一。从广义来说，适用于一切疾病。在具体应用上，有"损其有余""补其不足"两个原则。

1.损其有余

主要适用于因病邪侵入人体而引起阴阳偏盛的实寒证和实热证。如阴邪（主要指寒邪）偏盛，出现"阴盛则寒"的实寒证时，应用阳药（温热药）纠正其阴偏盛，即以"治寒以热"、"寒者热之"的方法，损其寒邪之有余；阳邪（主要指热邪）偏盛，出现"阳盛则热"的实热证时，应用阴药（寒凉药）纠正其阳偏盛，即以"治热以寒""热者寒之"的方法，来损其热邪之有余。

2.补其不足

主要适用于人体脏腑，组织等功能失调而引起阴阳偏衰的虚证，即阴虚者补阴，阳虚者补阳，纠正阴阳之偏衰，以达阴阳平衡。对阴虚而热者，须以补阴药"壮水之主，以制阳光"，补阴亦即制阳；对阳虚而寒者，须用补阳药"益火之源，以消阴翳"，补阳亦即制阴；若阴阳两虚，又当阴阳双补。根据阴阳互根的理论，在以滋阴药治疗阴虚证时，应适当配伍补阳药，以求"阳中求阴"，因"无阳则阴无以生"；同样，在以补阳药治疗阳虚证时，应适当配伍养阴药，以求"阴中求阳"，因"无阴则阳无以化"。所以，"善补阳者，必于阴中求阳，则阳得阴助而生化无穷；善补阴者必于阳求阴，则阴得阳升而源泉不竭"。然而，无论"阴中求阳"，还是"阳中求阴"，都必须分清主次，抓住主要矛盾，决不能将两者等同起来。此外，由于阴阳概念的广泛性，诸如解表攻里、补虚泻实，升清降浊、调和营卫等治疗方法，都属于调整阴阳的范畴。

（四）扶正祛邪

正与邪是一切疾病产生和发展过程中自始至终存在的一对基本矛盾，由于邪正矛盾双方斗争力量的消长决定了疾病的发生发展及其表现形式，因此，祛邪和扶正，是解决正邪矛盾的基本方法。

祛邪，就是用各种方法，祛除病邪，消除致病因素及其作用，达到祛邪扶正，恢复健康的目的。祛邪用攻法，适用于实证。临床常用的发表、清热，利尿、行气，活血，消导，汗法、吐法、下法等治法均属祛邪范畴。祛邪在于抑制或消除病因，抑制或消除致病因素对机体的损害，减轻或消除各种损伤及障碍现象，加速毒物的排泄。

扶正，就是用扶助正气的药物，或针灸，营养，锻炼等其他方法，以增强体质，提高机体的抗病能力和自然修复能力，从而达到祛除邪气，恢复健康的目的。扶正用补法，适用于虚证。临床常用的益气、养血，滋阴、补阳等方法均属扶正范畴。扶正在于改善和恢复机体的正气，支持提高机体的抗病能力和对疾病创伤的修复能力。

扶正与祛邪的基本原则是"扶正不留邪，祛邪不伤正"。临床上应根据正与邪的辨证关系和具体情况，分别采用扶正，祛邪或正邪兼顾的方法。

1.祛邪

适用于邪气亢盛、正气未衰的实证，新病者多属此类情况。治疗时应以祛邪为主，邪气退则病自愈，即所谓"邪去正自安"，如果先扶正，反而会助长邪气，加重病情。

2.扶正

适用于正气已虚、邪气不实，正不胜邪的虚证，久病者多属此类情况。这时应以扶正为主，正气旺盛，邪气自除，即所谓"扶正以除邪"。如不扶正，妄施攻药，则会更伤正气，加重病情。

3.攻补兼施

适用于正气已虚，邪气亢盛的病证。如单纯去邪，则更伤正，单纯扶正，又会助邪，故应根据病情先攻后补，先补后攻或攻补兼施。

（五）三因制宜

三因制宜，是指治疗疾病要根据季节，地域以及个体差异（年龄、体质、嗜好、性别）的不同而制定适宜的治疗方法，即因时、因地、因人制宜。

1.因时制宜

根据不同季节的气候特点，来制定治疗用药的原则，就是"因时制宜"。中医学认为："人与天地相参也，与日月相应也。"即人与自然界密切相关，自然界气候的变化必然影响到人体的生理及病理，因此在治疗疾病时，以人和自然界的密切联系为基本出发点，以四时大气为中心，把气候、天气对人类健康的关系，具体贯穿到人的生理、病理、诊断、预防、治疗等各方面，形成一整套较为完整的医学气象理论。

但又不能墨守成规，对于夏季应热而反凉，冬季应寒而反温等气候的反常变化，治疗时应根据具体情况，灵活掌握用药原则。

2.因地制宜

根据不同的地域环境特点，来制定治疗用药的原则，就是"因地制宜"。我国地域辽阔，不同的地域环境，由于气候特点及生活习惯的差异，人们的生理活动和病理特点也不尽相同，而且还会出现某些地方病。中医学中关于地理、气候特点及生活习惯与好发疾病关系的论述，与现代气候区划理论颇为相似，这正是医学地理学观点的体现。

（三）因人制宜

根据患者年龄、性别、职业、体质、生活习惯等不同特点，来制定治疗用药的原则，就是"因人制宜"。在性别方面：女性有经、带、胎、产等生理特点，与男性不同，治疗用药时应有所区别，如妊娠期应慎用或禁用破血，峻下，滑利、有毒或走窜伤胎等药物。在年龄方面：小儿生理功能旺盛，但气血未充，脏腑稚嫩，易于寒温失调，饥饱不均，故治小儿病忌用峻剂，又当慎用补药；老年人生理功能衰退，多患虚证或正虚邪实之病证，治疗时虚证宜补，对邪实应攻者亦应慎重，免伤正气。在体质方面：体质与治疗的关系尤为密切，治疗用药必须根据体质状态而定，这是中医治疗学的特色之一，强调治病"必先别其形，血之多少，气之清浊"，即治疗前，必须先审知患者的体质属何类型，然后投以适合的药物。此外，对"肥人多痰"，"瘦人多火"或素有慢性病，职业病等不同情况，治疗时均应加以考虑。

二、治疗方法

治法包括治疗大法和具体治法。治疗大法也叫基本治法，它概括了许多具体治法的共性，在临床上具有普遍意义，包括汗、吐、下、和、温、清、补、消等"八法"。具体治法是针对具体病证而拟定的治法，如辛温解表法，清胃泄热法、滋补肝肾法、温阳利水法等。本节主要介绍属于共性的治疗大法，即"八法"。

（一）汗法

汗法也叫解表法，是运用具有发汗作用的药物来开泄腠理，调和营卫，以祛邪外出，解除在表之邪的一种治疗大法。

汗法适用于一切外感疾病初起，病邪在表，症见恶寒发热，头身疼痛，有汗或无汗，口渴或不渴，苔白，脉浮等。此外，也适用于阳水证（腰以上浮肿），疮疡初起，麻疹未透等具有表证者。

根据表证的性质和患者个体差异的不同，临床分为辛温发汗（或辛温解表）和辛凉发汗（或辛凉解表）法。辛温发汗适用于外感风寒表证，恶寒发热，无汗，脉浮紧之表实证，选用麻黄汤治疗；恶寒发热，有汗，脉浮缓之表虚证，选用桂枝汤治疗。辛凉发汗适用于外感风热或温燥证，症见发热重，恶寒轻，有汗，口渴，咽红咽痛，舌红苔薄黄而干，脉浮数等，常选用银翘散，桑菊饮等治疗。若患者素体虚弱，应适当配伍滋阴，助阳，益气，养血等药物，以达扶正祛邪的目的，即所谓滋阴发汗（加减葳蕤汤），助阳发汗（麻黄附子细辛汤）、益气发汗（再造散）等。

汗法应以汗出邪去为度，发汗太过会耗散津液，损伤正气。而对于表邪已解，疮疡已溃，麻疹已透，以及自汗，盗汗，失血、吐，泻，热病后期津亏血少者，均不宜应用。

（二）吐法

吐法又叫催吐法，是利用药物涌吐的性能（如藜芦、苦丁香、瓜蒂等）引导病邪或有毒物质从口中吐出的一种治疗方法。

吐法适应食积停滞胃脘，顽痰阻滞胸膈，痰涎阻塞咽喉而病邪有上涌之势者，或误食毒物尚留在胃中等病证。

吐法是一种急救的方法，若用之得当，则收效迅速，反之，则易伤正气，故必须慎用（可运用现代医学的洗胃法、吸痰法）。对病势危笃、年老体弱、孕妇产后及气血虚弱者，均不得使用吐法。

（三）下法

下法又叫泻下法，是通过荡涤肠胃，泻下大便和积水，攻逐停留于肠胃的宿食、实热，燥屎、瘀血、冷积、结痰、停水等从下窍而出，以祛除病邪的一种治疗方法。

下法适用于寒、热、燥、湿等邪气内结肠道，以及宿食、水结，积痰、瘀血等里实证，目前下法广泛应用于各种急腹症。

根据病情有缓急，性质有寒热，病邪有兼杂等不同，下法又分为：寒下（大、小承气汤），适用于里实热证；温下（大黄附子汤），适用于寒冷凝滞，胃肠积冷证；润下（麻子仁丸），适用于肠道津亏血少的大便秘结证；逐水（十枣汤，控涎丹），适用于阳水实证；攻瘀（逐瘀汤类），适用于瘀热内结、体质尚实者。

下法，特别是峻下逐水法，易伤人体正气，应用时必须根据病情和患者体质，掌握适当剂量，以邪去为度，不宜过量或久服。对于正气不足，或邪不在里者，如妇女经期，妊娠期、脾胃虚弱及年老阳虚体弱者，均应慎用或禁用。

（四）和法

和法又叫和解法，是用和解疏泄，调整脏腑、经络、营卫，气血等方面的药物，以祛除病邪，协调人体功能的一种治疗方法。

和法主要适用于邪在半表半里的少阳证，脏腑失调的肝脾不和，肝胃不和证，以及疟疾等。常用的和法有；和解少阳法（小柴胡汤），适用于邪在半表半里的少阳证，症见往来寒热，胸胁苦满，呕恶，口苦咽干，目眩，脉弦等。疏肝和胃法（疏肝和胃丸），适用于肝胃不和证，症见胸胁胀满，纳少呕恶，嗳气反酸，胃脘疼痛等。疏肝理脾法适用于肝脾不和证，症见神志抑郁，腹胀腹痛，肠鸣泄泻；或每因恼怒或情绪紧张，即腹痛泄泻等（痛泻要方）；或月经不调，经前期少腹、乳房胀痛等（逍遥散）。

凡邪在表，或表邪已解而入里，以及脏腑极虚、气血不足之寒热均不宜用，以免贻误病情。

（五）温法

温法又叫祛寒法，是运用温热性的方药祛除寒邪，补益阳气，治疗里寒证的一种治疗方法。温法适用于里寒证，包括寒邪入侵、阴寒内盛的实寒证，以及阳气虚弱，寒自内生的虚寒证。根据寒邪所在部位及正气强弱之不同，温法分为：温中散寒法（附子理中汤），适用于寒邪直中中焦，或阳虚中焦的虚寒证，如脘腹冷痛，呕吐，腹泻，舌淡胖苔白，脉沉迟等；温经散寒法（乌头汤），适用于寒邪凝滞经脉，血脉不畅之四肢冷痛，肢端青紫或关节肌肉冷痛，得热痛减的冷痹证；回阳救逆法（四逆汤），适用于阴寒内盛，阳气衰微之亡阳虚脱证，症见恶寒蜷卧，四肢厥冷，吐利腹痛，面色苍白，冷汗淋漓（血压下降，体温降低），脉微欲绝等（多用于虚脱或休克的抢救）。其他如温化寒痰，温肺化饮，温阳补肾、温肾利水、温经暖肝等，都属温法范畴。

温法所用药物性多燥热，易耗血伤阴，临床应用时，对血虚，阴虚、血热妄行之出血者，均应慎用或禁用。

（六）清法

清法又叫清热法，是运用性质寒凉的方药，通过清热，泻火，凉血等作用，清除热邪的一种治疗方法。

清法适用于里热证，凡外感热病，无论热在气分，营分或者血分，属表邪已解，里热炽盛者，如湿热，毒热，脏腑热等均可应用。根据热病发展阶段及火热所伤脏腑的不同，清法分为：清热泻火法（白虎汤），适用于气分热证，症见大热，大渴，大汗，脉洪大等；清热解毒法（黄连解毒汤），适用于热毒所致各种毒热证，症见掀红，发热，肿胀，疼痛，化脓，斑疹，腐烂等；清营凉血法（清营汤，犀角地黄汤），适用于热入营血证，症见发热夜甚，心烦不寐，或神昏谵语，斑疹出血，舌绛，脉细数；清心降火法（导赤散），适用于心烦口渴、口舌生疮，小便短赤而涩痛的心经实热证；清肝泻火法（龙胆泻肝丸），适用于胁痛、口苦、目赤肿痛、淋浊，阴部生疮、阴囊红肿的肝经湿热证或肝经实热证。此外，清肺泻热法、清胃泻火法等都属于清法的范畴。

清法多用寒凉药物，易损伤脾胃阳气，一般不宜久服。

（七）补法

补法也叫补益法，是运用具有补益作用的方药，以消除虚弱证候的一种治疗方法。

补法适用于先天不足，或后天失调引起的阴、阳、气、血，津液等不足的虚证。补法分为：补气法（四君子汤、补中益气汤），适于脾肺气虚的病证，症见体倦乏力，气短懒言，语声低微，动则气喘，纳少便溏，内脏下垂等；补血法（四物汤、归脾汤），适用于血虚证，症见面色苍白或萎黄，唇甲色淡，头晕眼花，心悸失眠，月经量少，手足麻木，舌淡脉细等；补阴法（百合固金汤、六味地黄丸），适用于阴虚证，症见潮热盗汗，五心烦热，两颧发红，舌红少苔，脉细数等；补阳法（金匮肾气丸、右归丸），适用于阳虚证，主要是肾阳虚证，症见畏寒肢冷，腰膝冷痛等。

（八）消法

消法也叫消散法或消导法，是用具有消食导滞，软坚散结、行气、化痰，化积等功效的药物，使留滞体内的实邪得以消导或消散的一种治疗方法。

消法适用于气、血、食、痰、湿、火等邪气郁滞所形成的瘕聚、痞块等病证。消法分为：消食导滞法（保和丸），适用于食滞不化所致的脘腹胀满，嗳腐吞酸等症；软坚散结法，适用于瘰疬，痰核，结石等；消痈排脓法（阳和汤），适用于痈、疔、疖等（外科感染）；其他如消痰化饮法、散水消肿法、消痞化积法等也属消法范畴。

消法乃专为祛邪而设，凡属正虚邪实者，祛邪同时还当兼以扶正，即攻补兼施。

第四章 经络与腧穴

第一节 经络

一、经络的组成与功能

(一) 经络系统的组成

经络系统是由经脉和络脉组成的，在内连属于脏腑，在外连属于筋肉，皮肤。经脉分为正经和奇经两类。正经有十二，即手三阴经、手三阳经、足三阴经、足三阳经。十二正经是运行气血的主要通路。十二经脉有固定的起止部位和穴位，有一定的循行路线和交接顺序，在肢体的分布和走向有一定规律，同脏腑有直接的络属关系。由于十二经脉是经络系统的主体，故又称之为"十二正经"。奇经是相对正经而言，因其有八条经脉，即任脉、督脉、冲脉、带脉、阴维脉、阳维脉、阴跷脉、阳跷脉，故而称之为奇经八脉。奇经八脉具有统率、联络和调节十二经脉气血的作用。另外，经脉中尚有十二经别、十二经筋和十二皮部。络脉又分为十五别络、孙络、浮络。十五别络是指从十二正经及奇经八脉中的任、督二脉各分出一支别络，再加上脾经的一条大络，称之为十五别络或十五络脉。它具有加强表里两经在体表的联系和渗灌气血的作用。浮络指浮现于体表的浅表部位的络脉。孙络是络脉中最为细小的分支。

(二) 经络的功能

1.沟通表里，贯穿上下，联络全身

人体的五脏六腑、四肢百骸、五官九窍，皮肉筋骨等组织器官是在经络系统的沟通联系下，成为一个有机的整体，使机体各部分之间保持着相互协调、相互制约的平衡关系。

2.通行气血、濡养脏腑组织

经络是运行气血的通路，气血通过经络的运行，通达全身，营养脏腑组织器官，抗御外邪、保卫机体，这些都有赖于经络的传输。

3.阐释病理变化

经络在生理上运行气血，在病理上传递病邪，内脏有病可以通过经络的传导反映于体表。

（三）经络的临床应用

1.用于诊断疾病

经络有一定的循行部位和络属脏腑，根据病变的部位，结合经络循行及所连脏腑，即可做出诊断。

2.指导疾病的治疗

主要是指导针灸、按摩、火罐的循经取穴和中药的归经选择。

3.用于疾病的预防

调理经络可以预防疾病，如：常灸足三里、气海、关元等穴可以强身健体，提高机体免疫能力。

二、十二经脉

十二经脉，即手三阴经、足三阴经、手三阳经、足三阳经共十二条经脉。十二经脉是经络学说的主体，在经络系统中起着重要的作用。

（一）十二经脉的命名、分布和走行交接规律

1.十二经脉的命名

十二经脉的命名是结合阴阳、脏腑，手足三个方面而定的，它们分别隶属于十二脏腑。十二经脉是用其所属脏腑的名称，结合循行于肢体（包括手足）的内外，前中后的不同部位，根据阴阳学说的内容赋予了不同的名称。因为五脏属阴，所以凡是和五脏相连的经脉叫做阴经，阴经循行在四肢的内侧。六腑属阳，凡是和六腑相连的经脉叫做阳经，阳经循行在四肢的外侧。根据阴阳衍化理论，阴阳又可分为三阴三阳，即：太阴、厥阴、少阴和太阳、少阳、阳明。五脏之中的心、肺、心包都位于胸膈以上，属三阴经。它们的经脉分布在上肢内侧，属阴，为手三阴经。大肠、小肠、三焦属三阳经，它们的经脉分布在上肢外侧，属阳，为手三阳经。脾肝肾位于胸膈以下，属三阴经，它们的经脉分布在下肢内侧，属阴，为足三阴经。胃、胆、膀胱的经脉分布在下肢外侧，属阳，为足三阳经。按照各经所属脏腑，结合循行于四肢的部位，就决定了十二经脉的名称。

2.十二经脉在体表的分布规律

十二经脉在体表的分布走行有着一定的规律：阳经分布于四肢的外侧面、头面和躯干，上肢的外侧为手三阳经；下肢外侧为足三阳经。阴经分布于四肢的内侧面和胸腹。上肢的内侧为手三阴经；下肢的内侧为足三阴经。手足三阳经在肢体的分布规律是：阳明经在前，少阳经在中，太阳经在后。手足三阴经在肢体的分布规律是：太阴

经在前，厥阴经在中，少阴经在后。但是足三阴经在下肢内踝上八寸以下是足厥阴经在前，足太阴经在中，足少阴经在后，行至内踝上八寸以上时则是足太阴在前，足厥阴经在中，足少阴经在后。在头面部，阳明经循行于面部、额部；太阳经循行于面颊、头项及头后部；少阳经循行于侧头部。在躯干部，手三阳经循行于肩胛部；足阳明经循行于胸腹部；足太阳经循行于腰背部；足少阳经循行于人体侧面。手三阴经循行于胸部且均从腋下走出，足三阴经均循行于腹部。

3.十二经脉的走向和交接规律

手三阴经起于胸中，从胸走向手指末端，交手三阳经；手三阳经从手指末端走向头面部，交足三阳经；足三阳经从头面部向下走行，经过躯干、下肢、走向足趾末端，交足三阴经；足三阴经从足趾沿小腿，大腿，走向腹部、胸部，交手三阴经。手足三阴三阳经脉如此交接循行，阴阳相贯、构成一个循环往复的传注系统。

（二）十二经脉的表里属络关系

十二经脉通过经别和别络互相沟通，组合成六对表里相合的关系。手太阴肺经和手阳明大肠经互为表里；手厥阴心包经和手少阳三焦经互为表里；手少阴心经和手太阳小肠经互为表里；足太阴脾经和足阳明胃经互为表里；足厥阴肝经和足少阳胆经互为表里；足少阴肾经和足太阳膀胱经互为表里。互为表里的阴经与阳经在体内与脏腑有属络关系，阴经属脏络腑，阳经属腑络脏。即手太阴肺经属于肺联络大肠；手阳明大肠经属于大肠联络肺；手厥阴心包经属于心包联络三焦；手少阳三焦经属于三焦联络心包；手少阴心经属于心联络小肠；手太阳小肠经属于小肠联络心；足太阴脾经属于脾联络胃；足阳明胃经属于胃联络脾；足厥阴肝经属于肝联络胆；足少阳胆经属于胆联络肝；足少阴肾经属于肾联络膀胱；足太阳膀胱经属于膀胱联络肾。互为表里的经脉，在生理上相互联系，在病理上相互影响。

（三）十二经脉的流注次序

十二经脉中的气血运行是循环流注的。从手太阴肺经开始，依次流注，最后传至足厥阴肝经，再重新传至手太阴肺经，阴阳相通，首尾相贯，循环往复。

（四）十二经脉循行及主治病证

1.手太阴肺经

（1）循行：起于中焦，向下联络大肠，再上行穿过膈肌，人属于肺脏；从肺系（指肺与喉咙相联系的脉络）横出腋下，沿上臂内侧行于手少阴和手厥阴之前，下行到肘窝中，沿着前臂掌面桡侧入寸口（桡动脉搏动处），过鱼际，沿鱼际的边缘，出拇指的桡侧端。其支脉：从列缺穴处分出，走向示指桡侧端，与手阳明大肠经相交接。

（2）主治：胸、肺、喉部疾患及经脉循行部位的病变。

2.手阳明大肠经

（1）循行：起于示指桡侧端（商阳），沿示指桡侧，通过第1、2掌骨之间，向上进入拇长伸肌腱与拇短伸肌腱之间的凹陷中，沿前臂背面桡侧缘，至肘部外侧，再沿上臂外侧上行至肩端（肩髃），沿肩峰前缘，向上会于督脉大椎穴，后进入缺盆，联络肺脏，通过横膈，属于大肠。其支脉：从锁骨上窝上行于颈部（扶突），经过面颊，进入下牙龈，出来回绕口唇，左右交叉于水沟，左脉向右，右脉向左，分布在鼻旁（迎香），与足阳明胃经相交接。

（2）主治：头面、五官疾患和经脉循行部位的病变。

3.足阳明胃经

（1）循行：起于鼻翼两侧（迎香），上行到鼻根部，与足太阳膀胱经相交会，向下沿着鼻柱的外侧（承泣）入上齿龈，回出环绕口唇，向下交会与颏唇沟内（承浆），再向后沿下颌骨后缘到大迎穴处，沿着下颌角颊车，上行耳前，经过上关，沿发际至额前。其支脉：从大迎前下走人迎，沿着喉咙向下后行至大椎穴，折向前行入缺盆，向下通过横膈，属胃，络于脾脏。其直行之脉：从缺盆出体表，沿乳中线下行，挟脐两旁（旁开2寸），入小腹两侧腹股沟处。其支脉：从胃下口幽门处分出，沿腹里向下到气冲处与前脉会合，再由此向下至髀关，直抵伏兔部，下至膝膑，沿着胫骨前嵴外侧，下经足背，进入足第2趾外侧端（厉兑）。其支脉：从膝下3寸（足三里）处分出，下行足中趾外侧。其支脉：从足背上（冲阳）分出，进入足大趾内侧端（隐白），与足太阴脾经相交接。

（2）主治：胃肠病、神志病和头、面、眼、鼻、口、齿疾患，以及经脉循行部位的病变。

4.足太阴脾经

（1）循行：起于足大趾末端（隐白），沿着大趾内侧赤白肉际，过大趾本节后半圆骨，上行至内踝前缘，再上腿肚，沿小腿内侧正中线上行，于内踝上八寸处，交出足厥阴经之前，经膝、股部内侧前缘进入腹中，属脾，络胃，过横膈上行，挟食管两旁，连系舌根，分散于舌下。其支脉：从胃别出，向上通过膈肌，注入心中，与手少阴心经相交接。

（2）主治：主治胃脘痛腹胀、呕吐嗳气、便溏、黄疸。身体沉重无力，舌根强痛、膝股部内侧肿胀、厥冷等病证。

5.手少阴心经

（1）循行：起于心中，出属于"心系"（心与其他脏器相连系的部位），向下穿过横膈，下络小肠。其支脉：从"心系"分出向上，挟着食管上行，系于目系（指眼球与脑相联系的脉络）。其直行之脉：从心系出来，退回上行于肺部，横出于腋窝（极泉），沿上臂内侧后缘、肱二头肌内侧沟，至肘窝内侧，沿前臂内侧后缘、尺侧腕屈肌腱之侧，到掌后豌豆骨部，入掌，经小指桡侧至末端（少冲），与手太阳小肠经相交接。

（2）主治：心、胸、神志病证及本经循行部位的病变。

6.手太阳小肠经

（1）循行：起于手小指外侧端（少泽），沿手背尺侧至腕部，出于尺骨茎突，直上前臂外侧尺骨后缘，经尺骨鹰嘴与肱骨内上髁之间，循上臂外侧后缘出肩关节，绕行肩胛部，交肩上（大椎），入缺盆络于心脏，沿食管过横膈，过胃属小肠。其支脉：从缺盆出来，沿颈部上行至面颊，至目外眦，转入耳中（听宫）。其支脉：从面颊部分出，上行目眶下，至目内眦（睛明），与足太阳膀胱经相交接。

（2）主治：头项、五官病证、热病、神志疾患及本经部位的病变。

7.手厥阴心包经

（1）循行：起于胸中，出属心包络，向下通过膈肌，从胸至腹，依次络于上、中、下三焦。其支脉：从胸中分出，沿胸出于胁部，至腋下3寸处（天池），上行抵腋窝中，沿上臂内侧中线，行于手太阴和手少阴之间，进入肘中，向下行于前臂掌长肌腱与桡侧腕屈肌腱之间，进入掌中，沿着中指桡侧，出中指桡侧端（中冲）。其支脉：从掌中（劳宫）分出，沿着环指，尺侧到指端，与手少阳三焦经相交接。

（2）主治：心，胸、胃、神志病证。如心痛、心悸、胃痛、呕吐、胸痛，癫狂、昏迷及经脉循行部位的病变。

8.足太阳膀胱经

（1）循行：起于目内眦，上额左右交会于巅顶（百会）。其支脉：从头顶部分小，到颞颥部。其直行之脉：从头顶入里联络于脑，回行分别下行到项后，沿肩胛部内侧，挟脊柱。到达腰部，从脊旁肌肉进入体腔联络肾脏，属于膀胱。其支脉：从腰部分出，向下通过臀部，进入腘窝内。其支脉：从项部分出下行，通过肩胛骨内缘直下，经过臀部下行，沿大腿后外侧与腰部下来的支脉会合于腘窝中。然后下行穿过腓肠肌，出于外踝后，沿足背外侧缘至小趾外侧端（至阴），与足少阴经肾经相交接。

（2）主治：头、项、目、背，腰、下肢部病证及神志病，背部第一侧线的背俞穴及第二侧线相平的腧穴，主治与其相关的脏腑病证和有关的组织器官病证。

9.足少阴肾经

（1）循行：起于足小趾下，斜走足心（涌泉），出于舟骨粗隆下，沿内踝后，进入足跟，再向上行于腿肚内侧后缘，至腘内侧，上经大腿内侧后缘，穿过脊柱，属于肾脏，联络膀胱。其直行之脉：从肾向上通过肝和横膈，进入肺中，沿着喉咙，挟于舌根两侧。其支脉：从肺中出来，联络心脏，流注胸中，与手厥阴心包经相交接。

（2）主治：妇科、前阴、肾、肺、咽喉病证。如月经不调、遗精、小便不利、水肿、便秘、泄泻、以及经脉循行部位的病变。

10.手少阳三焦经

（1）循行：起于环指（无名指）尺侧端（关冲），向上出于手背第4、第5掌骨之间，沿着腕背，出于前臂伸侧尺、桡骨之间，向上通过肘尖，上臂外侧三角肌后缘，上达肩部，交出于足少阳经的后面，向前进入缺盆，分布于胸中，联络心包，向下通过横膈，从胸至腹，属于上、中、下三焦。其支脉：从胸中分出，上行出缺盆，至肩部，左右交会于大椎，上行到项，沿耳后直上。出于耳上到额角，再屈而下行至面颊，到达目眶下。其支脉：从耳后入耳中，出走耳前，与前脉交叉于面颊部，到达瞳子髎，与足少阳胆经相交接。

（2）主治：侧头、耳、目、咽喉、胸胁部病证和热病。如偏头痛、胁肋痛、耳鸣、耳聋、目痛、咽喉痛及经脉循行部位的病变。

11.足少阳胆经

（1）循行：起于瞳子髎（目外眦），向上到额角返回下行至耳后，沿颈部向后交会大椎穴再向前入缺盆部入胸过膈，联络肝脏，属胆，沿胁肋部，出于腹股沟，经外阴毛际，横行入髋关节（环跳）。其支脉：从耳后入耳中，出走耳前，到瞳子髎处后向下经颊部会合前脉于缺盆部。下行腋部侧胸部，经季肋和前脉会于髋关节后，再向下沿大腿外侧，行于足阳明和足太阴经之间，经腓骨前直下到外踝前，进入足第4趾外侧端（足窍阴）；其支脉：从足临泣处分出，沿第1，2跖骨之间，至大趾端（大敦），与足厥阴肝经相交接。

（2）主治：侧头，目、耳、咽喉病、神志病、热病及经脉循行部位的其他病证。

12.足厥阴肝经

（1）循行：起于足大趾上丛毛部（大敦），经内踝前向上至内踝上八寸处外处交出于足太阴经之后，上行沿股内侧，进入阴毛中，绕阴器，上达小腹，挟胃旁，属肝络胆，过膈，分布于胁肋，沿喉咙后面，向上入鼻咽部，连接于"目系"（眼球连系于脑的部位），上出于前额，与督脉会合于巅顶。其支脉，从目系分出，下行颊里、环绕唇内。其支脉：从肝分出，穿过膈，向上流注于肺，与手太阴肺经相交接。

（2）主治：肝病、妇科、前阴病及经脉循行部位的其他病证。

三、奇经八脉

（一）督脉

1.循行

起于胞中（小腹内），下出于会阴部，向后行于脊柱的内部，上达项后（风府），进入颅内，络脑，上行巅顶，沿前额下行至鼻柱，止于上唇系带处（龈交）。

2.主治

脊柱强痛，角弓反张等病证。

（二）任脉

1.循行

起于胞中，下出会阴部，上行前行至阴毛部，沿腹部和胸部正中线直上，向上经过关元经咽喉部，至下颌，环绕口唇，沿面颊，分行至目眶下。

2.主治

疝气，带下，腹中结块等病证。

（三）冲脉

1.循行

起于胞中，下出于会阴部，从气街部起与足少阴经相并，夹脐上行，散入胸中，上达咽喉，环绕口唇。

2.主治

腹部气逆而拘急等病证。

（四）带脉

1.循行

起于季胁，斜向下行至带脉穴，五枢穴，维道穴，横行腰腹，绕身一周。

2.主治

腹满，腰部觉冷如坐水中等病证。

（五）阴维脉

1.循行

起于小腿内侧，足三阴经交会之处，沿大腿内侧上行，至腹部，与足太阴脾经同行，到胁部，与足厥阴经相结合，然后上行至咽喉，合于任脉。

2.主治

心痛，忧郁等病证。

（六）阳维脉

1.循行

起于足跟外侧，向上经过外踝，沿足少阳胆经并行，沿下肢外侧上行至髋部，经胁肋后侧，从腋后上肩，至前额，再到项后，合于督脉。

2.主治

恶寒发热，腰疼等症。

（七）阴跷脉

1.循行

起于内踝下（照海），经过内踝后，沿下肢内侧上行，经阴部，沿腹、胸进入缺盆，再上行，出人迎穴之前，经鼻旁，到目内眦，与手足太阳经、阳跷脉会合。

2.主治

多眠、癃闭、足内翻等病证。

（八）阳跷脉

1.循行

起于外踝下（申脉），经外踝后上行腓骨后缘，经股部外侧，再沿髋、胁、肩、颈的外侧，上夹口角，到达目内眦，与手足太阳经，阴跷脉会合，再上行经额，与足少阳胆经会于风池。

2.主治

目痛（从内眦始），不眠，足外翻等病证。

四、十二经别、十二经筋、十二皮部

（一）十二经别

十二经别是十二正经离、入、出、合的别行部分，是正经别行深入体腔的支脉。

十二经别的分布规律：十二经别多从四肢肘膝关节以上的正经别出（离），经过躯干深入体腔与相关的脏腑联系（入），再浅出体表上行头项部（出），在头项部阳经合于本经经脉，阴经的经别合于其表里的阳经经脉（合），由此将十二经别汇合成六组，称为"六合"。

（二）十二经筋

十二经筋是十二经脉之气濡养筋肉骨节的体系，是十二经脉的外周连属部分。

十二经筋的分布规律：十二经筋均起于四肢末端，上行于头面胸腹部。每遇骨节部位则结于或聚于此，遇胸腹壁或入胸腹腔则散于或布于该部而成片，但与脏腑无属络关系。

十二经筋的作用：约束骨骼，完成运动关节和保护关节的功能。

（三）十二皮部

十二皮部是十二经脉功能活动反映于体表的部位，也是络脉之气散布之所在。

十二皮部的分布规律：以十二经脉体表的分布范围为依据，将皮肤病划分为十二个区域。

十二皮部的作用：由于十二皮部居于人体最外层，又与经络气血相通，故是机体的外屏障，起着保卫机体、抵御外邪和反映病证的作用。

第二节　腧穴

一、腧穴的分类和命名

（一）腧穴的分类

腧穴一般分为经穴、奇穴和阿是穴三类。

1.经穴

凡归属于十二经脉和任、督脉的腧穴，亦即归属于十四经的穴位，总称"十四经穴"，简称"经穴"。经穴都有具体的穴名和固定的位置，分布在十四经循行路线上，有明确的针灸主治证。

2.奇穴

凡未归入十四经穴范围，而有具体的位置和名称的经验效穴，统称"经外奇穴"，简称"奇穴"。奇穴是在"阿是穴"的基础上发展起来的，这类腧穴的主治范围比较单一，多数对某些病证有特殊疗效，如百劳穴治四缝穴治小儿疳积等。

3.阿是穴

阿是穴又称天应穴，不定穴等，通常是指该处既不是经穴，又不是奇穴，只是按压痛点取穴。这类穴既无具体名称，又无固定位置，而是以压痛或其他反应点作为刺灸的部位。阿是穴多位于病变附近，也可在与其距离较远处。

二、腧穴的命名

腧穴各有一定的部位和命名，"气穴所发，各有处名"。腧穴的名称都有一定的意义，"凡诸孔穴，名不徒设，皆有深意"，有腧穴命名含义的解释在古代文献中早有记载。

古人对腧穴的命名，取义十分广泛，可谓上察天文，下观地理，中通人事，远取诸物，近取诸身。结合腧穴的分布特点、作用、主治等内容赋予一定的名称。现将腧穴命名归纳介绍如下。

（一）天象地理类

（1）以日月星辰命名：如日月、上星、璇玑、华盖、太乙、太白、天枢等。

（2）以山、谷、丘、陵命名：如承山、合谷、大陵、梁丘、丘墟等。

（3）以大小水流命名：如后溪、支沟、四渎、少海、尺泽、曲池、曲泉、经渠、太渊等。

（4）以交通要冲命名：如气冲、水道、关冲、内关、风市等。

（二）人事物象类

（1）以动植物名称命名：如鱼际、鸠尾、伏兔、犊鼻、攒竹、禾谬等。

（2）以建筑居处命名：如天井、玉堂、巨阙、曲垣、库房、府舍、天窗、地仓、梁门、紫宫、内庭、气户等。

（3）以生活用具命名：如大杼、地机、阳辅、缺盆、天鼎、悬钟等。

（4）以人事活动命名：如人迎、百会，归来、三里等。

（三）形态功能类

（1）以解剖部位命名：如腕骨、完骨、大椎、曲骨、京骨、巨骨等。

（2）以脏腑功能命名：如脏腑背俞和神堂、魄户、魂门、意舍、志室等。

（3）以经络阴阳命名：如三阴交、三阳络、阴都（腹）、阳纲（背）、阴陵泉、阳陵泉等。

（4）以穴位作用命名；如承浆、承泣、听会、迎香、廉泉、劳宫、气海、血海、光明、水分等。

二、腧穴的主治特点和规律

（一）腧穴的主治特点

"人有大谷十二分，小豁三百五十四名，少十二俞，此皆卫气之所留止，邪气之所客也，针石缘而去之"，这表明腧穴不仅是气血输注的部位，也是邪气所客之处所，又是针灸防治疾病的刺激点。通过针刺、艾灸等对腧穴的刺激以通其经脉，调其气血，使阴阳归于平衡，脏腑趋于和调，从而达到扶正祛邪的目的。腧穴的主治作用有以下三个方面的特点。

1.近治作用

这是经穴，奇穴和阿是穴所共有的主治作用特点，即腧穴都能治疗其所在部位及邻近部位的病证，如眼区的睛明，承泣，四白，球后各穴，均能治眼病；耳区的听宫、听会、翳风、耳门诸穴，均能治疗耳病；胃部的中脘、建里、梁门等穴，均能治疗胃病。邻近作用还可包括较宽的范围，头和躯干部及分段选穴，都出于腧穴的邻近作用，如脏腑俞募穴的应用等。

2.远治作用

这是经穴，尤其是十二经脉在四肢肘膝关节以下的腧穴的主治特点。这些穴位不仅能治局部病证，而且能治本经循行所到达的远隔部位的病证。这就是常说的"经络所过，主治所及"。如合谷穴，不仅能治上肢病证，而且能治颈部和头面部病证；足三里穴不但能治下肢病证，而且能治胃肠以及更高部位的病证等。

3.特殊作用

除了上述近治和远治作用外，腧穴还具有双向调整、整体调整和相对的特异治疗作用。很多腧穴都有双向调整作用，如泄泻时针刺天枢能止泻，便秘时针刺则能通便；心动过速时针刺内关能减慢心率，心动过缓时针刺则可加快心率。有些穴位还能调治全身性的病证，这在手足阳明经穴和任督脉经穴中更为多见，如合谷、曲池、大椎可治外感发热，足三里、关元、膏肓具有增强人体防卫和免疫功能的作用。有些穴位的治疗作用还具有相对的特异性，如至阴穴可矫正胎位，阑尾穴可治阑尾炎等。

（二）腧穴的主治规律

每个腧穴都有较广泛的主治范围，这与其所属经络和所在部位的不同有直接关系。无论腧穴的局部治疗作用，还是远隔部位的治疗作用，都是以经络学说为依据的，就是"经络所过，主治所及"。如要掌握腧穴的主治规律，一般可以从腧穴的分经、分部两方面来归纳。

1.分经主治规律

十二经脉在四肢部的五腧穴、原穴，络穴，郄穴对于头身部及脏腑病证有特殊治疗作用，这是腧穴分经主治的基础，也是古人所总结的"四根三结"主治规律的由来。四肢是经脉的"根"和"本"部，对于头身的"结"和"标"部有远道主治作用。各经有其主要治症（主病），邻近的经又有类似作用，或两经相同，或三经相同，这是"三阴""三阳"在治疗作用上的共性。

2.分部主治规律

头身部从上而下分为头，胸、上下腹，各与背腰部前后对应，这是四海、气街及十二经脉"结"和"标"的所在部位。"脏腑腹背，气相通应"这是分部主治的规律，体现了经脉在纵行分经的基础上又有横行分部的关系。

如颈项和肩胛区，主局部病证，而颈项当头与背之间，还主咽喉、热病和上肢病证；侧胁部主肝胆，侧腹主脾胃，与中焦范围相类；腰髋部除主下焦脏腑之外，主要还用于下肢病证。

三、特定穴的内容与应用

特定穴是指十四经穴中具有特殊治疗作用，并按特定称号归类的腧穴，是临床常用穴、重点穴。不同类别的特定穴其分布，特性和作用不同，故在临床上具有特殊的应用方法。

（一）五腧穴的内容和应用

五腧穴是十二经分布于肘膝关节以下的井、荥、输、经、合五类腧穴。每经5穴，十二经共有60个。五腧穴不仅有经脉归属，而且具有自身的五行属性，按照"阴井木""阳井金"的规律归类。

根据古代文献和临床实际，五腧穴的应用可归纳为以下三方面。

1.按五腧穴主病特点选用

"病在藏者，取之井；病变于色者，取之荥；病时间时甚者，取之输；病变于音者，取之经；经满而血者，病在胃及以饮食不节得病者，取之合。"

2.按五行生克关系选用

这是根据五腧穴的五行属性，按"生我者为母，我生者为子"，定出各经五腧穴中的母穴和子穴，"虚者补其母，实者泻其子"的原则，虚证用母穴，实证用子穴。这一取穴法亦称为子母补泻法。

3.按时选用

天人相应是中医整体观念的重要内容，经脉的气血运行和流注与季节及时辰有密切关系。"春刺井，夏刺荥，季夏刺输，秋刺经，冬刺合"。春夏之季，阳气在上，人体气血浮行于表，故应浅刺井、荥；秋冬之季，阳气在下，人体气血沉伏于里，故宜深刺经合。另外，子午流注针法则是根据一日之中十二经脉气血盛衰开合的时辰选用不同的五腧穴。

（二）原穴，络穴的内容和应用

原穴是脏腑之原气输注，经过和留止部位的腧穴。十二经各有一个原穴，称为"十二原"。络穴是十五络脉从经脉别出部位的腧穴，也是表里两经联络之处，共计15穴。

原穴和络穴既可单独应用，也可相互配合使用。

1.单独应用

原穴与所属脏腑关系密切，主要用于诊断和治疗相关脏腑疾病。"五脏有疾也，应出十二原。十二原各有所出，明知其原，睹其应，而知五脏之害矣"。五脏发生病变时，常在相应的原穴上出现异常反应（压痛、敏感、电阻改变、温度改变等），诊察原穴的反应变化，结合其他临床体征，可协助诊断相关脏腑疾病。"三焦者，原气之别使也，主通行原气，历经于五脏六腑"。原气通过三焦布散于原穴，针灸推拿原穴能通达三焦原气，调整五脏六腑的功能，主治所属脏腑疾病。所以当脏腑发生病变时，常选其相应的原穴。

2.配合应用

临床上常把先病经脉的原穴和后病的相表里的经脉络穴相配合，称为"原络配穴法"或"主客原络配穴法"，属表里经配穴法。如肺经先病，大肠经后病，则先取肺经原穴太渊为主，再取大肠经络穴偏历为客。反之，大肠经先病，肺经后病，则先取大肠经原穴合谷为主，后取肺经络穴列缺为客。

（三）俞穴，募穴的内容和应用

俞穴是脏腑之气输注于背腰部的腧穴，又称背俞穴。募穴是脏腑之气汇聚于胸腹部的腧穴，又称腹募穴。每一脏腑均有各自的俞穴和募穴。

由于背俞穴和募穴都是脏腑之气输注和汇聚的部位，其分布部位接近于所属脏腑，因此在临床上主要用于诊断和治疗相关脏腑及组织器官疾病。

1.辅助诊断

脏腑发生病变时，常在背俞穴、募穴上出现阳性反应，如压痛、敏感等。因此诊察按压背俞穴、募穴，结合其他症状可判断脏腑疾患。"欲得而验之，按其处，应在中而痛解，乃其俞也"，"阴阳经络，气相交贯，脏腑腹背，气相通应"，说明俞募二穴可相互诊察疾病，即审募而察俞，察俞而诊募。

2.治疗脏腑及相关组织器官疾病

（1）主治脏腑疾病："阴病行阳，阳病行阴，故令募在阴，俞在阳"及"从阴引阳，从阳引阴"等论述，脏病（阴病）多与背俞穴（阳部）相关，腑病（阳病）多与募穴（阴部）联系。故临床上一般脏病多选其背俞穴，腑病多选其募穴。如肺病咳喘常选肺俞，大肠病泄泻或便秘多选天枢等。俞募穴可单独使用，也可相互配合应用，即俞募配穴法，属前后配穴法的范畴。如心病怔忡用心俞配巨阙，胃病疼痛选胃俞配中脘等。由于俞、募穴均与脏腑之气密切联系，因此二者配用能发挥其协同作用。

（2）背俞穴治疗相关组织器官疾病：背俞穴不仅可治疗相应的脏腑病证，还能治疗与脏腑相关的五官九窍，皮肉筋骨等病证。如肝开窍于目，主筋，故目疾，筋脉挛急等病可选肝俞；肾开窍于耳，主骨，故耳疾、骨病可选肾俞。

（四）郄穴的内容和应用

郄穴是各经经气深聚的部位，十二经脉、阴维脉、阳维脉、阴跷脉、阳跷脉各有一个郄穴，共计16穴。

郄穴是治疗相应脏腑病证的重要穴位，尤其在治疗急症方面有独特的疗效。一般来说，阴经郄穴多治疗血证，阳经郄穴多治疗痛证。如急性胃脘痛，常取胃经郄穴梁丘；肺病咳血，多用肺经郄穴孔最等。郄穴除单独使用外，常与八会穴配合使用，故有"郄会配穴"之称，如孔最配血会膈俞治疗肺病咳血效果更佳。脏腑疾患也可在相应的郄穴上出现疼痛或压痛，有助于诊断。

（五）下合穴的内容和应用

下合穴是指六腑之气下合于下肢足三阳经的6个腧穴，又称"六腑下合穴"。

下合穴主治六腑病，"合治内腑"，概括了下合穴的主治特点。临床上六腑相关的疾病常选其相应的下合穴治疗，如胃病取足三里，胆病取阳陵泉，肠病泻痢选上巨虚、下巨虚。另外，下合穴也可协助诊断。

（六）八会穴的内容和应用

八会穴是指人体脏、腑、气、血、筋、脉、骨、髓等精气聚会处的8个腧穴。

八会穴主治相关组织、脏腑的病证。如膻中主治气病，能调气理气；膈俞主治血病，可止血活血；阳陵泉主治挛急痿瘫等筋病，能舒筋强筋；太渊主治脉病，以调畅血脉等。

（七）八脉交会穴的内容和应用

八脉交会穴是十二经脉与奇经八脉相通的8个腧穴，是古人根据腧穴的主治特点总结而成的。其单独应用，具有治疗各自所通的奇经八脉病证的作用。如后溪通督脉，可治腰脊强痛等督脉病；公孙通冲脉，可治胸腹气逆等冲脉病。同时，临床上常根据两两相合的关系配合应用，治疗两脉相合部位的疾病，如公孙配内关，主治心、胸、胃疾病；列缺配照海，主治肺、咽喉、胸膈疾病。这属于上下配穴法的范畴。

（八）交会穴的内容和应用

交会穴是两经或数经相交会合的腧穴，其主治特点是既可治本经病，又可治所交汇经脉的疾病。如三阴交为脾经穴，又是足三阴经的交会穴，因此，它不仅治疗脾经病证，也可治疗足少阴肾经和足厥阴肝经的病证。又如关元、中极是任脉与足三阴经的交会穴，故不仅能治疗任脉病证，也可治疗足三阴经病证。

四、腧穴的定位方法

腧穴定位法又称取穴法，是指确定腧穴位置的基本方法。确定腧穴位置，要以体表标志为主要依据，在距离标志较远的部位，则于两标志之间折合一定的比例寸，即"骨度分寸"，用此"寸"表示上下、左右的距离；取穴时，用手指比量这种距离，则有手指"同身寸"的应用。以下就分体表标志、骨度分寸、手指同身寸和简便取穴四法进行介绍。

（一）体表标志定位法

体表标志定位法是以人体的各种体表标志为依据来确定穴位位置的方法，又称自然标志定位法。体表标志主要指分布于全身体表的骨性标志和肌性标志，可分为固定标志和活动标志两类，分述如下。

1.固定标志

固定标志定位是指利用五官、毛发、爪甲，乳头、脐窝和骨节凸起，凹陷及肌肉隆起等固定标志来取穴的方法。比较明显的标志，如鼻尖取素髎；两眉中间取印堂；两乳中间取膻中；脐旁2寸取天枢；腓骨头前下缘取阳陵泉；俯首显示最高的第7颈椎棘突下取大椎等。在两骨分歧处，如锁骨肩峰端与肩胛冈分歧处取巨骨；胸骨下端与肋软骨分歧处取中庭等。此外，肩胛冈平第3胸椎棘突，肩胛骨下角平第7胸椎棘突，髂嵴平第4腰椎棘突，这些可作为背腰部穴的取穴标志。

2.活动标志

活动标志定位是指利用关节，肌肉，皮肤随活动而出现的孔隙、凹陷、皱纹等活动标志来取穴的方法。如耳门、听宫、听会等应张口取，下关应闭口取。又如，曲池宜屈肘于横纹头处取之；外展上臂时肩峰前下方的凹陷中取肩髃；取阳溪穴时应将拇指翘起，当拇长，短伸肌腱之间的凹陷中取之；取养老穴时，应正坐屈肘，掌心向胸，当尺骨茎突桡侧骨缝中取之。

（二）骨度分寸定位法

骨度分寸法古称"骨度法"，即以骨节为主要标志测量周身各部的长短，并依其尺寸按比例折算作为定穴的标准。"以此为定分，立经脉，并取空穴"。分部折寸以患者本人的身材为依据。取用时，将设定的骨节两端之间的长度折成为一定的等分，每一等分为一寸。不论男女老幼，肥瘦高矮，一概以此标准折量作为量取腧穴的依据。

（三）手指同身寸定位法

手指同身寸定位法是指以患者本人的手指为尺寸折量标准来量取穴位的定位方法，又称手指比量法和指寸法。

1.中指同身寸

中指同身寸是以患者中指屈曲时中节桡侧两端纹头之间的距离为1寸（图4-1）。

这种"同身寸"法与骨度分寸相比略为偏长，临床应用时应予注意。

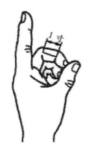

图 4-1 中指同身寸

2.拇指同身寸

拇指同身寸是以患者拇指指骨间关节之宽度为 1 寸（图 4-2）。与中指同身寸比较，拇指同身寸标志清晰，应用方便，故是指寸法中较为常用的一种。

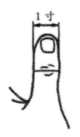

图 4-2 拇指同身寸

3.横指同身寸

横指同身寸是当患者第 2～5 指并拢时中指近侧指骨间关节横纹水平的四指宽度为 3 寸（图 4-3）。四横指为一夫，合 3 寸，故此法又称"一夫法"。横指同身寸也是指寸法中较为常用的一种。

手指同身寸定位法是在体表标志和骨度法的基础上应用，不能以指寸悉量全身各部，否则长短失度。

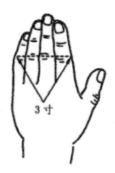

图 4-3 横指同身寸

（四）简便取穴法

简便取穴法是一种简便易行的腧穴定位方法。常用的简便取穴方法有：两手伸开，于虎口交叉，当示指端处取列缺；半握拳，当中指端所指处取劳宫；两手自然下垂，于中指端处取风市；垂肩屈肘于平肘尖处取章门；两耳角直上连线中点取百会等。

第五章　气、血、津液证治

第一节　气病证治

气的病症很多，但是在临床上常见的有气虚、气陷、气滞、气逆四个方面（图5-1）。前两者为虚证，后两者为实证。

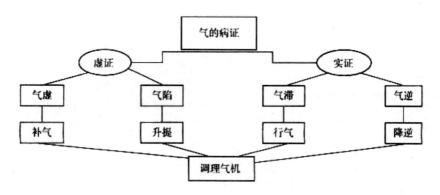

图 5-1 气的病证图解

一、气虚证治

气虚证是全身或某一脏腑功能衰退，以及机体抗病能力低下等病理现象。常见于某些慢性患者、年老体弱，或急性病的恢复期。多因元气不足，脏腑机能衰退，抗御病邪能力降低所致。临床上气虚主要是指肺、脾气虚而言。

主证：面色㿠白，少气懒言，语音低微，动则气短，倦怠自汗，舌淡少苔，脉细弱。

病机：（图5-2）

舌淡少苔
脉细弱 } 元气不足 { 脏腑功能衰退→面色㿠白，少气懒言，语音低微，倦怠乏力
卫气虚弱，肌表不固→津液外泄→自汗
运动耗气→动则气短

图 5-2 病机原因

治则：补气。

方剂：四君子汤。

[组成] 人参15g，茯苓12g，白术9g，炙甘草6g，水煎服。

[功用] 甘温益气，健脾和胃。

[方解] 本方为补气的基本方剂，脾胃为后天之本，气血生化之源。脾胃健旺，运化力强，气血生化有源，则五脏六腑得以滋养，机体自然强壮，故补气多从脾胃着手。方中人参大补元气，健脾和胃，为主药；白术健脾燥湿，扶助运化，为辅药；茯苓健脾燥湿，为佐药；炙甘草补中和胃，为使药。合用则有甘温益气，健脾和胃作用。（图5-3）

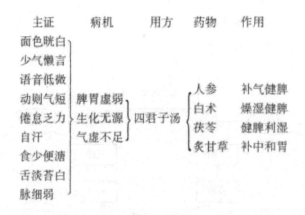

图 5-3

以本方加减可化裁以下几方：

（一）四君子汤＋陈皮、半夏→六君子汤

六君子汤本方专治脾胃气虚而有痰湿，证见咳嗽痰多，痰白清稀，气短者。

（二）四君子汤＋陈皮、半夏、木香、砂仁→香砂六君子汤

香砂六君子汤主治脾胃气虚，寒湿滞于中焦，证见脘腹胀痛，嗳气呕吐，大便溏泄，舌苔白腻者。

（三）四君子汤＋陈皮→异功散

异功散主治脾胃气虚而兼气滞，证见胸脘胀闷不舒者。

（四）四君子汤＋首乌、白芍→术后饮

术后饮用于胃手术后，以代替或减少补液等术后处理，效果满意。用法为：术后

16～24小时开始服1剂，之后在术后48小时、72小时各服1剂，全程共服3剂。

二、气陷证治

气陷是气虚的重症，一般是由脾气不升，清阳下陷所致，常见于慢性泄泻，内脏下垂，或生育过多导致中气不足的患者。

主证：头昏目眩，少气倦怠，腹有坠胀感，兼有内脏下垂，如脱肛、子宫脱垂、胃下垂等，舌淡苔白，脉弱。

病机：（图5-4）

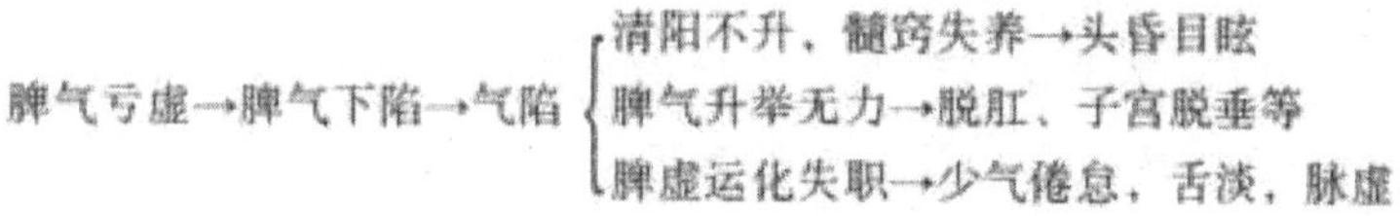

脾气亏虚→脾气下陷→气陷 ｛清阳不升，髓窍失养→头昏目眩
脾气升举无力→脱肛、子宫脱垂等
脾虚运化失职→少气倦怠，舌淡，脉虚

图5-4 病机

治则：补中益气，升阳举陷。方剂：补中益气汤。

［组成］黄芪15g，人参15g，白术12g，陈皮6g，升麻3g，柴胡9g，当归9g，炙甘草6g，水煎服。

［功用］益气升阳，调补脾胃。

［方解］方中黄芪补中益气，升阳固表为主药；人参、白术、炙甘草甘温益气，补脾和胃为辅药；陈皮理气化滞，脾虚气陷，故用升麻、柴胡协同芪、参以升举清阳，使下陷的气得以升提；血生于气，气虚则血弱，故用当归补血和营，均为佐使药。

三、气滞证治

在正常情况下，气运全身，流通舒畅。若人体某一部分或某一脏腑发生功能失调，使气机运行不畅，以致壅滞郁结，这种病理现象称为"气滞"或"气郁"。本证常因精神因素，饮食失调，痰蚀、瘀血、结石等致病因素引起。由于肝主疏泄，肺主宣降，脾升胃降，故气滞之证常与肝、肺、脾、胃等脏腑功能失常有关。

主证：闷胀、疼痛，其疼痛的特点是胀重于痛，且时轻时重，时胀时消，亦有表现为痛无定处，走窜疼痛。至于不同脏腑的气滞有其特殊的表现。

病机：（图5-5）

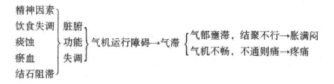

图5-5 病机

治则：理气，行气。

方剂：五磨饮子。

[组成] 乌药9g，槟榔6g，木香6g，沉香1.8g（研冲），枳实9g水煎服。

[功用] 顺气开郁。

[方解] 方中乌药顺气开结，槟榔下气宽中，沉香降逆利膈，木香行气止痛，枳壳行气消胀。诸药合用，则有顺气舒郁之功。

四、气逆证治

气逆是指气机上逆的意思。肺、胃之气以下为顺，如不下降而反上行，就会出现气逆的病症。气逆一般都属实证，但亦有气虚而上逆者，如肾不纳气的虚喘，胃气将败的虚呃等。因而，在临床辨证施治时要注意虚实。

主证：肺气上逆则见咳嗽气喘，咯痰清稀，或兼见头晕目眩，身冷肢倦，腰膝酸软，夜尿频数等肾不纳气的见证，间或兼见外感证候；胃气上逆则见嗳气呃逆，呕吐反胃，噎膈。

病机：（图5-6）

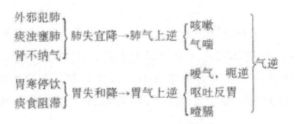

图5-6 病机

治则：降逆下气。方剂：

（一）肺气上逆用苏子降气汤

[组成] 紫苏子9g，半夏9g，前胡9g，陈皮6g，厚朴6g，当归9g，肉桂1.5g（焗服），生姜3片，炙甘草6g，水煎服。

[功用] 降逆平喘，温化痰湿。

[方解] 方中紫苏子平喘止咳。半夏降逆祛痰，以治痰涎壅盛于肺的上盛证，为主药；厚朴、陈皮、前胡助主药以宣肺下气，化痰止咳，又用肉桂温肾纳气，以治肾虚气不摄纳的下虚证，均为辅药；当归养血润燥，生姜和胃降逆，甘草和中，调和诸药，均为佐使药。

（二）旋覆代赭汤治胃气上逆之呕吐

[组成] 旋覆花9g，代赭石15g，半夏9g，人参15g，生姜12g，大枣4枚，炙甘草6g，水煎服。

[功用] 降逆顺气，益胃除痰。

[方解] 方中旋覆花降逆止呕，消痰行水，代赭石重镇降逆，同治胃逆嗳气，均为主药；半夏降逆祛痰，消痞散结，党参健脾益胃，共治胃虚痰阻，均为辅药；生姜配合半夏以降逆止呕，大枣、甘草协助党参以益气和中，均为佐使药。

（三）丁香柿蒂汤治胃气上逆之呃逆

[组成] 丁香9g，柿蒂9g，党参9g，生姜9g，水煎服。

[功用] 温中益气，降逆止呃。

[方解] 方中以丁香、柿蒂降逆止呃，温胃散寒，为主药；党参补中益气，生姜散寒降逆，为辅佐药。诸药合用，具有散胃寒，益胃气，降胃逆的功效。本方去党参，名柿蒂汤治胸满呃逆不止，属寒呃而正气未虚者。

第二节 血病证治

血是构成人体及维持人体生命活动的基本物质之一，血是水谷经过气的作用转化而成，其生成与心、肝、脾、肾有密切关系。而其运行，储藏，统摄，又与心、肝、脾有关，故有"心主血，肝藏血，脾统血"的说法。血既与脏腑功能有联系，因而血病，就会引起脏腑的功能失调；相反，脏腑疾病，亦会导致血病。血的病变较多，但概括起来，主要有血虚，血瘀，血热和出血四个方面。应当指出的是，这四种血病有着互为因果的关系。血瘀和血热能导致出血；出血亦能导致血瘀或血虚，临床辨证应加注意。

一、血虚证治

血虚是血液不足所引起的证候，常由吐血、鼻血、便血、月经量多、产后出血、外伤等出血过多引起。还有生成不足及慢性消耗，如脾胃虚弱，生血不足；劳心久病，精血暗耗，瘀血阻滞，新血不生等，亦可导致血虚。

主证：面色苍白，唇甲无华，皮肤枯槁，手足麻木，头昏眼花，视物模糊，双目干涩，心悸气短，失眠易惊，体型瘦削，胃纳欠佳，舌质淡白，脉细或细数无力。

病机：（图5-7）

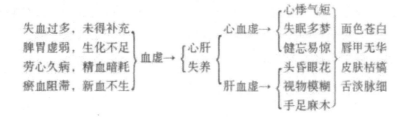

图5-7 病机

治则：补血养血，或益气养血。

方剂：补血养血用四物汤，益气养血用当归补血汤。脾为气血生化之源，肾精亦为化生血液的主要物质，故在补血药中配合一些健脾和补肾的药物，常能增强补血的效果。

（一）四物汤

[组成] 熟地黄12g，当归9g，白芍9g，川芎6g，水煎服。

[功用] 补血调血。

[方解] 方中以熟地滋阴养血，为主药；当归补血活血，为辅药；白芍和血敛阴，川芎活血行气，为佐使药。四药合用，则补而不滞，既可补血，又能行血中之滞，故本方不仅适用于血虚之证，对于血滞之证，也可以加减应用。

（二）当归补血汤

[组成] 黄芪30g，当归6g，水煎服。

[功用] 补气生血。

[方解] 方中重用黄芪，以大补肺脾元气，资生血液之源，为主药；当归益血和营，为辅药。两药相配，具有扶阳存阴，补气生血，阳生阴长的功效。

（三）八珍汤

[组成] 熟地黄15g，当归9g，白芍9g，川芎6g，党参15g，茯苓9g，白术9g，炙甘草6g，生姜3片，大枣5枚，水煎服。

[功用] 补益气血。

[方解] 方中四君子汤治气虚，四物汤治血虚，更用生姜、大枣调和营卫，使气血互相生长。本方为双补气血的常用方剂。临床多用于病后虚弱、贫血、月经不调、功能性子宫出血、痈疡久不收口、胎产崩漏属于气血两亏者。

二、血瘀证治

血瘀是由于某些原因导致血流不畅，血液停滞或瘀结不散的病理变化。多由气滞、寒凝、痰湿、热郁、跌仆、出血、脉络受损等因素引起。这些因素引起血瘀后，血瘀本身又会进一步引起许多其他疾病。故血瘀既是一种病理产物，又是一种致病因素。即所谓"因病致瘀""因瘀致病"。

主证：局部疼痛，痛如针刺，痛处拒按，固定不移，夜间加剧。面色晦暗，肌肤甲错，口唇色紫，发热，口干欲喝水而不欲咽，舌质出现紫色瘀斑，脉涩。以上是瘀血的一般证候，但由于瘀血所在的部位不同，临床也有不同的表现。

病机：（图5-8）

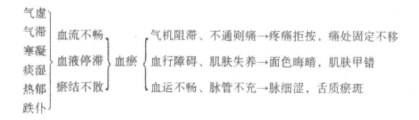

图 5-8 病机

诊断：中医诊断血瘀病，除察看体表局部有否瘀血、出血、缺血现象外，主要有以下几项作为诊断的依据：

（1）疼痛：局部有固定位置的疼痛，甚至拒按。

（2）腹满感："腹不满，其人言我满，为有瘀血。"意即医生触诊虽然不一定有腹满征象，此时，但患者有腹满的自觉主诉，此等应该有血瘀。

（3）象：血瘀还可有热象出现。

（4）血：在多种疾病过程中，见有出血现象时，往往有瘀血存留而出血不停。

（5）神经症状：如精神分裂症，顽固性头痛，癫痫，发狂等，从中医观点看，常认为与血瘀有关。

（6）二便异常：如大便色黑，小便自利或短赤，应考虑有否血瘀。

（7）面色黧黑，晦暗，唇紫，舌青，常为血瘀的诊断要点。

（8）若病久不愈，屡服他药无效，也提示是否有血瘀存在。

（9）病前是否有外伤、出血、经产、受寒、忧怒等病史，若有则应考虑是否有血瘀可能。

治则：活血化瘀。

血瘀疾病常是由多种原因引起，因此，活血化瘀治则须按具体情况配伍其他治法，才能更充分的发挥它的功效。常见配伍有以下几种：

（1）理气行气。气为血帅，血为气母，气行则血行，气滞则血凝。故在气滞血瘀情况下，活血化瘀则须配伍理气、行气药。常用配伍药物有枳实、枳壳、青皮、木香、乌药、茴香、厚朴、薤白、佛手等药，如各种逐瘀汤（血府逐瘀汤，膈下逐瘀汤，少府逐瘀汤）。

（2）补气益气。在气虚不足以运血而发生血行瘀滞时，常须配伍补气益气药，如黄芪、党参等。方剂有补阳还五汤。

（3）温经散寒。对兼有寒象，而得热则症减的瘀血证，常配伍温经散寒药，以达温运通达的目的。配伍药有肉桂、桂枝、吴茱萸、干姜、高良姜、附子等。桂枝既属温阳，又能通经活血，故多选用。方剂有生化汤、少腹逐瘀汤。

（4）滋阴补血。在瘀血未结，新血未生，血瘀而兼阴血亏虚情况下，须配伍滋阴补血药。如当归、熟地黄、白芍、鸡血藤等，方剂有桃红四物汤。

（5）清热解毒，养阴生津。温热病，内外痈肿等感染性、炎症性疾病引起的血瘀，常配伍此二法。在温热病热入营血时采用的凉血散血治法，就是根据血热宜凉，血瘀宜散的原则拟定的。常配伍的清热解毒药有牡丹皮、芦根、金银花、连翘、栀子、黄芩、黄连等，养阴生津药有生地黄、麦冬、玄参等，方剂有大黄牡丹汤、苇茎汤等。

（6）攻下通腑。对中下焦瘀血，若见腹胀满拒按，大便燥结，烦躁如狂，脉沉实有力，常配以此法。配伍的攻下药有大黄、芒硝，方剂有桃仁承气汤。

（7）止血固涩。根据瘀血不化，新血不生原理，在一定意义来讲，化瘀本身就具有止血的作用，但亦可与止血固涩药同用，以达到既能化瘀兼能止血。常配伍的止血药有三七、茜草、牡丹皮、蒲黄等。

方剂：血府逐瘀汤。

[组成] 生地黄9g，当归9g，桃仁12g，红花9g，枳壳6g，赤芍6g，柴胡3g，桔梗4g，川芎6g，牛膝9g，甘草3g，水煎服。

[功用] 活血祛瘀，行气止痛。

[方解] 方中当归、桃仁、红花活血祛瘀，为主药；川芎、赤芍协助主药活血祛瘀，为辅药。生地黄配当归养血和血，使祛瘀而不伤阴血，牛膝祛瘀而通血脉，柴胡、枳壳、桔梗宽胸理气，使气行则血行，均为佐使药，甘草调和诸药为使药。

三、血热证治

血热是指血分有热或热邪侵犯血分的疾病。多由外感热邪，或肝郁化火等原因所致。

主证：心烦或口干不欲饮，尿赤便结，在热性病时可出现发热，夜间尤甚，神志昏迷，或燥热发狂。妇女月经提前，月经量多，血色鲜红，血热甚者可见各种出血症状，舌红苔黄，脉数。

病机：（图5-9）

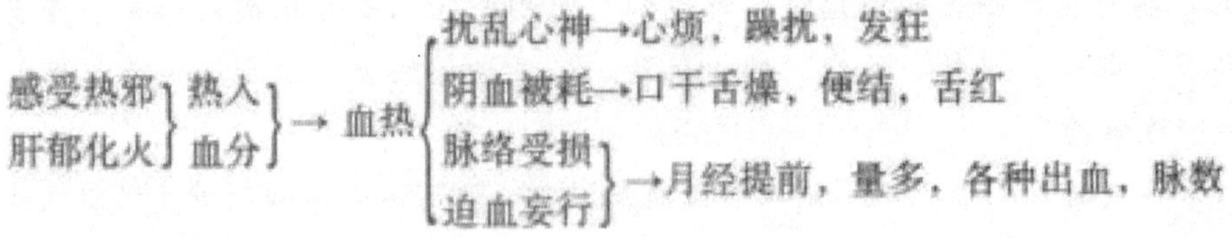

图 5-9 病机

治则：清热凉血。

方剂：

犀角地黄汤

[组成] 犀角3g（研末冲服或锉细先煎，现用水牛角代犀角），生地黄30g，牡丹

126

皮 9g，赤芍 12g，水煎服。

[功用] 清热解毒，凉血散瘀。

[方解] 热入血分，热不清则血不宁，不滋其阴则火不熄，故治以清营凉血为主，养阴增液为辅的治则。方中犀角清心，大清营血之热，热清则血自宁，心火得清，则诸经之火自平，为主药；生地黄凉血而滋阴液，养阴清热，且协助犀角以解血分热毒，并增强止血作用，为辅药；赤芍、牡丹皮凉血散瘀，协助犀角、生地黄增强清营凉血、解毒化斑作用。又防止因犀角、生地黄寒凉太过而引起瘀血停滞的弊病。四药合用，具有泻热解毒、凉血散瘀的作用。

四、血溢（出血）证治

血溢或出血是指血液不循脉道，溢出脉外的病证。临床上，按其发病的原因，大致可分为血热出血，气虚出血，及瘀血出血等证型。血热出血又分为实热出血，和虚热出血两种证型。

（一）血热出血

血热出血是比较多见，"血证属热者十居六七，然亦有属虚寒者，十中亦有一二。"由于火性上炎，故此类出血多见于人体的上部，如衄血、吐血、咯血等。

1.实热出血。

主证：出血多急骤，暴溢，或暴注，血色鲜红，血量较多，兼见火邪亢盛证候，如壮热烦躁，头痛头晕，胸胁疼痛，口干、口苦，渴喜冷饮，面红目赤，尿黄便秘，舌红苔黄厚，脉洪数、弦数、或滑数。

病机：因热伤脉络，血溢脉外所致。多由心、肝、肺、胃的实火引起。

治则：清热泻火，凉血止血。

实热出血，由于火邪内炽，热伤脉络，单用止血药往往无济于事，必须采用清热泻火法。习惯上，上焦实热用黄芩，中焦实热用黄连，下焦实热用黄柏，三焦实热用栀子，火邪亢盛者，还要加大黄。清热泻火法用于止血，中医传统成为"釜底抽薪"法，对上呼吸道及上消化道的大出血，有时会得到相当满意的疗效。

方剂：犀角地黄汤合五炭散（棕榈炭、蒲黄炭、血余炭、小蓟炭、贯仲炭）。两方都属止血之剂，然犀角地黄凉血之性有余，而凝血之性不足，五炭散凝血之性有余，而凉血之性不足。若两者配合应用，实有取长补短，相互协同的作用。因此，犀角地黄汤清其热，则血宁，滋其阴，则火熄，化其瘀，则新血生；五炭散折其上冲之势，又行其离经之血，使血得止而又不致瘀留为患。两方共用，则凉血凝血之力更强而血自止矣。

1.虚热出血。

主证：出血多缓慢，一般量不多，血色鲜红或淡红。常伴见真阴亏损证候，如低热，或午后潮热，手足心灼热，双颧泛红，消瘦盗汗，口干唇焦，舌红或绛，少苔或无苔，脉细数无力。

病机：多有心、肺、肝、肾、胃等脏腑阴虚，虚火伤络，血不归经所引起。

治则：养阴泻热，凉血止血。方剂（选用）：（1）心阴虚用补心汤。（2）肺阴虚用百合固金汤。（3）肝阴虚用——贯煎。（4）肾阴虚用知柏地黄丸。（5）胃阴虚用玉女煎。

（二）气虚出血

气虚是指人体全身或某一脏腑功能减退而产生的证候。气虚出血主要是指由于脾、肺气虚，气不摄血所引起的出血。此即所谓"气损则血无以存"。

主证：起病缓慢，病程较长，出血时始时止，来势较慢而量少，血色多淡，兼见气虚证候，如面色㿠白，少气懒言，语音低微，动则气短，倦怠乏力，心悸自汗，食欲不振，舌淡苔白，脉细弱。本证多见于便血，崩漏及某些紫癜疾病。

病机：（图5-10）

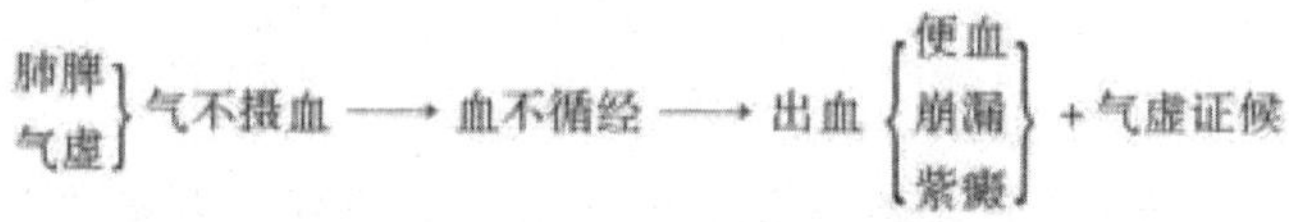

$$\left.\begin{matrix}肺脾\\气虚\end{matrix}\right\} 气不摄血 \longrightarrow 血不循经 \longrightarrow 出血 \left\{\begin{matrix}便血\\崩漏\\紫癜\end{matrix}\right. + 气虚证候$$

图5-10 病机

治则：脾气虚弱——健脾摄血；脾气下陷——益气升阳。

方剂：脾气虚弱——归脾汤（黄芪、党参、白术、茯苓、当归、远志、酸枣仁、木香、龙眼肉、生姜、大枣、炙甘草）。

脾气下陷——补中益气汤（黄芪、党参、白术、陈皮、升麻、柴胡、当归、炙甘草）。

（三）血瘀出血

主证：血色紫暗或成凝块，常伴有局部刺痛或小腹胀痛，固定不移，出血后稍缓解，舌色紫暗，或有瘀斑，脉细涩。

病机：中医传统认为"瘀血不去，血不归经"。

治则：活血止血。

血瘀出血，在治疗上，既要止血，又要祛瘀，而要点在于祛瘀。方剂：七厘散。

[组成] 血竭30g，麝香、冰片各0.32g，乳香、没药、红花各5g，朱砂3.6g，儿茶7.2g，以上八药，共研粉末，瓷瓶收藏，用时每服0.03g，冲酒服，或用烧酒调敷伤处。

[功用] 散瘀定痛，活血止血。

[方解] 血竭、红花活血祛瘀；乳香、没药行气祛瘀；麝香、冰片香散走窜，人血行气。六药合用，具有散瘀活血，消肿止痛作用，为本方主药。儿茶清热止血；朱砂镇心安神。本方常用于软组织损伤，局部血瘀疼痛。

出血证的治法，除根据寒热虚实，出血部位，出血原因用药之外，还应急则先止血以治其标，缓则以治本，并佐以止血药。在用止血药的同时，常并用活血药，以防血止留瘀之弊。若出血严重，气随血脱，有面色苍白，四肢冰凉，脉微欲绝等症状时，则又宜益气以固脱，即用大补元气的独参汤抢救，加上输血治疗。

第三节　津液病证治

津液的病变，一般可概括为津液不足与水液内停两种情况。

一、津液不足证治

本证多因过汗，失血，呕吐，泄泻，多尿，以及烦热灼伤津液所致。此外，津液的生成障碍，亦为津液不足原因之一。

主证：口干咽燥，唇燥舌干，皮肤干燥，甚则干瘪无弹性，小便短少，大便干结，舌质红或绛，少苔或无苔乏津，脉细数。

病机：（图5-11）

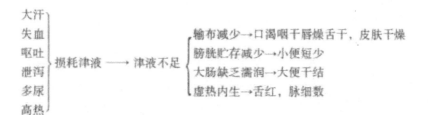

图 5-11

治则：生津养液，益气生津，或益胃生津。

方剂：生津养液——增液汤；益气生津——生脉散；益胃生津——益胃汤。

（一）增液汤

［组成］玄参30g，麦冬24g，生地黄24g，水煎服。

［功用］滋阴清热，润肠通便。

［方解］方中重用玄参养阴生津，清热润燥，为主药；麦冬滋液润燥，生地黄养阴清热，均为辅助药。三药质润，均能通便，合用有滋阴增液，润肠通便的作用。

（二）生脉散

［组成］人参9g，麦冬9g，五味子6g，水煎服。

［功用］益气敛汗，养阴生津。

［方解］方中人参补肺益气而生津，且可大补元气，为主药；麦冬养阴润肺而生津，为辅药；五味子敛肺止汗而生津，为佐使药。三药配合，一补，一清，一敛，具

有益气敛汗，养阴生津的作用。

（三）益胃汤

［组成］沙参9g，麦冬15g，生地黄15g，玉竹9g，冰糖3g，水煎服。

［功用］益胃生津。

［方解］本方为滋养胃阴的代表方剂，方中所用的沙参、麦冬、生地黄、玉竹、冰糖，均为甘寒生津之品，对热在气分，汗下之后，热渐退而胃阴未复者，则较为适合。由于本方纯以甘凉滋润的药物组成，故其滋养胃阴的作用较佳。

二、水液内停证治

机体的水液代谢过程中，水液的转输及排泄，与肾关的开合，脾脏的运化水湿，肺脏的通调水道，膀胱和三焦的气化有关。一旦这些脏腑功能失调，均可导致水液环流异常或排出障碍，水液内停，可聚而成饮成痰，亦可导致浮肿。

主证：咳嗽痰多，头昏目眩。心下悸，气短，或胁下胀满，咳唾引痛，舌苔白滑，脉弦；或症见腹胀纳少、口淡无味、小便不利、肠鸣腹泻、舌苔白腻、脉濡；或症见下肢浮肿，甚或一身面目俱肿，或腹大如鼓、舌淡苔白滑、脉沉弦。

病机：（图5-11）

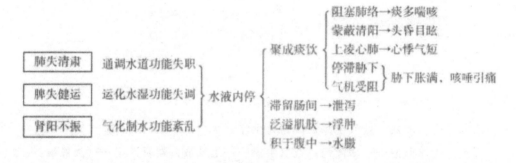

图 5-11 病机

治则：痰饮阻肺，治以通阳化饮，方用苓桂术甘汤。水留肠间，治以健脾止泻，方用参苓白术散。泛溢肌肤，治以温阳利水，方用真武汤或实脾饮。

方剂：

（一）苓桂术甘汤

［组成］茯苓15g，桂枝9g，白术9g、炙甘草6g，水煎服。

［功用］温中化湿，除痰降逆。

［方解］方中茯苓健脾燥湿利水，为主药；桂枝通阳化气，温化水饮，为辅药；白术健脾燥湿，为佐药；甘草补脾益气，调和诸药，为使药。四药合用，温运健脾，为治本之剂。

（二）参苓白术散

［组成］党参15g，茯苓15g，白术9g，扁豆12g，陈皮6g，山药12g，薏苡仁12g，砂仁6g，桔梗6g，莲子12g，炙甘草6g，水煎服。

［功用］补脾益气，和胃止泻。

［方解］本方即六神散（党参、茯苓、白术、扁豆、山药、炙甘草）加莲子、桔梗、薏苡仁、砂仁而组成。治疗脾胃当补其虚，除其湿，导其滞，调其气。方中人参、茯苓、白术、山药、莲子、扁豆、薏苡仁补益脾气，茯苓、扁豆、薏苡仁燥湿利水，砂仁、陈皮调气行滞，配人参、白术、茯苓、甘草暖胃补中，并能克服诸药导滞之性，使其补而不滞；扁豆为化湿降浊之品，合桔梗以升清，合薏苡仁、茯苓以降浊。诸药配合，使清气得升，浊阴得降，则泄泻可愈。

（三）真武汤

［组成］熟附子12g，茯苓15g，白术9g，白芍9g，生姜3片，水煎服。

［功用］温阳利水。

［方解］肾阳不足，水气不能蒸化，故方中以附子之辛热，温壮肾中阳气，以温化在里之寒水；主水虽在于肾，而制水则在于脾，脾阳失运，故辅以白术之温运脾阳，补脾制水；茯苓淡渗，协助白术健脾利水；佐以生姜之辛温，散在表之水邪，温卫阳而祛寒；使以白芍之酸寒，一以缓急止痛，一以制约附、姜之辛燥太过。笔者认为，若见浮肿较甚，而里寒较盛，兼有四肢欠温者，方中熟附重用，生姜改干姜，加入桂枝；泽泻、炙甘草，则其回阳制水之力更加。

（四）实脾散

药物组成：厚朴、白术、木瓜、木香、草果仁、大腹皮、附子、茯苓、干姜、生姜、大枣、炙甘草。

第六章 中医急症临床诊治及方药应用

第一节 急症的总结和急症辨治体系

中医急症是指起病骤急、变化迅速，或慢性疾病积渐突变、病势重危的一系列病证。中医急症学是应用中医理论和内科专业知识阐述常见急症病因病机、辨证救治规律的分支学科。目前，新中药制剂的研发、多途径的给药方法，以及病证结合的辨治体系，使得中医在急症的救治方面更加显示了特色和优势。

一、诊法概要

（一）四诊和辨证在急症诊断中的应用

1.中医四诊的应用

"望神"在急症中的应用：急症的重点在于"急"。一是指患者病情危重，瞬间变化；二是对诊疗的敏捷性提出极高要求，"快速接诊、快速诊断、快速处理"是急症具备的最基本素质，简称"三快"。其中最重要的当属快速诊断，"诊断始于望"，望诊不需要医生来到患者身旁，从患者进入视野的一刹那，就可实施。"治病必先知诊，诊病必先知望。""望而知之谓之神，闻而知之谓之圣，问而知之谓之工，切而知之谓之巧。"而望诊中"望神"为其最核心的内容。判断轻重，利于分诊；辨别真伪，心中有数；判断预后，交代病情；观察疗效，调整治疗。

2.中医辨证的应用

急症虚实辨证：急症发病急暴，病重势急，故病性多实。尤其是外感急症，急症之属内伤久病、卒然突变者，多为在脏腑精气亏虚的基础上，复加饮食失调、七情劳倦、房事过度，或复感外邪，正不敌邪，脏腑功能失调，痰饮、水湿、瘀血等邪内生，而因虚致实，由实生变。如充血性心力衰竭，病理性质以虚为主，表现为气血阴阳亏虚，心气不足，气阴两伤，重者阳气亏耗，乃至虚阳欲脱。由于心不运血而致留瘀血，"血不利则为水"，心脾肾阳气亏虚，亦可致水邪泛溢，使血瘀、水饮内停；若再感受外邪，或情志刺激，可使心阳（气）更为困遏，鼓动无力，血脉不运，正虚邪实互为因果，促使疾病演变发展。

（二）脉症合参的急症诊断模式

1.脉症合参推论急症病机

"夫风之为病……寸口脉浮而紧，紧则为寒，浮则为虚。"中风"脉微"为气血不足，是正虚的反映，"数"为病邪有余，是邪实之证。"寸口脉浮而紧至歪僻不遂"是从脉象推论中风病机，"浮"因正气虚，"紧"则为表寒，揭示了"内虚邪中"是中风的病机。由"脉象推测病因"的诊疗模式，为急症的诊断提供客观依据。

2.脉症合参推测急症病性

多见于急腹症的诊断。中医关于急腹症的论述可散见在腹痛、胁痛、结胸、黄疸、肠痈、呕吐、便闭、关格、蛔厥和热结等。"其脉数而紧乃弦，状如弓弦，按之不移。脉数弦者，当下其寒；脉紧大而迟者，必心下坚；脉大而紧者，阳中有阴，可下之。"论述了腹满寒实可下的脉象和治法，是"脉症合参"的直接体现，脉症合参以保证诊治疾病的准确性，开启了由"脉象推测性"的急救诊疗模式。

3.脉象推测急症疾病预后

"寸脉沉大而滑，沉则为实，滑则为气，实气相搏，血气入脏即死，入腑即愈，此为卒厥……唇口青，身冷，为入脏即死；如身和，汗自出，为入腑即愈。"是从脉象判断疾病预后，为晕厥治疗提供了思路。通过脉诊及时准确把握卒厥病情变化，对预防各种危重情况出现有重要意义，也开启了由"脉象推测疾病的预后"的急救诊疗模式。

4.脉症合参推测急症病机

心痛是心前区疼痛和胃脘部疼痛的统称，现代医学的冠心病，可出现持续性心前区窒息样压榨性疼痛，或胸骨后疼痛，咳唾喘息，心悸，肢冷，脉微欲绝等症。"夫脉当取太过不及，阳微阴弦，即胸痹而痛，所以然者，责其极虚也。今阳虚知在上焦，所以胸痹、心痛者，以其阴弦故也。"说明胸痹心痛的病机是上焦阳虚，阴邪上乘，邪正相搏而成，以此可由"脉象推测病机"，开启"脉症合参"诊断心肺急症的诊疗模式。

5.脉症合参推测急症病位

"病人面无色，无寒热，脉沉弦者，衄；浮弱，手按之绝者，下血；烦咳者，必吐血。"论述了衄血、下血、吐血3种失血证的不同脉症。衄血脉见沉弦，病位在肝、肾；脉见浮弱而按之绝者，则主虚阳浮动，不能固摄下焦阴血，故见下血，病位在下焦；如不见下血，而烦咳者，是为虚阳上扰熏灼心肺，故必吐血。这种由"脉象推测疾病病位"的诊疗模式，使急症定位更加准确。

（三）辨病辨证结合研究

1.中、重度地西泮中毒的中医证候特点

地西泮是一种常用的镇静催眠药，该类药直接抑制大脑皮质、丘脑及脑干网状结构，过量有呼吸抑制作用，导致一系列中毒症状。对中、重度地西泮中毒患者进行中医症状证候学观察并进行统计学分析，发现中毒患者中以神志迷蒙、静卧不烦为其主要症状，其中气息微弱、目合口开、面色苍白、大汗淋漓、肤冷肢凉等症状所占比例较大，辨证多为阳脱、气脱；口水痰多、牙关紧闭、两手握固、肢体强痉等症状出现频率亦相对较高，辨证多为阴闭证；患者常常出现正气严重受损，气阴两伤，辨证多属阴闭证、脱证（阳脱、气脱较阴脱多见）。临床救治在采取现有抢救措施的同时，可针对中毒后证候的动态演变规律，根据中医辨证论治的原则，采用祛邪扶正、益气固脱等阶段性中医治疗方案，以提高救治成功率。

2.中医危重症评分的临床

应用中医在危重症的评估上，望诊重视色脉诊的相合与相克，重视脉象是否有胃气、有根神，这些指标对于临床急症的观察有重要意义。若仅有疾脉而根神尚存，胃气尚存，经过积极救治多可好转；若脉乍疏乍数或无根神气，即使积极救治，死亡率仍比较高。

3.急诊眩晕患者中医证型特点

眩晕是以头晕和旋转感为主要特征的急诊常见症状，多见于梅尼埃病、高血压病、脑动脉粥样硬化和椎——基底动脉供血不足（后循环缺血）等疾病。研究急性眩晕症状与其相关疾病同中医证候分型的关系，按中西医诊断标准和中医证候分类依据对急诊眩晕患者的临床资料进行分析。结果发现，梅尼埃病所致眩晕主要证型为肝肾阴虚；高血压病所致眩晕主要证型为风阳上扰；脑动脉粥样硬化所致眩晕主要证型为气血亏虚；椎——基底动脉供血不足所致眩晕主要证型为肝肾阴虚和气血亏虚。研究提示，急症眩晕不同疾病的中医证型分布具有特征性，把握其主要病机及不同病情变化，有助于进一步探讨急性眩晕的辨治规律，提高临床辨证治疗的疗效。

二、辨治体系

（一）急症辨治体系形成

1.中医开急救先河的疗法

"徐徐抱解，不得截绳，上下安被卧之。一人以脚踏其两肩，手少挽其发常弦弦勿纵之，一人以手按据胸上，数动之，一人摩持臂胫，屈伸之，若已僵，但渐渐强屈之，并按其腹。如此一炊顷，气从口出，呼吸眼开……"记载了三人人工心肺复苏法的操作过程，与现代心肺复苏术的 ABC 三步相吻合。

2.急症常用中医疗法

急症作为中医体系中的重要部分，治疗方法可归结八法，即发汗法、清热法、和解法、攻下法、涌吐法、救逆法、开窍法、理血法，此八法包括中医汤药、针刺、艾灸、放血等。临证时先辨急症之正邪、标本、真假，后选择恰当的治疗方法，以达到治疗急症的最终目的。

（二）急症优势病类辨治体系

1.中医论治急性传染病体系

（1）注重整体，辨证论治：中医将急性传染病归类于"病气"，认为发病归根于气候所致，加之人体的病气共同作用而产生，中医重视医治"邪气"，注意维护体内"正气"，治疗急性传染病的主要方法是辨证论治。

（2）形成了温病论治体系：中医治疗急性传染病最早记录始于东汉；清朝时期发展到高峰，此后得到不断完善并且自成体系。

（3）中医"治未病"，未病先防：有书记载了传染病的预防方式，对口腔进行消毒，切断病从口入的可能。

2.中医诊疗急性呼吸窘迫综合征

急性呼吸窘迫综合征（ARDS）是发生于严重感染、休克、创伤、烧伤等严重疾病过程中，肺实质细胞损伤导致的以严重低氧血症、呼吸窘迫为特征的临床综合征。根据其发病原因和临床表现，中医命名为暴喘证。

3.急性软组织损伤的中医外治疗法

急性软组织损伤是骨伤科常见病症。"跌仆闪挫，卒然身受，由外及内，气血俱伤病也。"指出疼痛和肿胀是主要表现；病机为气滞血瘀，络脉不和。用活血化瘀、舒筋活络、消肿止痛、通利关节等法治疗，保护伤处，以利愈合。药物外敷是中医治疗特色，通过透皮吸收作用于创伤局部，维持局部相对稳定的血药浓度，起到祛瘀、消肿和止痛功效。

（三）急症诊疗思想的提出和应用

1."截断扭转"在急性重症传染病早期干预中的应用

"截断"是指采取果断措施和特效方药，迅速祛除病原，杜绝疾病的自然发展和恶化；或者断然救危截变，拦截病邪深入，尽可能阻止病情恶化，为进一步治疗争取时间、创造条件。"扭转"是指扭转病势，使之向好的方向发展，指通过调整邪正比势和病体动态，使病情由危转安，由重转轻，由逆转顺，进而邪退正复。急性传染病起病急、来势凶、发展快、变化速、病势重、威胁大，应尽早介入"截断扭转"。应用原则："截断扭转"与辨病治疗相统一；"截断扭转"与辨证治疗相结合；"截断扭转"必须重视先证而治；"截断扭转"必须探寻特效方药。具体应针对不同阶段，早用通腑攻下，主用清热解毒，早用凉血化瘀，早期扶正祛邪，以达到最佳治疗效果。

2."本体疗法"及在急性热病中的应用

所谓本体疗法，包括增加体力，排除障碍，调节偏胜，解除痛苦，它的目标针对"人"，协助人发挥自然疗能。人体对于外来的损害，具有"自然疗能"，中医治疗的原则，包括除去损害（攘外），和保卫本体（安内）两方面，直接灭邪、间接驱毒，所谓祛邪疗法，目标针对"病"。发热是人体抗病的反应，"本体疗法"要求发挥发热的抗病作用，治疗上不以消除发热为主要目的，而要维持有助于疗病的"善温"。常用辛温解表，不主张辛凉解表以及早用清法、攻下。

3. "西为中用"的思想及应用

中医诊治急症时，需要结合西医微观上准确定位、作用迅速、靶点专一的特点，将西医先进的诊断技术与中医特有的思想相结合，明确中西医各有所长，西医辨病，中医辨证，治疗时当各取所长，对机体主要失调环节施以强有力的调控，尽快解决急症，危症等主要矛盾，此即"西为中用"。"西为中用"是结合实验室检查、影像学检查等现代手段，扩大中医望诊范围，坚持"先中后西，能中不西，中西医结合"的原则，从宏观上多要素、多环节、多层次上同步改善机体状态。"西为中用"体现了西医诊断技术的优势，指出患者疾病原发部位，进而运用中医辨证论治思想，确定治疗理法方药，根据患者症状的变化调整用药方案，并可促进中医急症医学的不断发展。

第二节　中医急症方药的研发和应用

中医药治疗急症历史悠久，历代方剂如麻黄汤、承气类方、生脉散、银翘散、紫雪丹、至宝丹、苏合香丸等都是治疗急症的有效方剂，至今仍广泛应用。近年来，在应用先进的仪器设备和引入多学科的基础上，中医在急症用药方面取得了较大进展，并在急性中风、肾综合征出血热、急性心肌梗死、急腹症、烧伤、多脏器衰竭等领域的研究取得了新成果。中药剂型改革也日益受到重视，多剂型、多途径给药，中药注射剂、气雾剂、口服液、速效溶剂、栓剂、舌下含服等新剂型疗效更加可靠、安全，使用更方便，这些新的方式方法同时奠定了中医急症用药和研发的基础。

一、制剂研究

（一）急症中药剂型的演变

1. 中医急症传统剂型

汤剂是最早的中药剂型之一。明代李时珍编著的《本草纲目》总结了16世纪以前人类医药实践的经验，收载的中药剂型近40种。可见中医急症用药剂型直接关系到中药通过何种给药途径来发挥其应有的疗效。

2. 急症中药剂型研究

随着科学技术不断发展，中药制药工业新技术被广泛应用，研制出了中药的注射剂、片剂、粉针剂、颗粒剂、气雾剂等新剂型、新品种。中医急症用药的剂型主要以注射剂为主，其次是微丸、丸剂、软胶囊、硬胶囊、颗粒剂和口服液。

（二）常用中医急症剂型

1.注射剂

注射剂是中医急症必备中成药，在急危重症的治疗中收效良好。如在安宫牛黄丸基础上改进研制的醒脑静注射液，具有芳香开窍、醒神止痉、清热解毒等作用，是治疗中风（出血性）、癫痫、高热、高血压脑病、急性一氧化碳（CO）中毒、急性乙醇中毒等的必备药物；双黄连粉针治疗急性上呼吸道感染，尤其是小儿肺炎疗效显著；参附注射液纠正休克方面效果显著。再如参麦注射液、复方丹参注射液、清开灵注射液、血塞通注射液等药，临床疗效确切，较急症西医用药，另具特色和疗效，是中医急症治疗药物剂型研发的重要成果。

2吸入气雾剂

把中药提取、纯化后，经过雾化后形成微细的粒子，吸入肺部通过肺泡吸收的剂型。具有速效的特点，不亚于静脉注射剂，既有局部作用又有全身作用。如银黄平喘气雾剂，用药后2～3分钟可达到治疗效果；宽胸气雾剂对心绞痛急性发作有明显的解痛作用，5分钟解痛率能达70%以上。吸入气雾剂在急性呼吸道疾病中的应用更为广泛。

3.灌肠剂和栓剂

这类药物在直肠吸收后可起到局部和全身的治疗作用。由于在直肠吸收，药物不经肝而直接进入血循环，避免了药物性肝损伤，且吸收较口服药快，显效力强，解决了中药"力缓不济急"的问题，对不能口服给药或重病患者及儿童为宜。中药灌肠剂符合中医辨证施治要求，它既保持了传统汤剂的优点，又可根据病情变化加减化裁，灵活变通地运用。

4.黏膜吸收剂

口腔黏膜和鼻黏膜对某些经特殊工艺制备的中药吸收快，有时仅次于注射剂，制剂中的有效成分在口腔、面颊、舌下黏膜及鼻黏膜等表面溶解扩散，经毛细血管吸收而进入血液，迅速发挥作用。此类制剂以舌下含片、鼻腔喷雾剂和膜剂为主。如将用中药制成的膜片置于鼻腔内壁，可迅速缓解各种原因引起的鼻塞症状。

5.微丸、滴丸、胶丸

这类属于高效制剂，服用量小、作用快、疗效好，在全国中医院中成药中占1/3。运用新技术、新设备进行工艺改进，如粉末微分化，有效部位的提纯、转化等，以提高生物利用度，包括吸收速率和吸收总量，使其迅速发挥药效。如葛根芩连丸、速效救心丸、麝香保心丸、复方丹参滴丸、藿香正气丸等，临床均显示出了独特的疗效。

6.其他制剂

为适应疾病不同证候、不同患者对剂型的需要，根据中医理论研制的如口服液、颗粒剂、片剂、胶囊剂等剂型的中药常为临床急症所用，如治疗冠心病心绞痛的"补心气口服液"和"滋心阴口服液"等。中药颗粒袋泡剂具有汤剂吸收好、奏效快、可以随证加减的优点，符合中医辨证施治的要求且浸出率高，保留挥发成分多质量可控，是很有前途的中药急救新剂型。

（三）急症中药剂型改进思路

1.以临床疗效为核心开展急症制剂改进

药物的临床疗效是衡量药物质量的首要指标。无论怎样改进中药剂型，其最终目的是为了提高临床药物的疗效，急症中药剂型的先进、安全系数、使用方便等都是以疗效为核心。如将大黄黄连泻心汤改为注射剂，由于制备工艺中采用水提取乙醇沉淀法后大黄中的鞣质与黄连中的小柴碱（黄连素）产生沉淀，过滤时将其一并除去，致使整个方剂的药效丧失，则实不足取；再如六神丸，其主要成分在水溶液中极不稳定，所以仍以丸剂为好。

2.以中医药理论为指导开展制剂改进

中药制剂是在中医药理论指导下，经过反复临床实践形成，其研究和改进必须遵循中医理法方药理论。中药经配伍成为复方制剂，并非是单纯药物的堆积，而是诸药有机的组合，使方剂具有多效性，以有利于发挥药物的整体功效。如四逆汤中甘草、干姜无强心作用，与附子配伍后既可增强附子的强心作用，还可减低附子的毒性；如葛根汤中有7味药物，任一单味药解热作用均不明显，合用则疗效显著。中药炮制也体现了中医药理论，同一种药物，经过不同方法的炮制，就显示不同的作用。

3.以临床药物为基础开展中药剂型改进

如何提高药物的制剂在体内的治疗效应，并最大限度地降低或避免不良反应。实践证明，同一原料的药物由于制剂处方不同或制剂工艺不同，可致该药物的体内效应不同的。中药剂型改进应以临床疗效为基础，结合药理研究进行，剂型的选择、工艺的确定、质量的控制应以符合临床应用为目的，从药理、临床的生物有效性、安全性、稳定性等方面综合考虑。如双黄连粉针剂可针对细菌生长发挥速效、高效和制剂稳定的问题。

4.有效剂型的时效关系评价

时效关系即药物缓解症状的作用与给药时间的关系。中医急症用药以速效、高效为原则，选择合适、有效的剂型为评价其时效关系的重要内容。传统的中药剂型有汤、丸、散、膏、丹等，近年来又推出了一些新剂型如片剂、胶囊、糖浆、颗粒、浸膏、合剂、针剂等。急症中药制剂在药物配伍组方固定的情况下，不同的剂型会有不同的释放时间和生物利用度，应根据病情证类需要选择最有效的剂型。剂型的选择应根据疾病的性质和药物自身的性质来确定，以保证药物的有效。

二、药物应用

（一）急症常用方药分类

1.大黄及承气汤剂类

大黄及承气汤剂类主要用于急性胃肠功能障碍和多脏器功能不全。大黄使用方法有敷脐（小儿）、口服、灌肠或入煎剂等。

2.安宫牛黄丸方类

安宫牛黄丸此方芳香化浊、清心利窍，多用于热多昏狂、邪入心包、高热惊厥、神昏谵语及厥症、阴阳失调等。历代以丸剂治疗急症，但昏迷高热、抽搐等病的治疗受到限制。医药学界根据原方进行增删，以新剂型用于临床，方便急救。

3.参附类注射液

参附针具有益气、回阳、固脱功效，已广泛用于急慢性心功能不全、心律失常、休克低血压、低灌注状态、急性冠脉综合征等疾病

（二）急症用药规律分析

1.卒死方药治疗记载

中医"卒死"是指各种疾病所致的突然昏厥，不省人事，甚则气息微弱欲绝的"假死"，与现代医学的"猝死"（心搏骤停）不完全相同。"管吹内鼻中，谓将鸡冠血或合热酒含在不病人口内，以苇管或笔管插入病人鼻孔中，使气连药吹之，其药自能下咽，气通嚏自开也。"可见取嚏开窍主要用于因邪气内闭，脏腑气机壅塞，非宣通气机、通利关窍，不能救其卒然之厥。有救卒死而壮热者方，以"矾石半斤，以水一斗半煮消，以渍脚令没踝"，内病外治，上病下取；救小儿卒死吐利不知是何病方，以"菖蒲屑，内鼻两孔中吹之，令人以桂屑着舌下"。或以管插入鼻中吹药，或舌下含药，或以药外渍；若口噤，亦须折齿以灌药。

2.中医治疗急性缺血性脑卒中的用药规律

采用统计学分析，中医治疗急性缺血性脑卒中用药频次大于或等于10次的依次为：川芎、黄芪、丹参、水蛭、地龙、赤芍、红花、当归、桃仁、天麻、石菖蒲、甘草、全蝎、郁金、牛膝。治疗急性缺血性脑卒中所用中药分类发现：共18类，其中以补虚药味数最多，其次为清热药、活血化瘀药和平肝息风药；15味高频药物聚类分析，得到药对聚类组合7组，主要功效可分为：活血为主、补气活血、凉血活血、清热开窍。多味药聚类组合时，仍以活血药为主，如川芎、红花、桃仁等，并在用活血药的同时配伍有相应的补虚药如黄芪、甘草、牛膝；清热药如赤芍、地龙；开窍豁痰药如石菖蒲；祛风通经药如天麻。其聚类组合的分析结果切中急性缺血性脑卒中的风、火、痰、气、瘀因素，符合中医药治疗急性缺血性脑卒中的用药规律。

3.中药促醒昏迷的急救治疗

脑为元神之府，是清灵之窍，极易受热、瘀、气、痰、风等邪气侵扰，而使清窍失灵，发生昏迷病变。病因为热、瘀、湿痰、气血亏虚、阳气衰微、蒙蔽清窍所致，中医用药重视辨证施治，把握闭脱虚实，标本缓急，是其关键所在。

（三）急症药物的合理应用

1.辨证论治指导中药注射剂的应用

中药注射剂是以中医理论为指导，采用现代科学技术和方法，从中药的单方或复

方中提取的有效物质制成。中药注射剂通过血管给药方式大大提高了中药的生物利用率，进而提高了功效，在多种急症的救治方面有明显优势。中药注射剂主要来源于疗效确切的中药经典药方，具有鲜明的中药药性及药效。中医辨证论治的精髓是注重区分"证"的性质，分辨寒、热、虚、实，再施以相应的药物。中药制备成注射液后，仍含有四性、五味、归经、配伍等特性，特别是单味中药制备的注射液。临床上应结合疾病的证候属性、药物属性加以分析，遵循中医辨证施治原则，先辨病证再施治，从药物和证是否相符来分析选择适当的中药注射剂才能收到更好的临床效果。

2.中药和其他药物的合理配伍

近代随着西医思想引入，中医的"证"，西医的"病"，采用"病证同治"的模式进行研究。

3.中医急症必备中成药与西药的配伍禁忌中医急症必备中成药与一些西药常见的配伍禁忌，包括①双黄连粉针剂：不宜与复方葡萄糖注射液、氨基糖苷类、红霉素、地塞米松配伍；②鱼腥草注射液：不宜与局部麻醉药普鲁卡因配伍；③茵栀黄注射液：不宜与氯霉素配伍；④复方双花口服液：不宜与乳酶生同时服用；⑤金莲清热颗粒：不宜与四环素类抗生素、异烟肼同时服；⑥复方丹参滴丸、乐脉冲剂、冠心膏：均含有丹参，不宜与抗酸药配伍使用；⑦血塞通注射液：不宜与异丙肾上腺素同用；⑧安脑丸、新雪丹：不宜与四环素配伍；⑨猴枣散：不宜与四环素配伍；⑩胃血宁口服液：不宜与酶制剂、碳酸钙、葡萄糖酸钙、复方氢氧化铝、硫酸锌、洋地黄、地高辛、B族维生素、四环素、红霉素、利福平、灰黄霉素、磺胺等配伍；⑪止喘灵注射液：不宜与氨茶碱并用；⑫藿香正气软胶囊：不宜与甲氧氯普胺同服；⑬葛根芩连微丸：不宜与次碳酸钠铋同服；⑭复方陈香胃片：不宜与胃蛋白酶、奎尼丁、四环素类药物、氯霉素、泼尼松、酮康唑同用。

第七章 中医眼科及耳鼻喉科疾病诊疗

第一节 眼科疾病诊疗

中医眼科学是以中医学基础理论为指导，认识和研究眼的解剖、生理、病因、病理和眼病的各种临床表现、诊断、辨证、治疗与预防的一门临床学科，其任务是防治眼病，维护人体视觉器官的健康。

一、源流发展

中医眼科学具有悠久的历史，它积淀了我国人民几千年来与眼病做斗争的丰富经验，是中医学的重要组成部分。它的形成与发展，与社会及整个中医学的发展有着密切的内在联系，其发展进程可大致划分为5个时期。

（一）萌芽时期（上古时期至南北朝）

中医眼科的萌芽时期远在上古，经历了我国历史上商、周、秦、汉时期。这一时期，古人通过漫长而原始的、一症一药治疗眼疾之后，开始向着探索眼的解剖结构、生理病理，乃至辨证论治的方向发展。自从文字出现以后，有关眼病医药知识的记载散见于各种书籍文献之中。

（二）奠基时期

隋唐时期，经济、文化空前繁荣，中医眼科得到了进一步发展，对眼的解剖、生理构造等基础理论的认识较前深入、系统，对相当多的眼病能做出诊断分类；内治、外治与手术已经具有一定的水平，为中医眼科发展为独立的专科奠定了基础。

（三）独立发展时期

由宋朝至元朝，眼的生理解剖、病机学说等基础理论又得到进一步发展，在理论基础与临床方面都具备了独立性，中医眼科学从此进入独立发展阶段。宋元丰年间，太医局将眼科从"耳目口齿科"分离出来单独教授，并有专习眼科的学生；宋代以来，眼科领域出现了五轮、八廓、内外障七十二症学说，反映了中医眼科独特理论的形成，成为眼科这门独立学科所必须具备的理论框架。

（四）兴盛时期

明清两代是中医眼科学发展的鼎盛时期。这一时期，不论是眼科文献的数量和质量，还是眼科理论与临床知识的深度和广度，均大大超过以往各代。总结前人之经验，结合自身临床体会，深入地阐析了眼病的病因病机，遣方用药强调君臣佐使，是一部在理论和实际应用上均有很高价值的眼科专著。

（五）衰落与复兴时期

衰败时期，在眼科医家的不懈努力下，编印了极为有限的眼科专著，有创见的著作不多，随着时代的进步，中医眼科与时俱进，借鉴一些相关西医学基础理论与知识，并引进一些现在科学检测、诊疗设备与技术，如裂隙灯显微镜、检眼镜、眼压计、视野计、眼底照相机、眼超声检查仪、眼电生理检查仪以及眼用激光机等，不仅提高了临床诊疗水平，也对广泛开展中医眼科基础、临床研究提供了有利条件。近年来，中医眼科在手术、针灸、药物等方面都取得了较大发展，一些眼科疑难病症进入了现代科研领域，并取得了阶段性成果。

二、病类范畴

由于眼直接暴露于体表，不需仪器即可查见，故中医眼科以"望诊"为主，古代医家对于外障眼病，多以其发病部位、病变形态、颜色、深浅、大小命名，或以其发病时间、原因、症状、体征来命名，如胞生痰核一病，既指出了疾病发生的部位，也包括了症状和成因；内障眼病由于条件所限，无法窥及眼底，因而多以病人的自觉症状来命名，如青盲、暴盲、云雾移睛等，一名之中包括了数病。中医"望诊"扩大深入到了眼底，直观化、精细化了"望诊"的内容，中医眼科识病辨证被推进到一个新的高度，最终形成了符合眼的生理解剖、临床特点和诊治规律的现代中医眼科学疾病系统。

三、优势病种

（一）白涩症（眼干燥症）诊疗方案

1.诊断标准

（1）中医诊断标准：眼干燥症相当于中医学中白涩症和神水将枯：①目珠干燥失却莹润光泽，白睛微红，有皱褶，眵黏稠呈丝状，黑睛暗淡，生翳。②眼干涩、摩擦痛、畏光、视力下降，同时口鼻干燥，唾液减少。③泪液分泌量测定，多次Schirme法少于5分钟10mm。虎红染色试验阳性，荧光素染色试验阳性。④多见于50岁左右女性，双侧发病，常伴有多发性关节炎。⑤必要时做自身抗体（类风湿因子、抗核抗体）及免疫球蛋白IgG、IgM、IgA测定，血细胞沉降率检查。

（2）中医证候诊断：①肺阴不足证。目珠干涩不爽，磨痛异物感，久视疲劳，时常白睛隐隐发红，舌红少津，脉细数。②气阴两虚证。目珠干燥无光泽，涩磨畏光，眼极易疲劳，视物模糊，甚至眼睑痉挛，口干少津，神疲乏力，舌淡红，苔薄，脉细。③肝经郁热证。目珠干燥，灼热刺痛，口苦咽干，烦躁易怒，大便干或小便黄，舌红，苔薄黄或黄厚，脉弦滑数。

2.治疗方案

（1）辨证论治：①肺阴不足证。治法：滋阴润肺。推荐方药：养阴清肺汤加减；中成药：养阴清肺口服液等。②气阴两虚证。治法：益气养阴。推荐方药：生脉饮合六味地黄丸加减；中成药：杞菊地黄口服液、生脉饮等。③肝经郁热证。治法：清肝解郁。推荐方药：丹栀逍遥散加减；中成药：丹栀逍遥丸等。

（2）针灸治疗：体针常用穴位，如睛明、攒竹、瞳子髎、丝竹空、太阳、四白、风池、合谷、足三里、三阴交、太溪、太冲等。可根据病情采用头针、耳针、眼针、耳穴敷贴、雷火灸等。

（3）其他疗法：根据病情选择中药雾化、中药熏蒸等治疗方法。

3.疗效评价

以临床症状、泪液分泌量、泪膜破裂时间、角膜荧光素染色为观察指标。①治愈：症状消失，Schirmer多次测定5分钟＞10mm，泪膜破裂时间＞10秒，角膜染色消退；②好转：症状减轻，Schirmer多次测定泪液分泌量增加，泪膜破裂时间较前延长，角膜荧光色素染色较前减少；③无效：症状无改善，Schirmer多次测定泪液分泌量未增加，泪膜破裂时间、角膜荧光素染色无变化。

（二）瞳神紧小（虹膜睫状体炎）诊疗方案

1.诊断标准

（1）中医诊断标准：①主要症状：瞳神紧小，抱轮红赤，黑睛后壁有灰白色细小或如羊脂状物附着，神水浑浊，黄仁纹理不清，甚或黄液上冲，血灌瞳神。或黄仁与晶珠粘连，形成瞳神干缺。或见白膜黏着瞳神边缘，甚则闭封瞳神。②次要症状：可有畏光，流泪，目珠坠痛，视物模糊，或见眼前有似蚊蝇飞舞。

（2）中医证候诊断：①肝经风热证。瞳神紧小，畏光流泪，目珠坠痛，头额痛，视物模糊。抱轮红赤，黑睛后壁灰白色点状沉着物，神水不清，黄仁肿胀，纹理不清，发热恶风，头痛身痛，舌质红，苔薄白或微黄，脉浮数或弦数。②肝胆火炽证。瞳神紧小，目珠坠痛拒按，痛连眉棱、颞颥，视力锐减，畏光、灼热、多泪。抱轮红赤或白睛混赤，黑睛后壁灰白色沉着物密集，神水浑浊重，黑睛与黄仁之间或见黄液上冲，或见血液沉积，口苦咽干，烦躁不眠，便秘溺赤，口舌生疮，舌红苔黄而糙，脉弦数。③风热夹湿证。瞳神紧小或偏缺不圆，目珠坠痛，痛连眉骨，颞颥闷痛，视物昏蒙或自觉眼前黑花飞舞，羞明流泪。抱轮红赤持久不退或反复发作，黑睛后有灰白色羊脂样沉着物，神水浑浊，黄仁纹理不清，多伴有头晕身重，骨节酸痛，或小便不利，或短涩灼痛，舌红苔黄腻，脉滑数。④阴虚火旺证。病势较缓或病至后期，瞳神紧小或干缺，赤痛时轻时重，反复发作，眼干涩不适，视物昏花。检查见眼前部炎症较轻，头晕耳鸣，口燥咽干，五心烦热，失眠多梦，舌红少苔或苔干乏津，脉细数。

2. 治疗方案

（1）辨证论治：①肝经风热证。治法：疏风清热。推荐方药：新制柴连汤加减；中成药：清开灵口服液等。②肝胆火炽证。治法：清肝泻火。推荐方药：龙胆泻肝汤加减；中成药：龙胆泻肝丸等。③风热夹湿证。治法：祛风清热除湿。推荐方药：抑阳酒连散加减。④阴虚火旺证。治法：滋阴降火。推荐方药：知柏地黄汤加减；中成药：知柏地黄丸等。

（2）其他疗法：根据病情及临床实际可选择针灸、中药熏洗、离子导入等疗法。

（3）西医基础治疗：眼局部常规抗炎、散瞳等，当病情明显影响视功能时，根据病情给予口服泼尼松、免疫抑制药治疗。

3. 疗效评价

（1）评价标准。临床痊愈：眼红、眼疼、畏光流泪消失，角膜 KP（-），睫状充血（-），房闪（-），房水浮游物（-）。中医临床症状、体征消失或基本消失。有效：眼红、眼疼、畏光、流泪明显减轻，角膜 KP 及睫状充血、房闪、房水浮游物好转。中医临床症状、体征均有好转。无效：眼红、眼疼、畏光、流泪明显，角膜 KP、睫状充血、房闪、房水浮游物无好转。中医临床症状、体征均无明显改善，甚或加重。

（2）评价方法：①中医药治疗畏光、流泪、眼红、眼疼临床症状情况；②治疗房闪、浮游体、角膜 KP 及视网膜、前部玻璃体炎症等体征恢复情况、舌脉、全身症状。

（三）消渴目病（糖尿病视网膜病变）诊疗方案

1. 诊断标准

（1）中医诊断标准：①消渴病史；②不同程度视力减退，眼前黑影飞舞，以视物变形；③眼底出血、渗出、水肿、增殖，晚期可致血灌瞳神后部，视衣脱离而致暴盲，甚或失明；④可并发乌风内障、青风内障及金花内障等内障眼病。

（2）中医证候诊断：①气阴两虚，络脉瘀阻证。视力稍减退或正常，目睛干涩，或眼前少许黑花飘舞，神疲乏力，气短懒言，口干咽燥，自汗，便干或稀溏，舌胖嫩、紫暗或有瘀斑，脉沉细无力。②肝肾阴虚，目络失养证。视物模糊或变形，目睛干涩，头晕耳鸣，腰膝酸软，肢体麻木，大便干结，舌暗红少苔，脉细涩。③阴阳两虚，血瘀痰凝证。视物模糊或不见，或暴盲，神疲之力，五心烦热，失眠健忘，腰酸肢冷，手足凉麻，阳痿早泄，下肢浮肿，大便溏结交替；舌淡胖少津或有瘀点，或唇舌紫暗，脉沉细无力。

2.治疗方案

（1）辨证论治：①气阴两虚，络脉瘀阻证。治法：益气养阴，活血通络。推荐方药：生脉散合四物汤加减；中成药：生脉饮、复方丹参滴丸等。②肝肾阴虚，目络失养证。治法：补益肝肾，养血通络。推荐方药：六味地黄丸加减；中成药：明目地黄丸、杞菊地黄丸等。③阴阳两虚，血瘀痰凝证。治法：阴阳双补，化痰祛瘀。推荐方药：偏阳虚者，右归丸加减；偏阴虚者，左归丸加减；中成药：金匮肾气丸、知柏地黄丸等。根据病情可辨证选择中药注射液静脉滴注。

（2）其他疗法：根据病情和临床实际可配合针灸、电离子导入、光凝、玻璃体切割术等疗法。

（3）基础治疗：应按相应临床指南严格控制血糖、血脂及血压等。

3.疗效评价

（1）疾病疗效评定标准，显效：视力进步≥4排，或视力≥1.0；眼底改变显示视网膜微血管瘤数由（＋＋＋）减少到（＋＋）、或由（＋＋）减少到（＋）、或由（＋）到消失；眼底出血量由（＋＋＋）减少到（＋）、或由（＋＋）到消失；渗出量由（＋＋＋）减少到（＋＋）、或由（＋＋）减少到（＋）、或由（＋）到消失。微血管瘤、出血、渗出改变有2项以上指标达到要求；眼底荧光血管造影显示视网膜平均循环时间明显缩短、黄斑水肿程度明显减轻、视网膜毛细血管无灌注区缩小、血管渗漏明显减轻。改变有2项以上指标达到要求。变化程度≥20％。

（2）中医证候疗效判定标准（按照尼莫地平法计算）。显效：症状基本消失，n≥70％；有效：症状缓减，30％≤n＜70％；无效：症状基本无变化，n＜30％。

（3）终点指标疗效判定：①主要终点事件。失明率：治疗后两组患者失明率的组间比较；增生性糖尿病视网膜病变发生率：治疗后两组患者进展为增生性糖尿病视网膜病变发生率的组间比较；全视网膜激光光凝治疗率：治疗后两组患者进行全视网膜激光光凝治疗率的组间比较。②次要终点事件。中度视力丢失（MVL）：视力较入组视力降低3排或3排以上（ETDRS视力表），相当于视角增加1倍或更多；持续视力丢失（SMVL）：连续2次访视视力较入组视力降低3排或3排以上。

（4）评价方法：①近期疗效评价方法。在患者进入路径不同时间对眼部症状和客观指标进行评价。A.进入路径当天，按照疾病疗效判定标准和中医证候疗效判定标准进行评判；B.进入路径每隔15天，进行疾病疗效判定和中医证候疗效判定；C.进入路径第30天，进行疾病疗效判定和中医证候疗效判定。②远期疗效判定方法。通过长期观察，治疗终点时主要评价失明率、增生性糖尿病视网膜病变发生率、全视网膜激光光凝治疗率及次要指标中度视力丢失率和持续视力丢失率。

四、研究集萃

（一）中医眼科"玄府学说"研究

中医眼科传统理论的三大支柱——五轮学说、肝窍学说、玄府学说，是指导中医眼科学的重要理论基础，也是历代医家研究和争论的焦点，但近年来讨论的重点倾向于玄府学说。"玄府者，无物不有，人之脏腑皮毛、肌肉筋膜，骨髓爪牙，至于世间万物，尽皆有之，乃气出入升降之道路门户也，人之眼、耳、鼻、舌、身、意、神、识能为用者，皆升降出入之通利也"。

（二）活血化瘀法治疗出血性眼底病症的研究

眼底出血即视网膜出血，是由于血液回流障碍和视网膜血管本身病变。眼底出血尽管在病因、症状、体征等方面各有特点，但都具有"出血——吸收——消散或遗留病灶"这一相同病理发展过程，所以在治疗中可采取"异病同治"的原则。眼底出血属中医学暴盲、视瞻昏渺等范畴，为虚实夹杂之证，多属目系、视衣、脉络为患。按出血不同阶段的具体特征可分为早、中、晚3期进行治疗。

第二节　耳鼻喉科疾病诊疗

中医耳鼻咽喉科学是运用中医基本理论和方法研究人体耳、鼻、咽、喉、口齿的生理、病理及其疾病防治规律的一门临床学科。专科特点表现为：以中医整体观念为指导思想，以脏腑经络学说为理论基础，吸取了现代先进的诊疗技术与方法，强调辨病与辨证相结合、局部辨证与整体辨证相结合、内治与外治相结合。

一、源流发展

（一）夏商时期至西周时期

人们对耳鼻咽喉口齿的生理和疾病已有了初步的认识，如在殷墟甲骨卜辞中就有"疾耳""疾言""贞旨自（鼻）疾""贞疾舌""贞疾口"等记载，可见当时已经知道耳听声音、鼻嗅气味的功能，并有耳鼻咽喉口齿病症的初步记录。

（二）春秋战国时期至晋代

随着"诸子兴起，百家争鸣"局面的兴起，医疗活动不断增多，防病治病的经验逐渐积累，对于耳鼻咽喉口齿疾病的认识也逐步深入。

（三）隋代至金元时期

医学教育始于南北朝时期，至隋代"太医署"已初具规模，公元624年由唐政府设立的太医署是世界上最早的医学校，医科下分体疗、疮肿、少儿、耳目口齿（五官科）、角法5个专业，宋代始，耳目口齿科逐渐划若干独立的小科，两宋时期（太医局），医学设九科，其中有口齿咽喉科，至元代分13科，口齿科独立成科。与此同时，各医家就耳鼻咽喉口齿疾病的生理解剖、病因病机、治疗预防提出了各自观点，对后世有很深的影响。

（四）明代至清代

由于手工业、商业有较大的发展，对外贸易发达，促进了中外医学的交流，在耳鼻咽喉口齿病的防治方面出现了较多的新成果。时至清代，医事制度又分为9科，咽喉科再次与口齿科合并，除对耳部疾病有了更进一步的认识之外，如出现了耳痔、耳挺等病的记载，由于在此时期发生了4次白喉、烂喉痧等疫喉的大流行，促进了医家对于喉病的研究，积累了不少防治经验。

（五）清代以后至今

1958年，部分中医学院成立了喉科教研室，附院开设喉科，随着临床的发展及中西医的相互渗透，中医喉科逐渐扩展为中医耳鼻喉科。1980年出版的教材首次使用"中医耳鼻喉科学"作为学科名称，系统总结了中医学在耳、鼻、咽喉、口齿科学方面的理论以及中医对耳鼻咽喉口齿科常见疾病的辨证施治原则，标志着中医耳鼻喉科学正式作为一门独立的临床学科的诞生。历经30多年的风雨考验，中医耳鼻咽喉科学这门古老而新兴的学科在临床、教学、科研各方面都取得了前所未有的大发展。

二、病类范畴

（一）耳鼻喉科病证命名

中医耳鼻咽喉科作为一门独立的学科，其病名大体上来源于两个方面：一是从古代医籍中移植过来，如"鼻渊""鼻窒""乳蛾"等；二是现代人根据中医传统习惯创造出来，如"耳壳流痰""伤风鼻塞""风热喉痹"等。不管来源于哪一种，都有一个共同特点——大多与西医的某一种疾病形成"一对一"的关系，即使来自古医籍，其含义也发生了明显的变化，例如"喉痹"原是一个包括多种咽喉疾病在内的病名，而我们现在把它限定在"咽炎"的范围之内。同时由于耳、鼻、咽、喉、口、齿具有孔小洞深的特点，必须借助于专科器械才能观察，所以中医耳鼻咽喉科病名的另一大共同特点是：大多数疾病均不能脱离现代医学的检查而做出诊断。可以说中医耳鼻咽喉科学实际上是现代学者在中医传统理论基础上，吸收了同时代西医耳鼻咽喉科的有关知识而形成的，大部分病名的解释都是中西医语言的混合体。

（二）耳鼻喉科病证范围

就耳、鼻、咽、喉、口齿科常见疾病进行论述，包括耳鼻咽喉口齿常见肿瘤在内共60种病证。

三、优势病种

（一）暴聋（突发性聋）诊疗方案

1.诊断标准

（1）中医诊断标准：①听力突然下降，1～3天内听力下降达到高峰，多为单耳发病。或伴耳鸣、眩晕。②常有恼怒、劳累、感寒等诱因。③耳部检查：鼓膜多无明显变化。④听力检查主要呈感音神经性聋。⑤应与耳眩晕、耳胀相鉴别。

（2）中医证候诊断：①风邪外犯证。多因感冒或受寒之后，突发耳聋，伴鼻塞、流涕，或有头痛、耳胀闷，或有恶寒、发热、身痛。舌质红，苔薄白，脉浮。②肝火上炎证。情志抑郁或恼怒之后，突发耳聋，耳鸣如潮或风雷声，伴口苦口干，便秘尿黄，面红、目赤，舌红，苔黄，脉弦数。③痰火郁结证。耳聋耳鸣，耳中胀闷，或见头晕目眩，胸脘满闷，咳嗽痰多，口苦或淡而无味，二便不畅。舌红，苔黄腻，脉滑数。④血瘀耳窍证。耳聋突然发生，并迅速发展，常伴耳胀闷感或耳痛，耳鸣不休，或有眩晕。舌质暗红，脉涩。⑤气血亏虚证。听力下降，每遇疲劳之后加重，或见倦怠乏力，声低气怯，面色无华，食欲缺乏，脘腹胀满，大便溏薄，心悸失眠，舌质淡红，苔薄白，脉细弱。

2.治疗方案

（1）辨证论治：①风邪外犯证。治法：宣肺解表，散邪通窍。推荐方药：宣肺通窍汤加减。②肝火上炎证。治法：清肝泄热，开郁通窍。推荐方药：龙胆泻肝汤加减。③痰火郁结证。治法：化痰清热，散结通窍。推荐方药：清气化痰丸加减。④血瘀耳窍证。治法：活血化瘀，通利耳窍。推荐方药：通窍活血汤加减。⑤气血亏虚证。治法：健脾益气，养血通窍。推荐方药：归脾汤加减。

根据病情选用中药注射液：丹参注射液、金纳多注射液、川芎嗪注射液、灯盏细辛注射液、脉络宁注射液、三七总皂苷注射液（血塞通或血栓通）等。

（2）针灸治疗：①体针取穴以局部为主配伍全身辨证取穴。主要局部穴位有听宫、听会、翳风、耳门四穴，可轮流选用1～2穴。②浅针疗法取翳风（患侧）、听会（患侧）、肾俞（双侧）、关元、太溪（双侧）等穴位，用补法。③灸法可选三阴交、足三里等穴悬灸、隔姜灸或热敏灸。

（3）按摩治疗：①鸣天鼓；②营治城郭；③鼓膜按摩。

（4）其他疗法：①可选用高压氧、声信息、微波等治疗；②根据患者情况，可选用活血通络安神的药物煎煮，于睡前进行中药沐足。

3.疗效评价

（1）评价标准。痊愈：受损听力恢复正常或恢复至发病前状态且主要伴随症状消失。显效：受损听力平均提高≥30dBHL，主要伴随症状明显改善。有效：受损听力平均提高≥15dBHL，主要伴随症状减轻。无效：受损听力平均提高＜15dBHL，主要伴随症状无改变。

（2）评价方法：①听力评估。以纯音听阈测试为准，计算听力改变的频率范围为250Hz、500Hz、1000Hz、2000Hz、4000Hz的平均值。②主要伴随症状评估。眩晕、耳堵塞感等主要伴随症状的改变根据患者的描述进行记录。

（二）鼻鼽（变应性鼻炎）诊疗方案

1.诊断标准

（1）中医诊断标准：①主要症状：鼻痒、喷嚏、流清涕、鼻塞；②主要体征：鼻黏膜肿胀，色淡白或色红，鼻腔可有清稀分泌物；③病程：病程较长，反复发作；④病史：部分病人可有过敏史及家族史。具备2个主症以上，结合局部体征即可确诊。

（2）证候诊断：①肺气虚寒证。鼻痒，喷嚏，流清涕，鼻塞；平素畏风怕冷，自汗，咳嗽痰稀，气短，面色苍白；鼻黏膜肿胀淡白，鼻腔分泌物清稀；舌质淡，苔薄白，脉虚弱。②脾气虚弱证。鼻痒，喷嚏，流清涕，鼻塞；伴有食少纳呆，腹胀便溏，四肢困倦；鼻黏膜色淡，肿胀明显；舌质淡，舌体胖，边有齿印，脉细弱。③肾阳不足证。鼻痒，喷嚏频频，清涕如水样；伴有形寒肢冷，夜尿清长，神疲乏力，腰膝酸软；鼻黏膜水肿苍白，鼻腔分泌物清稀；舌质淡，苔白，脉沉迟。④肺经伏热证。鼻痒，喷嚏，流清涕，鼻塞；伴有咽痒，咳嗽，口干烦热；鼻黏膜充血肿胀；舌质红，苔白或黄，脉数。

2.治疗方案

（1）辨证论治：①肺气虚寒证。治法：温肺散寒，益气固表。推荐方药：小青龙汤加减；中成药：玉屏风颗粒等。②脾气虚弱证。治法：益气健脾，升阳通窍。推荐方药：补中益气汤合苍耳子散加减。③肾阳不足证。治法：温补肾阳，通利鼻窍。推荐方药：金匮肾气丸加减；中成药：金匮肾气丸等。④肺经伏热证。治法：清宣肺气，通利鼻窍。推荐方药：辛夷清肺饮加减；中成药：辛夷鼻炎丸等。

（2）外治法：应用具有芳香通窍功效的滴鼻剂滴鼻。

（3）针灸疗法：①体针选用迎香、鼻通、合谷、百会、足三里等穴；②穴位敷贴；③耳穴贴压；④穴位注射；⑤穴位埋线；⑥灸法。

（4）其他疗法：①局部按摩，用手指于鼻梁两侧上下摩擦；②理疗：激光、微波等。

3.疗效评价

显效：疗效指数≥66%；有效：26%≤疗效指数<66%；无效：疗效指数<26%。

疗效指数＝（治疗前积分－治疗后积分）/治疗前积分×100%。

（三）慢喉痹（慢性咽炎）诊疗方案

1.诊断标准

（1）中医诊断标准：①主要症状：咽异物感、咽干、咽痒、灼热、微痛；②主要体征：咽黏膜慢性充血，或有萎缩，咽侧索肥厚，咽后壁淋巴滤泡增生；③病程：病程较长；④病史：可有急喉痹反复发作史，或有嗜好烟酒、辛辣食物史，或长期烟尘、有害气体刺激史。具备2个主症以上，结合局部体征即可确诊。

（2）证候诊断：①肺肾阴虚证。咽部干燥，灼热疼痛，午后较重，或咽部梗阻不利，干咳痰少而稠；咽部黏膜暗红，或干燥少津；手足心热，舌红少津，脉细数。②脾气虚弱证。咽喉梗阻不利或痰黏着感，咽燥微痛；咽黏膜淡红，咽后壁淋巴滤泡增生；呃逆反酸，少气懒言，胃纳欠佳，或腹胀，大便不调，舌质淡红边有齿印，苔薄白，脉细弱。③脾肾阳虚证。咽部异物感，梗阻不利；咽部黏膜淡红；痰涎稀白，面色苍白，形寒肢冷，腹胀纳呆，舌质淡胖，苔白，脉沉细弱。④痰瘀互结证。咽部异物感、痰黏着感，或咽微痛，咽干不欲饮；咽黏膜暗红，咽后壁淋巴滤泡增生或融合成片，咽侧索肥厚；易恶心呕吐，胸闷不适。舌质暗红，或有瘀斑，苔白或微黄，脉弦滑。

2.治疗方案

（1）辨证论治：①肺肾阴虚证。治法：滋养阴液，降火利咽。推荐方药：肺阴虚为主者，可选用养阴清肺汤加减；肾阴虚为主者，可选用六味地黄丸加减；中成药：养阴清肺丸或六味地黄丸等。②脾气虚弱证。治法：益气健脾，升清利咽。推荐方药：补中益气汤加减；中成药：补中益气丸等。③脾肾阳虚证。治法：补益脾肾，温阳利咽。推荐方药：附子理中汤加减；中成药：附子理中丸等。④痰瘀互结证。治法：祛痰化瘀，散结利咽。推荐方药：贝母瓜蒌散加减。

（2）外治法：①含漱；②吹药；③含服；④中药吸入。

（3）针灸疗：①体针：选用合谷、内庭、曲池、足三里、肺俞、太溪、照海等为主穴，以尺泽、内关、复溜、列缺等为配穴；②灸法；③耳针；④穴位注射。

（4）其他疗法：①按摩。于喉结两侧或沿颈椎双侧，纵向上下反复，轻轻揉按。②咽后壁淋巴滤泡增多，咽侧索增生肥厚可配合刺血法、割治法、烙治法，亦可配合低温等离子射频治疗、微波疗法、冷冻治疗等。③对于咽干、咽痒、咳嗽久治不愈者可以配合中药贴敷、中药离子导入等。

3.疗效评价

治愈：咽部症状消失，检查正常，积分减少≥95%；显效：咽部症状明显减轻，局部体征显著改善，70%≤积分减少＜95%；有效：咽部症状和体征减轻，30%≤体征积分减少＜70%；无效：症状和体征无明显变化，或积分减少＜30%。

四、研究集萃

（一）"耳与肾"关系的基础研究

近年来，国内外学者运用现代科技手段开展了有关肾与耳关系的研究。有资料表明，肾与耳这两个相距较远的器官，在解剖组织结构和酶的含量与分布方面、在水和电解质平衡生理机制以及两个器官对某些药物的药理反应上均有类似之处。特别是对内耳有毒性的氨基糖苷类抗生素（如新霉素、卡那霉素、庆大霉素、硫酸链霉素等）同样具有肾毒性，而抑制肾功能的利尿药（如依他尼酸等）同样可引起人和动物听觉障碍，并对内耳生物电产生明显的抑制作用；肾衰竭及肾透析、肾移植病人常出现听力障碍；运用肾 X 线造影剂（如泛影葡胺）治疗耳聋获得疗效等事实说明，肾与耳确实存在着某些类似之处，从而为中医肾与耳的关系提供了生理病理学依据。

（二）变应性鼻炎（鼻鼽）的研究

近年来，由于分子生物学、分子免疫学的迅速发展，对变应性鼻炎的发病机制中各种化学介质的作用有了进一步的认识。研究表明，在变应性鼻炎发病的各个环节，都有化学介质参与，主要的介质如组胺、血小板活化因子、嗜酸性细胞趋化因子蛋白酶、激肽、白细胞三烯、前列腺素、5-羟色胺、P 物质等。这些化学介质，有些关系到发作症状（如鼻痒、喷嚏、鼻分泌物等）的轻重；有些则不仅关系到症状的轻重，也关系到全身是否畏寒，鼻黏膜是否充血等，与中医辨证密切相关。变应性鼻炎的许多化学介质与中医证型之间都存在着一定的相关性，变应性鼻炎患者血清、鼻分泌物的（IgE）、组胺、5-羟色胺、一氧化氮和一氧化氮合成酶的水平均高于正常人，其中虚寒证者又高于郁热证者；白三烯和前列腺素 D 的水平高于正常人，但郁热证者高于虚寒证者。针刺"鼻丘"治疗变应性鼻炎，作用直接且起效快，推测针刺鼻丘穴具有拮抗组胺、降低血清 IgE 及 L-4 等作用。

第八章　针灸处方总论

第一节　常用辨证知要

针灸治病就是根据阴阳、脏腑、经络学说，运用"四诊"诊察病情，通过"八纲"、脏腑、气血、经络等辨证，对临床上的各种症候进行分析、归纳，以明确疾病的病因病机，以及疾病所在的部位是在脏，在腑、在表、在里、疾病的性质是属寒、属热、属虚、属实。然后根据辨证诊断，确立治法，依治法配穴处方，依方施治，或针或灸，或针灸并用；或补或泻，或补泻兼施。以通其经脉，调其气血，使阴阳趋于相对平衡，使脏腑、经络功能趋于正常，从而达到治疗目的。

一、八纲辨证

（一）表里辨证

1.表证

表证即六淫之邪侵犯肌表所致的疾病。最常见的有以下两种：

（1）外感风寒：风寒之邪束于肌表，使卫阳被郁，肺气不宣。常见恶寒发热，无汗，头痛、身痛，四肢酸楚，鼻塞流涕，喉痒，咳嗽声重，舌苔薄白，脉浮紧。以取手太阴经、手阳明经、足太阳经、督脉腧穴为主。针用泻法。

（2）外感风热：风热之邪束于肌表，侵犯肺脏，使卫外失固，肺失清肃。常见发热微恶风、汗出、头痛、咳嗽、咽部红或兼痛抑或兼口渴，舌苔薄白或微黄，脉象浮数。以取督脉、手少阳经手阳明经，手太阴经腧穴为主。针用泻法。

2.里证

里证即病邪已深入体内，病及脏腑所致的疾病。其范围很广，但就其病因而论不外3种：①表证不解，外邪内传入里侵犯脏腑而成；②外邪直接侵犯脏腑而发病；③情志内伤、饮食、劳倦等因素直接影响脏腑而发病。治当根据具体病因，部位及所病功能选取有关经脉，腧穴。针用所需的手法。

3.半表半里证

半表半里证即病邪既未完全离表又未完全入里，使邪与营卫（正）相搏于表里之间。常见寒热往来，胸胁苦满，心烦喜呕，头痛如裂，目眩，口苦咽干，不欲饮食，舌苔薄白或薄黄，脉弦。以取督脉、足少阳经、手少阳经腧穴为主。针以泻法。

（二）寒热辨证

1.寒证

寒证是感受阳寒之邪或阳气耗伤太过而阴寒内盛所致。常见畏寒喜暖，面色㿠白，肢体不温，喜蜷卧，口淡不渴，小便清长，大便稀溏，舌质淡、苔白，脉沉迟或紧。取穴根据所病脏腑及病情的虚实，选取有关经脉、腧穴。多用灸法，或兼用针刺，针法或补或泻，或补泻兼施，由具体病情而定。

2.热证

热证是感受火热之邪或机体阳盛阴虚所致。常见恶热喜冷，口渴喜冷饮，面红目赤，头痛且涨，烦躁不宁，小便短赤，大便燥结，舌质红、苔黄而干，脉数或滑数或洪数（虚热症候见阴虚证）。取穴根据所病脏腑及受损功能，选取有关经脉、腧穴。针用泻法，或兼用三棱针点刺出血。忌用灸法。

（三）虚实辨证

1.虚证

虚证是由于人体正气虚弱所致的疾病。人体正气不足包括阴虚、阳虚、气虚、血虚4种。

（1）阴虚证：阴虚证是由于伤阴所致的疾病。常见午后潮热，两颧发红，手足心热，盗汗，口燥咽干，尿黄，便干，舌质红、少苔或无苔，脉细数。以取足太阴经、足少阴经、手太阴经腧穴及背俞穴为主。针用补法，忌用灸法。

（2）阳虚证：阳虚证是由于伤阳所致的疾病。常见形寒肢冷，面色㿠白，神疲乏力，心悸气短，自汗，口不渴，小便清长，大便溏泄，舌质淡、苔白，脉弱。以取任脉、督脉、足阳明经腧穴及背俞穴为主。以灸为主，辅以针刺用补法。

气虚证、血虚证见后气血辨证。

2.实证

实证是由于邪气盛实所致的疾病。因为病邪的性质及所侵犯的部位不同，故其临床表现的差异也很大，常见的主要症状有壮热，腹胀痛拒按，胸闷烦躁，甚则神昏谵语，呼吸气粗，痰涎壅盛，大便秘结，或下痢、里急后重，小便不利，或淋漓涩痛，舌质苍老，舌苔厚腻，脉实有力或实数有力。取穴根据病邪性质和所病部位，选取有关经脉、腧穴。针用泻法。

（四）阴阳辨证

阴阳是概括疾病类别的一对纲领，是八纲的总纲。即表、热、实证属阳；里、寒、虚证属阴。故阴证、阳证的范围相当广泛，下面只能列举一些典型症状作为代表。

（1）阴证：阴证多是人体机能不足（衰退）的疾病。常见面色晦暗、无华，精神萎靡不振，身重蜷卧，形寒肢冷，倦怠乏力，语声低怯，纳少，口不渴，便溏腥臭，小便清长，舌质淡而胖嫩、苔白或厚，脉沉迟或细，涩，弱。取穴以病性，病位选取有关经脉、腧穴。针用补法或泻法，或补泻兼施，或并用灸法。

（2）阳证：阳证多是人体机能亢进的疾病。常见面色红赤，肌肤灼热，精神烦躁不安，语声高亢，或哭笑无常，呼吸气粗，喘促痰鸣，口干渴喜冷饮，大便秘结，秽臭，小便短赤，涩痛。取穴根据病情、病位选取有关经脉、腧穴。针用泻法。不用灸法。

二、病因辨证

导致疾病发生的原因，是各种各样的，最常见的有六淫、七情，饮食，劳倦等。病因辨证，就是通过分析病人的症状，体征，根据各种病因的特性和致病特点来推究所患病的病因，为辨证提供依据。

（一）六淫辨证

1.风

风为百病之长，其性轻扬，善行数变，具有发病迅速，消病快，游走不定的特点。常见发热恶风，头痛，汗出，咳嗽，鼻塞流涕，舌苔薄白，脉浮缓。或见肢体麻木，强直痉挛，四肢抽搐，角弓反张；或皮肤瘙痒。以取手阳明经、手太阴经，足太阳经、督脉、足少阳经腧穴为主；或以病位选取有关经脉、腧穴。针用泻法，或补泻兼施法。

2.寒

寒为阴邪，其性清冷，凝滞，收引，易伤人阳气，阻碍气血运行。常见恶寒发热，无汗，头痛、身痛，喘咳；苔薄白，脉浮紧。或手足拘急，疼痛，四肢厥冷；或肠鸣腹痛，泄泻，呕吐等。以取手阳明经，督脉、足太阳经、任脉、足阳明经腧穴为主，或以病位选取有关经脉、腧穴，针以泻法，或并用灸法。

3.暑

暑性炎热、升散，易耗气伤津，且多挟湿伤人。常见恶热，多汗，口渴喜饮，神疲乏力，尿黄，舌质红、苔白或黄，脉象虚数。甚则发热，猝然昏倒，汗出不止，气急，或见昏迷惊厥，舌质红绛干燥，脉濡数。以取手阳明经、督脉、手厥阴经腧穴为主；或用急救穴。针用泻法，或用三棱针点刺出血。

4.湿

湿性重着，黏滞，病情常缠绵，不易速去。常见头重涨而痛，胸闷不畅，口不渴，或渴而不欲饮，身重而痛，发热体倦，小便清长，舌苔白滑，脉象濡或缓。或见头重如裹，周身不舒，四肢懈怠，或关节酸痛，重着，屈伸不利等。以取手阳明经，足阳明经，足太阳经，足太阴经腧穴为主。或以病位选取有关经脉，腧穴。针用泻法，或补泻兼施法。

5. 燥

燥性干燥，易伤津液，在临床上燥邪有温凉之分。温燥常见身热，有汗，口渴，咽干，咳逆胸痛，甚则痰中带血，鼻干，舌质干，苔黄，脉浮数；凉燥常见头微痛，恶寒，无汗，咳嗽，喉痒，鼻塞，舌苔白而干，脉象浮。以取手太阴经、手阳明经、足太阳经腧穴为主。针用泻法，或平补平泻法。

6. 火

火与热、温属同类，均为阳盛之象，但亦有别，即轻重程度不一，火最重，热次之，温最轻。有云：火为热之极，温为热之渐。所以火热，温热常相提并论。其性燔灼迫急，耗津伤液，常导致筋脉失养而动风，迫血妄行而动血。常见壮热，口渴，面红目赤，烦躁谵妄，甚则四肢抽搐、拘挛。或见衄血，吐血，斑疹，或狂躁，痈脓，舌质红绛、苔黄或黄燥，脉象洪数或滑数或细数。以取手阳明经、足太阳经、督脉、足少阳经腧穴为主。或选用急救腧穴。针用泻法，或用三棱针点刺出血法。

（二）七情辨证

七情即喜、怒、忧、思，悲、恐、惊七种情志。其致病多由于外界的刺激，造成情志的过度兴奋或抑制，从而损伤内脏造成各种疾病。其临床表现也是多种多样的，常见的有：喜伤，则心神不安，语无伦次，哭笑无常，举止失常；怒伤，则肝气逆，甚则气血并走于上见神昏暴厥，吐血；忧伤，则情志抑郁，闷闷不乐，神疲乏力，食欲不振；思伤，则心悸怔忡，失眠，健忘，纳差，形体消瘦；悲伤，则面色惨淡，精神不振；恐伤，则怵惕不安，喜静，常欲闭户独居、常表现出如有人捕之的状态；惊伤，则情绪不宁，甚则神志错乱，语言举止失常。取穴以所伤脏腑选取有关经脉、腧穴。针用泻法，或平补平泻法，或补泻兼施法。

（三）饮食劳伤辨证

1. 饮食所伤

此为由于饮食不当所导致的疾病。常见伤于胃则胃脘痛，恶闻食臭，食欲不振，胸膈痞满，嗳腐吞酸，舌苔厚腻，脉滑无力。伤于肠则腹痛，肠鸣，泄泻，苔腻或黄，脉滑。如误食毒物，则恶心呕吐，或吐泻交作、腹中绞痛等。以取任脉、足阳明经、手厥阴经、手阳明经腧穴为主。针用泻法，或平补平泻法，或三棱针点刺放血法。

2. 劳逸所伤

此为因过于劳倦或过于安逸所致的疾病。常见过劳，则倦怠无力，喜卧，懒言，精神不振，饮食减少，苔薄白，脉缓大，或浮或细；过逸，则体胖，行动不便，动则喘息，心悸气短，肢软无力，苔白薄或腻，脉缓。劝说病人尽量避免过劳，讲清过于安逸对身体的危害，要适当参加劳动，以取足阳明经、手阳明经、足太阴经，及任脉、背俞穴为主。针用补法，或平补平泻法，或兼用灸法。

三、脏腑常见疾病辨证

人体的一切功能活动，都是通过脏腑、经络体现出来的，当功能活动发生异常变化时即为疾病。所以临床上的一切症候也都是脏腑、经络的病理反应，因为人体的各个脏腑、各条经络的生理功能不同，所以它们在发生病理变化后的临床表现也不同。因此要想在临床上作出正确的诊断和治疗，就必须掌握脏腑、经络的生理功能，发病规律和临床表现。否则就无从谈辨证，当然也就无从谈治疗，尤其对针灸学科来说，掌握脏腑、经络的辨证机理就更具重要的意义。

（一）肺与大肠疾病辨证

1.肺病辨证

肺居于胸中，上与咽喉相通，其经脉络大肠，与之为表里。其生理功能是：主气，司呼吸，主宣发肃降，外合皮毛，开窍于鼻。其病理表现主要是宗气不足，气机升降失常；肺为娇脏，不耐寒热，且与皮毛相合，所以又常见外邪侵袭之症。

（1）风邪犯肺：风邪袭于肺使肺失宣降，而见咳嗽，痰稀白或黄稠，口不渴或渴，鼻流清涕，或咽喉疼痛，或兼恶寒发热等表证，苔薄白，脉浮紧或浮数。以取手太阴经、手阳明经腧穴为主。针用泻法。

（2）痰湿阻肺：痰湿之邪阻壅于肺则使肺气不利。常见咳嗽痰多呈泡沫状，或白色易于咯出，胸部满闷，或喉中痰鸣，气短喘息，甚则不能平卧。苔白腻，脉滑。以取手太阴经、足阳明经腧穴为主。针用泻法。

（3）痰热蕴肺：痰热之邪蕴蓄于肺，使肺失肃降，或热伤肺络。常见咳嗽，气喘息促，痰稠色黄，或吐脓痰，胸痛，胸闷，大便干，小便黄，舌质红、苔黄腻，脉滑数。以取手太阴经、手阳明经、足阳明经腧穴为主。针用泻法。

（4）肺气虚弱：肺气虚弱使气失所主，肃降无权。常见咳嗽无力，气短，劳则咳喘；痰液清稀，倦怠懒言，语声低微，恶风自汗，舌质淡、苔薄白，脉象虚弱无力。以取手太阴经、足阳明经腧穴及背俞为主。针用补法，或针灸并用。

（5）肺阴不足：肺阴亏损则使肺脏失于清润，导致肃降无权。常见干咳无痰，或痰少而黏，或痰中带血，口燥咽干，午后潮热，颧红盗汗，手足心热，舌质红少苔或无苔，脉细数。以取手太阴经、足太阴经、足少阻经腧穴及背俞穴为主。针用补法。禁灸。

2.大肠病辨证

大肠居于腹中，上接小肠，下通肛门。其经脉络于肺，与之为表里。其生理功能是：传导食物糟粕，使之变为粪便排出体外。其病理表现主要为大便异常。

（1）大肠湿热：湿热壅滞于大肠，灼伤脉络。常见腹痛，下痢脓血，里急后重，或泄泻黄水，肛门灼热，小便短赤，或发热，口渴，舌苔黄腻，脉滑数，或濡数。以取手阳明经，足阳明经腧穴和大肠募穴，下合穴为主。针用泻法。

（2）大肠液亏：大肠津液不足，使肠道不能濡润。常见大便干燥秘结，难以排出，数日一行，口干咽燥，舌红少津，脉细或细数。以取手阳明经、足太阴经、足少阴经腧穴为主。针用补法。

（3）大肠滑脱：大肠滑脱即大肠固摄无权。常见大便失禁，久泻久痢，腹胀或痛，神疲体倦，面色萎黄，舌质淡、苔薄白，脉细无力。以取手阳明经，足阳明经、任脉及背俞穴为主。针用补法，并用灸法。

（4）积滞内停：糟粕停于肠内，使肠道壅阻。常见腹胀腹痛，拒按，大便秘结，或下痢不爽，大便秽臭，舌苔黄厚，脉象沉实或弦数。以取手阳明经，足阳明经腧穴为主。针用泻法。不宜灸。

（5）寒湿犯肠：寒湿之邪侵犯于肠，使其升降失司。常见泄泻清稀，腹痛肠鸣，身寒欲温，口不渴，舌质淡、苔薄白，脉象沉迟。以取足阳明经、任脉腧穴为主。针用泻法或兼用补法，并用灸法。

（二）脾与胃常见疾病辨证

1.脾病辨证

脾居于腹中。其经脉络胃，与之为表里。其生理功能是：主运化，主统血，主四肢、肌肉，开窍于口。脾气以上升为顺。它与胃共同完成对饮食的受纳、腐熟、消化、吸收及输布水谷精微的功能，为气血生化之源，以供全身营养，故称之为"后天之本"。其病理表现主要是消化、吸收方面的异常和统摄无权。

（1）脾气虚弱：脾气虚弱则使脾失运健，造成气血生化之源不足。常见面色萎黄，形体消瘦，疲倦乏力，少气懒言，纳少，腹胀便溏，或见浮肿，甚则腹部有下坠感，脱肛，子宫脱垂，内脏下垂，舌质淡、苔薄白，脉缓弱。以取足太阴经、足阳明经、任脉腧穴及其俞，募穴为主。针用补法，或兼灸法。

（2）脾阳虚弱：脾阳虚弱使脾运化无权，阴寒凝滞。常见面色㿠白，四肢不温，纳少，腹胀，或脘腹隐痛，喜暖喜按，便溏水肿，白带稀而多，舌质淡嫩、苔白，脉沉迟。以取足太阴经、足阳明经任脉腧穴及其背俞穴为主。针灸并用，针用补法。

（3）寒湿困脾：脾被寒湿所困，使脾运化失司。常见脘腹胀满，不思饮食，口淡不渴，头身重困，大便不实或泄泻，或肢体浮肿，舌苔白腻，脉濡缓。以取足太阴经、足阳明经、任脉腧穴为主。针用补泻兼施法，或兼用灸法。

（4）湿热中阻：湿热阻滞中焦，使脾胃受纳，运化失职，升降失常。常见脘腹痞闷，纳呆呕恶，口苦而黏腻，身重困倦，或面目，肌肤发黄，大便溏泻，小便短赤，或带下色黄，秽臭，阴痒，舌苔黄腻，脉滑数或濡数。以取足太阴经、足阳明经，任脉腧穴为主。针用泻法。

（5）脾不统血：脾不统血是由于脾气虚弱，导致统摄血循无力，使血不循经。常见便血，月经过多，崩漏，皮肤紫癜（肌衄），兼见面色无华，体倦乏力，少气懒言等、舌质淡、苔薄白、脉细弱。以取足太阴经、足阳明经及背俞穴为主。针用补法，或并用灸法。

2.胃病辨证

胃居于膈下，上腹部，上接食道，下通小肠，与脾以膜相连，其经脉络脾，与之为表里。其主要生理功能是：受纳（接受、盛纳）和腐熟（初步消化）水谷。胃气以下降为顺。其病理表现主要是食欲和胃气下降的异常。

（1）食滞胃脘：饮食停滞于胃脘，使脘腹气机阻滞。常见脘腹胀满或胀痛，暖腐吞酸，或呕吐酸腐食物，吐后胀痛得减，厌食，呃逆，大便不爽，舌苔厚腻，脉滑。以取足阳明经腧穴及其俞，募穴为主。针用泻法。

（2）胃气虚弱：胃气虚弱使胃纳无权。常见食欲不振，纳少，脘部痞满，或呃逆、呕吐，气弱乏力，四肢倦怠，舌质淡、苔薄白，脉缓弱。以取足阳明经腧穴，任脉和背俞，募穴为主。针用补法，或兼用灸法。

（3）胃寒：寒邪凝滞于胃，使胃气阴滞。常见胃脘疼痛，遇冷则痛剧，得温则痛减，口淡不渴，或胃中水声辘辘，口泛清水，舌淡苔白，脉象沉迟或弦。以取足阳明经、足太阴经、任脉腧穴及其俞、募穴为主。针用补法，并用灸法。

（4）胃热：热邪蕴结于胃，煎灼津液，经脉阻滞。常见胃脘灼痛，吞酸嘈杂，或呕吐，渴喜冷饮，消谷善饥，或齿龈肿痛、溃烂、出血，口臭，大便干结，小便短赤，舌质红、苔黄燥，脉数或洪大。以取足阳明经、足太阴经、手阳明经腧穴为主。针用泻法，忌用灸法。

（5）胃阴不足：胃的阴液不足使胃失润，和降失常。常见胃脘隐痛，嘈杂似饥，饥不欲食，口干咽燥，或干呕呃逆，大便干结，舌红少津，脉象细或细数。以取足太阴经、足阳明经腧穴为主。针用补法，忌用灸法。

（三）心与小肠疾病辨证

1.心病辨证

心居于胸中，其脉络于小肠，而与之为表里。其生理功能是：主血脉，主神志，开窍于舌。其病理表现主要是血脉和神志的异常变化。

（1）心气虚：心气不足则使血液运行无力。常见心悸，气短，神疲体倦，自汗，舌质淡、苔薄白，脉细弱。以取手少阴经腧穴和背俞穴为主。针用补法。

（2）心阳虚：心阳不足使血液运行无力，温煦无权。常见心悸，气短，自汗，形寒肢冷，口唇青紫，甚则大汗淋漓，四肢厥冷，呼吸气微，神志不清，舌质淡胖嫩或暗紫、苔薄白，脉象微弱、或结代。以取手少阴经、手厥阴经，任脉、督脉腧穴为主。针用补法，并用灸法，或以灸法为主。

（3）心血虚：心血不足则使心神失养。常见心悸，失眠，多梦，健忘，眩晕，唇淡无华，舌质淡、苔薄白，脉细。以取手厥阴经、手少阴经，足太阴经腧穴及背俞穴为主。针用补法。

（4）心血瘀阻：心血瘀阻使血液运行不畅，经脉阻滞。常见心悸，心痛（心前区或胸骨后刺痛或闷痛）常痛及肩臂，时发时止，重者则面，唇、爪甲青紫，肢冷，自汗出，舌质紫暗，或有瘀斑，脉细涩，或结代。以取手厥阴经、手少阴经腧穴及本脏俞、募穴为主。针用泻法。

（5）痰迷心窍、痰热内扰：痰饮壅滞心窍，痰热内扰则使心神无主。常见心悸，不寐，心胸烦热，或为癫为狂，或为痴呆，语无伦次，哭笑无常，大便干结，小便短赤，舌质红、苔黄腻，脉滑数。以取手少取经，手厥阴经、足阳明经，足厥阴经腧穴及其背俞穴为主。针用泻法。

（6）心火炽盛、循经上炎：心火盛而上炎使心神被扰，心窍热盛。常见心烦失眠，面赤口渴，口舌糜烂、疼痛，咽喉肿痛，小便短赤，舌质红、苔黄，脉数或弦数。以取手少阴经、手厥阴经、足少阴经腧穴为主。针用泻法。

2.小肠病辨证

小肠居于腹中，上接幽门与胃相通，下接阑门与大肠相连。其经脉络于心，而与之为表里。其主要生理功能是：分泌清浊。其病理表现主要是大小便异常。

（1）小肠实热：小肠实热多为心热下移所致。可见心烦口渴，口舌生疮，咽痛，小便短赤，尿道灼痛，或尿血，小腹胀痛，舌质红、苔黄，脉数或滑数。以取手少阴经、手太阳经腧穴及其下合穴、募穴为主。针用泻法。

（2）小肠虚寒：小肠虚寒则使分清泌浊功能失常。常见小腹隐痛，肠鸣，大便溏泻，小便频数。舌质淡、苔薄白，脉象细而缓。以取足阳明经腧穴及本脏俞、募、下合穴为主。针用补法，并用灸法。

（四）肾与膀胱疾病辨证

1.肾病辨证

肾居于腰部左右各一。其经脉络于膀胱，而与之为表里。其主要生理功能是：藏精，主水，主命门之火，主骨，生髓，主纳气，开窍于耳、二阴。为先天之本，为生长发育之源。其病理表现主要是生殖、发育，水盐代谢的异常。

（1）肾气虚弱：肾气不足则使腰，骨失常，封藏失司。常见腰脊酸软，腿足无力，小便频数而清，或尿后余沥不尽，或遗尿，尿失禁，或夜尿频，男子遗精、早泄，女子带下，或胎动易下，听力减退，舌质淡、苔薄白，脉弱尺部尤甚。以取足少阴经、任脉、督脉经腧穴及本脏背俞穴为主。针用补法，并用灸法。

（2）肾阳不足：肾阳虚则使肾府、骨、髓不得温养。生髓不足，脑失所养。常见腰膝酸软而痛，畏寒肢冷，头晕目眩，精神不振，面色㿠白；或黧黑，阳痿不育，宫寒不孕；或浮肿，腰以下为重，或小便不利，大便溏薄，舌质淡、苔薄白，脉沉迟尺弱。以取任脉、督脉及足少阴经腧穴及本脏背俞穴为主。针用补法，并用灸法。

（3）肾阴不足：肾阴虚则不能生髓、充骨、养脑。常见形体虚弱，头晕耳鸣，失眠健忘，腰膝酸软，遗精口干，或午后潮热，颧红，盗汗，五心烦热，小便黄，大便干，舌红少苔，脉象细数。以取足少阴经，足太阴经腧穴及本脏背俞穴为主。针用补法。忌灸。

（4）肾不纳气：肾不纳气是由肾气虚所致。使肾摄纳无权，气不归元。常见短气喘咳，呼多吸少，动则喘甚，神疲自汗，语声低怯，头晕，腰膝酸软，舌质淡、苔薄白，脉象虚弱尺部尤甚。以取足少阴经，足太阳经，任脉、督脉束穴为主。针用补法，并用灸法。

2.膀胱病辨证

膀胱居于少腹，上经输尿管与肾相接，下经尿道通前阴。其经脉络于肾，而与之为表里。其主要生理功能是：贮存和排泄尿液。其病理变化主要是小便的异常。

（1）膀胱湿热：膀胱蕴积湿热则使之气化功能失常。可见尿频、尿急、尿道灼热疼痛，或小便淋漓不畅，或排尿中断，尿色黄赤，混浊，或尿血，或尿中有沙石，亦可伴有小腹胀满或腰痛，舌苔黄腻，脉数或滑数。以取足太阴经、足太阳经穴和任脉腧穴为主。针用泻法。

（2）下焦虚寒：下焦虚寒则使膀胱气化无权。常见小便频数或遗尿，小腹有凉感，肢冷畏寒，腰膝酸软、冷痛，舌质淡、苔白，脉沉迟。以取足太阳经、足少阴经、任脉腧穴及本腑募穴为主。针用补法，并用灸法。

（五）肝与胆疾病辨证

1.肝病辨证

肝居于右胁肋部。其经脉络于胆，而与之为表里脏腑。其主要生理功能是：藏血，主疏泄，主筋，开窍于目。其病理表现主要是藏血、疏泄功能失常和筋脉不利等。

（1）肝气郁结：肝气郁结则使气机不畅，经气不利。常见精神抑郁，易怒，胁肋胀痛，或窜痛，乳房作胀或胀痛，经前尤甚，胸闷不舒，喜太息，脘腹胀痛，纳呆嗳气，或咽部有阻塞感，吞之不下，吐之不出（梅核气），月经不调，痛经，苔薄白，脉弦。日久可见胁肋刺痛，舌质紫暗。或有瘀斑，脉弦。以取足厥阴经，足少阳经、足阳明经、足太阴经腧穴为主。针用泻法。

（2）肝火上炎：肝火（热）循经上炎，则使头目被火热侵扰。常见头涨痛，头晕目眩，目赤肿痛，口苦咽干，胁肋灼痛，耳鸣如潮，心烦失眠，多做噩梦，或吐血，衄血，大便秘结，小便黄赤，舌质边红、苔黄，脉弦数。以取足厥阴经、足少阳经腧穴为主。针用泻法，或兼用三棱针点刺出血。

（3）肝阳上亢：肝阳不能潜藏而上亢，则使气血并走于上。常见头目涨痛，面红，眩晕，耳鸣，急躁易怒，失眠多梦，腰膝酸软，头重脚轻，舌质红，脉弦细或兼数。治宜平肝滋阴潜阳法。以取足厥阴经、足少阳经，足太阴经，足少阴经腧穴为主。针用补泻兼施法。忌用灸法。

（4）肝风内动：肝风内动则使气机逆乱，神明被扰。常见轻者头目晕眩，涨痛，肢体麻木，或兼震颤；重者则猝然昏倒，不省人事，舌强不语或半身不遂。舌红，脉弦有力。以取足厥阴经，足少阳经，足太阴经、足少阴经腧穴为主。针用泻法，或补泻兼施法。忌用灸法。

（5）肝血不足：肝血虚则使头目，筋脉失养。常见头目眩晕，隐痛，面色无华，耳鸣耳聋，两目干涩，视物不清，或为雀盲，爪甲不荣，肢体麻木，手足震颤，肌肉交动，或口燥咽干，午后潮热，经血色淡、量少，或闭经，舌淡或舌红少津，脉弦细，或弦细数。以取足厥阴经、足少阳经，足太阴经、足少阴经腧穴及背俞穴为主。针用补泻兼施法。忌用灸法。

（6）寒滞肝脉：寒邪郁滞于肝经，则使阳气被遏，气血运行不利。常见少腹牵引睾丸坠胀、冷痛，或阴囊收缩引痛，受寒则甚，得热则缓；舌苔白滑，脉沉迟或弦紧。以取足厥阴经、足太阳经，足少阴经、足少阴经腧穴及任脉腧穴为主。针用泻法，并用灸法。

2.胆病辨证

胆附于肝，居于右胁肋部。其经脉络于肝，二者为表里脏腑。其主要生理功能是：贮存胆汁，并将胆汁不断排入小肠中以助消化食物，但要靠肝的疏泄功能协助完成。其病理表现主要是胆汁贮、泄的异常。

（1）肝胆湿热：湿热之邪蕴于肝胆，则使疏泄功能失常。可见胁肋胀痛，或有热感，口苦纳呆，恶心呕吐，腹胀，大便不调（软溏），小便短赤，或面目，周身发黄（黄疸），或发热。苔黄腻，脉弦数。如湿热下注，则可见阴囊湿疹，睾丸肿大，热痛；或带下色黄，秽臭，外阴瘙痒，舌苔黄腻，脉滑数或弦数。以取足少阳经、足厥阴经、足太阴经腧穴及背俞穴为主。针用泻法。

（2）胆气虚弱：胆气不足则使决断失司。常见易惊善恐，胆怯，失眠多梦，夜寐不安，舌苔薄白，脉象弦细。以取足少阳经、足厥阴经腧穴及背俞穴为主。针用补法，或兼用灸法。

（六）心包与三焦疾病辨证

1.心包病辨证

心包又名心包络。居于胸中，位于心之外围。其经脉络于三焦，二者为表里脏腑。其主要功能就是护卫心脏，可代心受邪。因其病理变化，临床表现及治疗方法，皆与心病相同，故不再重复。

2.三焦病辨证

三焦不是一个具体的腑，而是对体内脏腑部分功能的概括。是体腔上，中、下三焦的总称。其经脉络于心包，而与之为表里。其主要生理功能是：保持人体水液的正常输布及代谢。这是三焦气化的作用。其病理表现主要是水液代谢的异常。

（1）三焦气化功能失常：其气化功能失常则使水液内停。可见肌肤肿胀；腹中胀满，气逆，腹凉，或遗尿，小便失禁，舌苔白滑，脉沉细，或沉滑。以取任脉、足太阴经腧穴及背俞穴为主。针用补法，并用灸法。

（2）湿热蕴结三焦：湿热之邪蕴于三焦则使水液潴留。可见身热气逆，肌肤肿胀，小便不利。舌质红、苔黄腻，脉滑数。以取足太阴经、足少阴经、任脉腧穴及背俞穴为主。针用泻法。忌用灸法。

（七）脏腑兼病辨证

人体各脏腑之间，在生理上具有相互滋生，相互制约的关系，所以当某一脏或某一腑发生疾病时，不但在本脏腑出现症状，而且在一定的条件下，会影响其他脏腑发生病变而出现症状。凡同时见到两个脏腑有病变的，即为脏腑兼病。现将临床上最常见的脏腑兼病辨证叙述如下：

1.心肾不交

心肾不交是指心肾水火既济失调所致的病证。常见心烦失眠，心悸不安，头晕耳鸣，健忘，腰酸腿软，遗精，或见五心烦热，口燥咽干，舌红少苔，脉细数。以取手少阴经，足少阴经，足太阴经腧穴及背俞穴为主。针用平补平泻法，或用补泻兼施法。

2.心脾两虚

心脾两虚是指心血不足，脾气虚弱所致的病证。常见心悸怔忡，头晕目眩，失眠多梦，健忘，面色萎黄，食欲不振，腹胀便溏，神倦乏力，或皮下出血，妇女月经量少色淡，或淋漓不尽。舌质胖淡、苔薄白，脉细弱。以取手少阴经，足阳明经，足太阴经腧穴及背俞穴为主。针用补法，或兼用灸法。

3.脾肺气虚

脾肺气虚是指脾、肺两脏气虚所致的病证。常见久咳不止，气短而喘，痰多稀白，食欲不振，腹胀便溏，语声低微、懒言，疲倦乏力，面色㿠白，甚则面浮足肿，舌质淡、苔薄白，脉细弱。以取足阳明经、任脉腧穴及背俞穴为主。针用补法，或兼用灸法。

4.脾肾阳虚

脾肾阳虚是指脾、肾两脏之阳亏损所致的病证。常见面色㿠白，畏寒肢冷，腰膝或下腹冷痛，久泻久痢，或五更泻，或下利清谷，小便不利，面浮肢肿，舌质淡胖、苔薄白，脉象沉细而弱。以取任脉、足阳明经腧穴及背俞穴为主。以灸法为主兼用针刺补法。

5.肺肾阴虚

肺肾阴虚是指肺、肾两脏阴液亏损所致的病证。常见咳嗽痰少，或痰中带血，口燥咽干，或声音嘶哑，形体消瘦；腰膝酸软，头晕目眩，耳鸣，骨蒸潮热，颧红盗汗，男子遗精，女子月经不调，舌红少苔，脉细数。以取足少阴经、足太阴经腧穴及背俞穴为主。针用补法，忌用灸法。

6.肝肾阴虚

肝肾阴虚是指肝，肾两脏阴液亏损所致的病证。常见头晕目眩，耳鸣，健忘，失眠多梦，口燥咽干，腰膝酸软，胁肋灼痛，五心烦热，颧红盗汗，或见手足蠕动，男子遗精，女子经血量少，舌红少苔，脉细数。以取足少阴经、足太阴经、足厥阴经腧穴及背俞穴为主。针用补法，忌用灸法。

7.肝脾不调

肝脾不调是指肝失疏泄，横逆犯脾，脾失健运所致的病证。常见胸胁胀满窜痛，喜太息，情志抑郁或急躁易怒，纳呆腹胀，便溏不爽，肠鸣矢气，或腹痛欲泻，泻后痛减。舌苔白或腻，脉弦。以取足厥阴经、足少阳经、足阳明经腧穴及背俞穴为主。针用补泻兼施法。

8.肝胃不和

肝胃不和是指肝失疏泄，横逆犯胃，胃失和降所致的病证。常见胃脘，胁肋胀痛，嗳气呃逆，嘈杂吞酸，烦躁易怒，或情志抑郁不畅，舌红苔黄，脉弦或弦数。以取足厥阴经、足少阳经、足阳明经、任脉腧穴为主。针用泻法。

若见巅顶疼痛，遇寒则甚，得温痛减，呕吐涎沫，形寒肢冷，舌淡苔白滑，脉沉弦或兼紧。以取足厥阴经、足阳明经、任脉腧穴为主。针用平补平泻法，或泻法，并兼用灸法。

四、气血辨证

（一）气病辨证

气病的范围很广，临床常见的气病有气虚、气陷、气滞、气逆4种。

1.气虚证

它是由于脏腑功能减退（衰弱）所导致的疾病。常见头的表现症状为晕目眩，少气懒言，神疲乏力，自汗，动则诸症加剧，舌质淡、苔薄白，脉虚无力。以取任脉、足阳明经，足太阴经腧穴及背俞穴为主。针用补法，或兼用灸法。

2.气陷证

它是因气虚甚无力升举而下陷所致的疾病。常见头晕目眩，少气乏力，腹部坠胀，脱肛，子宫脱垂，胃、肾等内脏下垂，舌质淡、苔薄白，脉虚无力。以取任脉，督脉、足阳明经腧穴及背部俞穴为主。针用补法，并用灸法。

3.气滞证

它是气机部分阻滞的疾病。常见情志不畅，脘腹胀闷或胀痛，攻窜移动，病位不定，舌苔薄白，脉弦。由于病因的不同及其兼症的各异，治宜理气止痛法。以取任脉、足少阳经、足厥阴经为主。针以泻法，或针以平补平泻法。

4.气逆证

它是气机升降失常所致的疾病。临床常见的气逆证有肺气上逆证、胃气上逆证及肝气升发太过证。肺气上逆证常见咳嗽,喘息。胃气上逆证常见呃逆、恶心,呕吐。肝气上逆证可见头痛,眩晕,昏厥,吐血。取穴根据所病脏腑,选取有关经脉的腧穴。针以泻法。

(二) 血病辨证

血病临床常见的有血虚、血瘀、血热3种。

1.血虚证

是血液亏损,脏腑经脉失养所致的疾病。常见面色淡白无华,或萎黄,唇色淡白,爪甲苍白,头晕眼花,心悸,失眠,手足发麻,妇女经血量少色淡,延期或闭经。舌质淡、苔薄白,脉细或细而无力。以取足阳明经、足太阴经腧穴及背俞穴为主。针用补法。

2.血瘀证

血瘀证是由于瘀血内阻所致的疾病。常见疼痛如刀割、针刺,痛有定处,拒按,肿块,或面色黧黑,肌肤甲错,口唇,爪甲紫暗,或皮下紫斑,或下肢青筋胀痛;妇女痛经,经血有血块,或闭经腹痛。舌质紫暗,或有瘀斑;脉细涩。以取足厥阴经、足太阴经、手阳明经腧穴及背俞穴为主。针用泻法,或兼用灸法。

3.血热证

是血分有热所致的疾病。常见心烦甚则狂躁,口干不喜饮,咳血、吐血、尿血,妇女经血先期,量多,血色鲜红,舌质红绛,脉数或滑数。以取足太阴经,足厥阴经、足少阴经、手太阴经腧穴及背俞穴为主。针用泻法,禁用灸法。

五、经络辨证

经络辨证是以经络理论为指导,根据经络的循行部位和脏腑属络,以辨别经络症候的一种辨证方法。

(一) 十二经脉病辨证

十二经脉中,每一条经脉都有一定的循行径路和所属经的脏腑。如果经络发生病变则各有不同的症候。其症候可分属两个部分:一是本经络的脏腑功能失常的症状;二是本经循行部位所发生的病变症状。

1.手太阴肺经病候

咳嗽,气喘,胸部胀满,咳血,咽喉肿痛;缺盆部,肩背及手臂内侧前缘疼痛,麻木不仁。以取手太阴经、手阳明经腧穴为主。针用泻法,或兼用灸法。

2.手阳明大肠经病候

鼻衄,鼻痛,鼻流清涕,齿痛,咽喉肿痛,颈、肩前、上肢外侧前缘疼痛,酸楚,麻木;肠鸣腹痛,泄泻,下痢赤白等。以取手阳明经、手太阴经、足阳明经腧穴为主。针用泻法，或兼用灸法。

3.足阳明胃经病候

胃脘痛，肠鸣腹胀，呕吐，水肿，易饥，鼻衄，咽喉肿痛，胸腹部及下肢外侧前缘疼痛，发热，或麻木不仁，甚则痿痹不用。以取足阳明经、任脉、足太阴经腧穴为主。针用泻法，或用补法，或兼用灸法。

4.足太阴脾经病候

腹胀腹痛，便溏，胃脘痛，呕吐，身重无力；舌根强痛，股膝内侧肿痛，屈伸不利。以取足太阴经、足阳明经、任脉及背俞穴为主。针用泻法，或补法。

5.手少阴心经病候

心痛，心悸，咽干口渴，失眠，健忘，胸胁痛，上臂内侧后缘疼痛，发热。以取手少阴经、手厥阴经、手太阳经及背俞穴为主。针用泻法，或用补法，或通经活络法。

6.手太阳小肠经病候

耳聋，目黄，咽喉痛，颊肿，少腹胀痛；肩臂外侧后缘疼痛，麻木不仁。以取手太阳经，足太阳经及其下合穴为主。针用泻法，或兼用灸法。

7.足太阳膀胱经病候

小便不通（利），遗尿，癫狂，目痛，迎风流泪，鼻塞，鼻衄，头痛，项背腰臀部以及下肢后面疼痛，酸楚，拘急，麻木，痿痹不用。以取足太阳经，足少阴经，足阳明经腧穴为主。针用泻法，或用补法，或兼用灸法。

8.足少阴肾经病候

遗尿，尿频，遗精，阳痿，月经不调，气喘，咳血，咽喉肿痛，舌干，水肿，腰脊疼痛，股内侧后缘疼痛，下肢无力，足心热。以取足少阴经，任脉、足太阳经腧穴为主。针用补法，或补泻兼施法，或兼用灸法。

9.手厥阴心包经病候

心痛，心悸，心烦，胸闷，面赤，癫狂，腋下肿，上肢拘急，疼痛，手心热。以取手厥阴经、手少阴经、任脉、足太阳经腧穴为主。针用泻法，或用补法，或用补泻兼施法。

10.手少阳三焦经病候

腹胀，水肿，小便不利，耳鸣耳聋，目外眦痛，颊肿，咽喉肿痛，耳后、肩、上肢外侧疼痛，麻木。以取手少阳经、手阳明经、足太阴经，足阳明经腧穴为主。针用泻法，或补泻兼施法，或兼用灸法。

11.足少阳胆经病候

头痛，目外眦痛，颔痛，目眩，口苦，缺盆部肿痛，腋下疼痛，胸、胁肋，股及下肢外侧疼痛，麻木不仁，甚则痿痹。以取足少阳经、足厥阴经、足太阳经、足阳明经腧穴为主。针用泻法，或用补泻兼施法，或兼用灸法。

12.足厥阴肝经病候

腰痛，胸满，少腹疼痛，疝气，头顶痛，咽干，呃逆，遗尿，小便不利，神志失常，下肢内侧中间疼痛，麻木，转筋拘急，掣痛。以取足厥阴经，足少阳经，足少阴经、手厥阴经腧穴为主。针用泻法，或补泻兼施法，或兼用灸法。

（二）奇经八脉病辨证

奇经八脉对正经具有加强联系，调节气血的作用。它除本经循行与体内外器官相连属外，还通过十二经脉与脏腑发生间接的联系，特别与肝、肾及女子胞、脑、髓等关系更为密切，在生理和病理上都能互相影响。

1.督脉病候

脊柱强直、疼痛，甚则角弓反张，头痛，癫痫。以取督脉、足太阳经腧穴为主。针用泻法。

2.任脉病候

带下，月经不调，不孕，不育，疝气，遗精，遗尿，尿闭，胃脘痛，小腹痛，阴中痛。以取任脉、足太阴经，足厥阴经，足少阴经腧穴为主。针用补法，或补泻兼施法，或兼用灸法。

3.冲脉病候

腹内拘急而痛，月经不调，不孕、不育，咳喘。以取任脉、足厥阴经、足太阴经腧穴为主。针用补法，或用泻法，或兼用灸法。

4.带脉病候

腹部胀满，腰部弛缓无力，带下，子宫脱垂，下肢无力。以取任脉、足阳明经、足太阴经、足厥阴经，足太阳经腧穴为主。针用补法，或补泻兼施法，或兼用灸法，或重用灸法。

5.阳跷脉病候

癫痫，不眠，目内眦赤痛，腰背痛，下肢痉挛，足外翻等。以取足厥阴经，足太阳经、手少阴经腧穴为主。针用泻法，或补泻兼施法。

6.阴跷脉病候

癫痫，多眠，少腹痛，腰胯连及阴中痛，下肢痉挛，足内翻等。以取足厥阴经、足少阴经、足太阴经腧穴为主。针用泻法，或补泻兼施法。

7.阳维脉病候

恶寒发热等。以取足太阳经，督脉腧穴为主。针用泻法。

8.阴维脉病候

胸痛，心痛，胃脘痛。以取足太阴经、手少阴经、手厥阴经，任脉腧穴为主。针用泻法，或平补平泻法。

第二节 针灸处方原则

一、常用治法与处方总则

（一）常用治法

治法，是依据辨证、诊断所确立的治疗大法。它是针灸理、法、方、穴的组成部分。针灸临床上常用的治法是补法、温法、泻法、清法、升法、降法、和法7种。

1.补法

此法是用针灸扶助正气即补益人体阴阳、气血及脏腑虚损的治法。适用于治疗各种虚证。如阴虚证取三阴交、太溪、照海等穴，针用补法。

2.泻法

此法是利用针灸驱除邪气，消除积滞以利于正气恢复的一类治法。适用于治疗各种实证。如外感表实证取风池、曲池、合谷等穴，针用泻法。

3.温法

此法是用针灸祛寒温阳法。即温经通络、温煦阳气，温中散寒、回阳救逆的一类治法。适用于治疗一切寒证。如寒凝经络证，根据病位选取有关经穴，针灸并用，以寒证的虚实决定针用补法或泻法。

4.清法

此法是用针刺清解邪热的一类治法。即清热解表，清热凉血，清胃泻火，清肺止咳、清利湿热等均属此法。

5.升法

此法是用针灸升阳益气，升举下陷的一类治法。适用于清阳不升，气虚下陷等证。如治疗中气下陷证，取百会、气海、足三里等穴，针用补法，并用灸法。

6.降法

此法是用针刺降逆，潜阳的一类治法。适用于治疗气机上逆之证。如治疗胃气上逆证取中脘、内关、太冲等穴，针用泻法。

7.和法

又称为"平法"，适用于治疗妇女、年老体弱者，选用平补平泻手法。对于多种慢性疾病，诸如关节痹痛、偏头痛，眩晕症等的早期刚开始针刺时，待针3～5次后，可改用其他治法。

（二）处方总则

处方总则，即针灸治病处方必须遵守的总体原则。它体现了中医的整体观念和辨证论治的基本精神，对于治疗每种疾病的立法，处方都具有普遍的指导意义。

1.调整阴阳

　　疾病的发生，从根本上讲都是阴阳失去了相对平衡，即阴阳出现了偏盛偏衰，影响了正常的阴阳关系而发生的。所以调整阴阳的偏盛偏衰就成为治疗疾病处方的总体原则之一。

　　（1）阴阳偏盛：此即阴或阳的过盛、有余。阳盛则阴病，即阳热亢盛则容易损耗阴液而导致阴病。阴盛则阳病，即阴寒亢盛则容易损伤阳气而导致阳病。在治疗时可采用"损其有余""盛则泻之"的方法。对阳盛者用清泻阳热法，对阴盛者用温散阴寒法。因阴阳之间有相互消长的关系，故在调整阴或阳偏盛的时候，一定要注意有无相应的阴或阳偏衰的情况存在，如有相对一方偏衰时，在针治时亦当兼顾其偏衰者，即当清泻阳热时佐以滋补阴液，温散阴寒时佐以温补阳气，这样就可避免调整了偏盛又出现了偏衰。

　　（2）阴阳偏衰：此即阴或阳的虚损、不足。或为阴虚，或为阳虚。阴虚则不能制阳，常表现为阴虚阳亢的虚热证；阳虚则不能制阴，多表现为阳虚阴盛的虚寒证。在治疗时，由阴虚而导致的阳亢，应通过补阴以制阳，即壮水之主以制阳亢法。因阳虚而导致的阴盛，应通过补阳以制阴，即益火之源以消阴翳法。如阴阳两虚则阴阳双补。因为阴阳是相互依存的，所以在治疗阴阳偏衰时还要兼顾其对方的阳阴。故常用"阴中求阳""阳中求阴"法。在针灸治疗中常是"从阴引阳"。如运用募穴、俞穴、就是调养脏腑的阴气和阳气，使其阴阳平衡而病愈。

　　2.扶正祛邪

　　疾病的发生发展与转归的过程，就是正气与邪气双方相互斗争的过程。扶正祛邪可以调整邪正力量的对比，促使疾病向痊愈的方向转化。所以扶正祛邪亦成为指导临床治疗处方的总体原则之一。

　　扶正，就是扶助正气，恢复脏腑、经络的正常生理功能，增强体质，提高机体的抗病能力，从而达到正扶邪自去的目的。祛邪，就是祛除邪气，消除对脏腑、经络正常生理功能的干扰、破坏，从而达到邪去正自安的目的。扶正与祛邪二者相辅相成，密切相关。扶正有助于祛邪，祛邪亦有利于安正。

　　3.调整气机

　　人体脏腑、经络、阴阳，气血的生理功能无不依赖于气机的升降出入，所以疾病的发生、发展与转归过程，也与气机的升降出入有着密切的关系，因此调整气机也成为治疗原则之一。

　　气机的升降出入失去常态就会产生疾病，通过治疗使失常的气机恢复正常则疾病痊愈。在临床治疗中调整气机时，首先要清楚气机失常的关键所在，方能决定具体的升、降、出、入的治法。升，适用于气虚时该升者不能升，或反而下降（陷）。如脾气虚则清阳不升，甚则下陷；肾阴虚不能上济于心，均需升之（同时还需补之方可）。降，适用于气逆者，即不该升而升者，或该降而不降者，或虽该升但升发太过者。如肺气上逆、胃气上逆、胃气不降、肝火上炎、肝阳上亢、心火上炎等，皆当降之。

出，适用于该向外宣散而不宣散，该外泄而不外泄者。如肺气不能宣散，膀胱气化失常小便不能外泄者，均应出之。入，适用于不应外越而外越，该人内而不入内者。如浮阳外越、肾不纳气等都应人之。即引火归元（原），纳气归根。总之，通过升降出入的调整，使失常的气机转为顺畅通达，从而使疾病转愈。

4.因人、时、地制宜

人与自然环境的关系非常密切，疾病的发生发展直接受到外界的影响；每人的体质各异，对病因的耐受性也不同。所以治病时，要考虑到季节、地理环境不同及每人个体的差异，亦是治疗处方总体原则之一。

（1）因人制宜：即治疗时应根据病人的性别、年龄、体质强弱、生活习惯、工作性质等不同，而制定适宜的治疗方法。

（2）因时制宜：即治病时应根据四季气候的不同特点，来制定适宜的治疗方法。如一般春夏之时，病邪侵犯人体多在浅表，针刺宜浅；秋冬季节，病邪伤人多在深部，针刺宜深。

（3）因地制宜：即治病时应根据不同地区的自然条件及生活习惯，制定适宜的治疗方法。如西北地区，地势高，气温低而且干燥，病多寒、燥，治多用温润法；东南地区，地势低，气温高而且潮湿，病多湿、热，治多用清利法。

5.治病求本

任何一种疾病的发生，都有其原因，所以消除病因就成为治疗疾病的最基本的原则。治病求本，就是说治病首先要找到疾病的根本原因，然后治之（消除病因）方能取效。

缓则治其本，适用于病情较缓时，要抓住疾病的本质（病因）治疗以除病源。如阴虚所致的发热、咳嗽，阴虚为本，发热，咳嗽为标，治疗时采用滋阴法治其本的方法，待阴复后其发热、咳嗽则不治而愈。

急则治其标，适用于标病甚急，已给病人带来极大的痛苦，甚或危及生命，并直接影响到本病的治疗时。如慢性咳喘（本）病人，突患感冒高热（标），它不仅加重了原来的咳喘病情，而且影响了本病的治疗，此时必须先治其感冒（标），待感冒治愈后，再治其咳喘（本）。

二、处方内容及选穴原则

针灸处方直接关系着疾病的预后与疗效，因而在形式上与处方组成的选穴上均有它的原则。

（一）处方内容

一张针灸处方就是运用针灸治疗某一疾病的具体实施方法。其内容除姓名，性别等一般项目外，还有施术穴位和方法。即腧穴名称，刺灸方法，补泻手法，以及治疗（留针）时间和次数等。

（二）处方选穴原则

针灸处方的腧穴选用，是以经络学说为指导，根据病证的具体脏腑、经络，以循经取穴为主。常用的选穴原则有4点。

1.局部选穴

即在病变部位局部选取穴位进行治疗。这是根据每一个腧穴都能治疗所在部位的疾病而选用的。多用于治疗体表部位和症状较局部的疾病，如眼病取睛明、攒竹，鼻病取迎香，牙痛取颊车，胃痛取中脘等。但局部如有溃疡、创伤、瘢痕等异常情况则不宜直接针刺或艾灸。

2.邻近选穴

即在病变的邻近部位选取有关腧穴进行治疗。这是根据每个腧穴能够治疗邻近部位的病痛和有关脏腑经络的内在功能联系而选用的。如鼻病取上星、通天，胃痛取梁门、章门、天枢等。

3.远道选穴

即在距离病变处较远的部位选取有关腧穴进行治疗。这是根据阴阳、脏腑、经络学说及腧穴的功能、主治来选取的。通常以取四肢腧穴，尤其是肘膝以下的腧穴为主。如牙痛取合谷，咳嗽取列缺，腰痛取委中、承山、昆仑等。在应用此原则时既可取所病脏腑的本经腧穴，又可取表里经腧穴及与其有内在联系的经脉腧穴，如胃脘痛既可取本经腧穴足三里，又可取表里经脾经腧穴公孙，或与其有内在联系的肝经腧穴太冲、心包经腧穴内关等。

4.随证选穴

又名对证选穴。这是根据中医理论辨证和腧穴的功能主治来选取的。但与局部选穴、邻近选穴和远道选穴不同，前三者都是以病变部位为依据选取有关腧穴。即其病变有特定的部位，症状亦较局限，而随证选穴是对一些无特定部位或病位不局限的疾病应用的一种选穴原则，如发热、自汗、盗汗、虚脱、昏厥等。外感发热取大椎，曲池、合谷，阴虚盗汗取阴郄、复溜，昏迷取人中等。另外，常用的八会穴应用时也属此范畴，如气病取膻中，血病取膈俞，筋病取阳陵泉等。

三、常用处方配穴法

处方配穴是为了取得更好的疗效，将功效（或主治）相同或功效相近的腧穴同时配合使用，以发挥其协同作用，使其相得益彰，而达到增强疗效的目的。处方选穴有局部、邻近、远道和随证选穴的原则在临床上经常使用。处方配穴实际也属选穴的一种方法，它是历代针灸家的临床经验总结。常用的有以下几种：

（一）本经配穴法

此法即当某一脏腑、经络发生病变时，就选取该脏腑经络的腧穴配成处方进行治疗

（二）表里配穴法

此法是以脏腑、经络的阴刚、表里配合关系为依据来配成处方的方法。当某一脏腑，经络有病时，专取其表里经腧穴配穴组方。

（三）前后配穴法

此法又叫腹背阴阳配穴法。前指胸腹为阴，后指脊背为阳。本法就是以前，后部位的腧穴配合组成处方的一种方法。

（四）上下配穴法

这是泛指用人体上部腧穴与下部腧穴配合组成处方的一种方法。如眼病取上部腧穴睛明，与下部腧穴太冲（或光明）；耳鸣耳聋取上部腧穴听宫，翳风，与下部腧穴侠溪。这是上下并用法。

（五）左右配穴法

此法是根据所病经络的不同部位选用左右腧穴配伍组成处方的一种方法。它既可左右双穴同用，也可左病取右，右病取左。若脏腑经络所病涉及双侧时，则左右腧穴并用。如中风证只见半身不遂时，则可采取左病取右，或右病取左，或左右腧穴并用。

（六）独穴处方法

近年临床有些人喜欢选用单一穴来作为一组处方为病人治疗疾病，称为"独穴处方法"。如喘息选用膻中穴或定喘穴，感冒选用大椎穴或曲池穴或孔最穴，急性胃痛选梁丘穴或足三里穴，痛经选用地机穴或血海穴或公孙穴

第九章 刺灸法

第一节 毫针刺法

一、毫针的构造、规格和检查

（一）毫针的构造

毫针是临床上应用最广泛的一种针具，通常用不锈钢丝制成。毫针的结构可分为5个部分，即针尖，针身、针根、针柄、针尾，针的尖端锋锐部分称为针尖，又称针芒；针尖至针柄之间的主体部分称为针身；针身与针柄连接的部分称为针根；针根之后持针着力的部分称为针柄；针柄的末梢部分称为针尾。针柄与针尾多用金属丝缠绕，根据形状不同分圈柄、花柄、平柄、管柄等多种。

（二）毫针的规格

毫针的规格主要以针身的长短和粗细来区分。针身的长度有0.5寸、1寸、1.5寸、2寸、2.5寸……6寸等，针的粗细有26、27、28……35号等，一般临床以1～3寸，28～30号粗细者最为常用。

（三）毫针的检查

毫针在使用前，尤其是消毒前需认真检查，注意针身有无生锈、弯曲，针尖有无钩曲，针柄缠丝有无松动，针根有无剥蚀等。

二、针刺的练习

针刺练习主要指对指力和手法的练习。

（一）指力的练习

指力是指医者持针之手的力度。指力的练习，可先在纸垫或棉团上进行，练习时，右手拇、食、中指挟持针柄，使针垂直于纸垫或棉团，当针尖抵于纸垫或棉团后，手指逐渐加力，待针刺透纸垫或刺入棉团后，再换一处针刺。

（二）手法的练习

针刺手法的练习是在指力练习的基础上进行的，主要有以下几种：

1.透刺的练习

以左手拇、食指爪切，右手持针，使针尖迅速刺入2～3cm，反复进行，以掌握进针速度。

2.捻转的练习

以右手拇、食、中指持针刺入后，在原处不动地向前，向后来回转动。要求捻转角度均匀，快慢自如。

3.提插的练习

以右手拇、食、中指持针刺入后，在原处做上下提插的动作。要求提插的深浅适宜，针体垂直无偏斜。

（三）自身试针

通过练习，有了一定的指力、掌握了针刺手法后，便可在自己身上选取穴位进行试针，也可相互试针，以体会针感。

三、针刺前的准备

（一）针具的选择

正确选择使用不同规格的针具，是提高疗效和防止医疗事故的一个重要因素。针刺前应按有关要求仔细检查针具的质量，根据患者的体质、年龄、胖瘦、针刺的部位和疾病，选择适宜的针具。

（二）体位的选择

针刺时患者体位的选择是否适当，对于取穴和针刺施术都有很大影响，对于一些重症、体力衰弱或精神紧张的患者，体位的选择更为重要。一般以既有利于腧穴的正确定位，又便于针灸的施术操作和较长时间的留针而不致疲劳为原则。体虚、初诊、病重或精神紧张的患者，应尽量采用卧位。

常用的体位有两种：卧位和坐位。卧位可分为仰卧位、侧卧位、俯卧位，坐位可分为仰靠坐位侧伏坐位、俯伏坐位。

（三）消毒

针刺治疗前必须进行严格消毒，包括对针具器械、医者手指和施术部位的消毒。

1.针具器械的消毒

包括高压消毒、煮沸消毒、药物浸泡消毒（75％酒精），目前临床使用的更多是一次性无菌针具。

2.医者手指消毒

医者手指在施术前，需用肥皂水洗干净，再用75%的酒精棉球涂擦。

3.施术部位消毒

用碘伏在患者穴位皮肤上拭擦，没有碘伏时也可用75%的酒精拭擦，从中心向外打圈拭擦。采用放血疗法时，用碘伏拭擦，或2%的碘酒拭擦后，用75%的酒精脱碘。

四、毫针刺法

（一）进针法

进针法是指将针刺入皮肤的操作方法。临床针刺操作时一般用右手持针操作，称之为"刺手"；用左手爪切按压所刺部位，称之为"押手"。刺手的作用是掌握针具，完成进针时运指力于针尖，使针顺利刺入皮肤，行针时左右捻转、上下提插和弹刮搓震，以及出针时的操作；押手的作用是固定腧穴的位置，挟持针身协助刺手进针，使针身有所依附而保持垂直，便于进针，减少疼痛，协助调节和控制针感。临床施术时，刺手和押手的配合是很重要的。临床上常用的进针方法有2种。

1.单手进针法

用右手拇、食指挟持针柄，中指指端靠近穴位，指腹抵住针尖和针身下端，当拇、食指向下用力时，中指随之屈曲，将针刺入。此外，也可用拇、食指指腹挟持针身下端，露出少许针尖，进针时针尖对准穴位快速刺入。

2.双手进针法

即左、右手互相配合将针刺入的方法，常用的有4种。

（1）指切进针法：用左手拇指或食指的爪甲切按在穴位旁，右手持针，紧靠指甲，将针刺入穴位。此法适用于短针的进针。

（2）挟持进针法：用左手拇、食指挟持消毒干棉球，挟住针身下端，露出针尖，右手持针柄，将针对准穴位，接近皮肤时，双手配合，协同将针刺入穴位。此法适用于长针的进针。

（3）舒张进针法：用左手拇、食二指将所刺腧穴部位的皮肤向两侧撑开绷紧，右手持针，使针从左手拇、食两指的中间刺入。此法适用于皮肤松弛部位腧穴的进针。

（4）提捏进针法：用左手拇、食二指将所刺腧穴部位的皮肤捏起，右手持针从捏起的上端刺入。此法适用于皮肉浅薄部位腧穴的进针。

（二）针刺的角度和深度

针刺操作过程中，掌握正确的针刺角度和深度，是增强针感、提高疗效、防止意外事故发生的重要环节。针刺的角度和深度，主要根据施术部位、病情、患者体质强弱和形体的胖瘦等具体情况而定。

1.针刺的角度

是指进针时针身与所刺部位皮肤表面形成的夹角。主要依腧穴所在部位的解剖特点和治疗要求而定，一般分为下列3种。

（1）直刺：针身与皮肤呈90°，垂直刺入。适用于人体大部分腧穴，深刺或浅刺均适用，尤其适用于肌肉丰厚部位的腧穴，如腰部、腹部等的腧穴。

（2）斜刺：针身与皮肤呈45°，倾斜刺入。适用于不能或不宜深刺的腧穴，如胸部、背部的腧穴。

（3）横刺：又称平刺或沿皮刺，针身与皮肤呈15°，横向刺入。适用于皮肉浅薄处的腧穴，如头部的腧穴。此外，施行透穴刺法时也用此法。

2.针刺的深度

是指针刺入腧穴部位的深浅度而言。一般以既有针感而又不伤及重要脏器为原则。临床应用时要根据所刺腧穴所在的部位和病人的体质、年龄、病情灵活掌握。每个腧穴的常规针刺深度在腧穴各论中已有详述，在此仅做原则性介绍：身体瘦弱、年老体弱、小儿，阳证、表证、新病，头面、胸背及皮肉浅薄处宜浅刺；身强体肥、中青年，里证、阴证、久病，臀部、腹部等肌肉丰厚处宜深刺。

五、行针与得气

行针又名运针，是指针刺入腧穴后，为了使之得气，调节针感和进行补泻而施行的各种针刺手法。得气是指针刺入腧穴后所产生的经气感应。行针的手法又分为基本手法和辅助手法。

（一）基本手法

针刺的基本动作有2种，既可单用，也可配合运用。

1.提插法

将针刺入腧穴一定深度后，施行上下、进退的行针动作，即将针从浅层插向深层，再由深层提到浅层，如此反复地上提下插，这种纵向的行针手法称为"提插法"。提插的幅度，频率、时间需根据患者的体质、病情和腧穴的部位而定。

2.捻转法

将针刺入一定深度后，施行向前向后捻转动作，即将针向前向后来回旋转捻动，这种行针手法称为"捻转法"。捻转的角度、频率需根据患者的病情、腧穴的部位而定。必须注意不能单向转动，否则针身容易牵缠肌纤维，使病人局部疼痛，并造成出针困难。

（二）辅助手法

辅助手法是为了使针刺后得气，或加强针感而施行的一些操作方法。常用的有以下几种。

1.循法

用手指沿着针刺穴位所属经脉循行路线上下左右轻柔地循按。此法可激发经气，促使针感传导或缓解滞针。

2.刮柄法

用指甲刮动针柄。此法可激发经气，增强针感、促使针感的扩散。

3.弹法

用手指轻弹针柄或针尾，使针体微微振动。此法可激发经气、催气速行。

4.摇柄法

手持针柄轻轻摇动。直立针身而摇可加强针感，卧倒针身而摇可使针感传导。

5.搓柄法

又名飞法，用拇、食、中三指持针单向捻转，然后松手，一捻一放，反复数次。此法可促使得气、加强针感。

6.震颤法

用手持针小幅度、快频率地提插捻转动作，使针身轻微地震动。此法可促使得气。

（三）得气、候气、催气和守气

得气是指针刺入腧穴后，通过捻转、提插等手法，使针刺部位产生特殊的感应或反应，亦称"针感"。当这种经气感应产生时，医者会感到针下有徐或沉紧的感觉。同时，患者针刺部位会出现相应的酸、麻、胀、重等感觉，这种感觉可沿着一定部位、向一定方向扩散传导；若无经气感应而不得气时，医者则感觉针下空虚无物，患者亦无酸、麻，胀、重等感觉。

候气是指将针留置于所刺腧穴之内，安静且较长时间地留针，或间歇地运针，施以手法，等候气至。

催气是指针刺后若不得气，可以均匀地进行提插，捻转的基本手法，或施用弹、刮等辅助手法，以激发经气，促使气至。

守气是指针刺得气后，必须谨慎地守护其气，防止该气散失。

六、针刺补泻手法

补法，泛指能鼓舞人体正气，使衰退的功能恢复旺盛的方法。泻法，泛指能疏泄病邪，使亢进的功能恢复正常的方法。针刺补泻就是通过针刺腧穴，采用适当的手法激发经气以补益正气，疏泄病邪而调节人体脏腑功能，促使阴阳平衡而恢复健康的方法。

七、留针与出针

（一）留针

进针后，将针留置于穴内，谓之留针。留针过程中可间歇行针，以加强针感和针刺的持续作用。留针与否和留针时间的长短，应根据具体情况而定，一般病症可酌情留针 15～30min；慢性，顽固性、疼痛性、痉挛性疾病，可适当延长留针时间，并在留针过程中间歇行针；有些病症，只要针下得气，施术完毕后即可出针，如感冒、发热等；小儿一般不便留针；点刺出血亦无须留针；还有一些腧穴常用快速针刺法，亦不必留针。

（二）出针

出针是毫针刺法操作过程中的最后一道程序。出针时以左手拇、食两指用消毒干棉球按于针孔周围，右手持针轻微捻转退至皮下，然后迅速拔出；或将针轻捷地直接向外拔出。出针的快慢，必须结合病情和各种补泻手法的需要而定。若拔针后针孔偶有出血，是由于刺破血管所致，可用消毒干棉球按压片刻即可。出针之后应注意核对针数，防止遗漏。

八、针刺异常情况的处理及预防

针刺治病，虽然比较安全，但如操作不慎，疏忽大意，或犯刺禁，或针刺手法不适当，或对人体解剖部位缺乏全面的了解，有时也会出现一些异常情况。这些异常情况一旦发生，应妥善处理，否则将会给患者带来不必要的痛苦，甚至危及生命。临床上常见的异常情况有以下几种。

（一）晕针

晕针是在针刺过程中病人发生的晕厥现象。

（1）原因：精神紧张、体质虚弱、过度劳累、饥饿，或大汗、大泻、大失血之后，或体位不适，以及施术手法过重等，多见于初次接受治疗的患者。

（2）症状：患者突然出现头晕目眩、面色苍白，心慌气短、出冷汗、恶心欲呕、精神萎倦、血压下降、脉沉细。严重者会出现四肢厥冷、神志昏迷、二便失禁，唇甲青紫，脉细微欲绝。

（3）处理：立即停止针刺，将针迅速全部拔出，让患者平卧，头部放低，注意保暖或通风，给饮温开水或糖水，一般可渐渐恢复。重者可加按压或针刺水沟、素髎、内关、涌泉等穴，亦可灸百会、关元、气海等穴，必要时配合其他急救措施。

（4）预防：对初诊、精神紧张、体弱患者，先做好解释，消除顾虑，同时选择舒适自然、能持久的体位，尽量采取卧位，选穴不宜过多，手法宜轻；对于饥饿、过度疲劳者，应待其进食，体力恢复后再进行针刺。

（二）滞针

滞针是指在行针或出针时，医者感觉针下涩滞、捻转、提插、出针均感困难，而患者出现感到疼痛的现象。

（1）原因：患者精神紧张、行针手法过猛，或单向连续捻转，体位改变，致局部肌肉紧张，肌纤维缠绕针体。

（2）症状：针在体内捻转不动，提插、出针均感困难，若勉强捻转、提插，患者痛不可忍。

（3）处理：体位改变所致者纠正体位；精神紧张、行针过猛者，可延长留针或在局部（附近）按揉，或加刺一针，以宣散气血、缓解痉挛；单向捻转所致者，须向反方向将针捻回。

（4）预防：做好解释工作，消除顾虑。操作手法宜轻巧、不宜过猛，避免单向捻转。

（三）弯针

弯针是指进针时或针刺入腧穴后，针身在体内形成弯曲的现象。

（1）原因：医生手法不熟练，用力过猛，或针尖碰到坚硬组织，或患者移动体位，或针柄受外力碰击，或滞针处理不当。

（2）症状：针身弯曲，针柄改变了进针刺入时的方向和角度，提插、捻转及出针均感困难，而患者感疼痛。

（3）处理：不得再行手法，慢慢将针拔出。移动体位所致者，让患者慢慢恢复原体位，再将针拔出。切忌强行拔针，以免断针。

（4）预防：医生施术手法要熟练，指力要均匀，避免进针过猛。选择适当的体位，嘱患者留针期间不要随意改变体位。注意保护针刺部位，针柄不得受外物碰压。

（四）断针

断针是指针身折断，残留在患者体内的现象。

（1）原因：针具质量不佳，或使用过久，进针前失于检查。针刺时将针身全部刺入，行针时强力提插，捻转，致使肌肉强力收缩，或留针时患者体位改变，或弯针、滞针时未及时正确处理，并强力抽拔，或外物碰压。

（2）症状：针身折断，部分针体浮露于皮肤外，或全部没入于皮肤之下。

（3）处理：医生必须镇静，并嘱患者不要惊慌，保持原有体位，以防残端向深层陷入。若残端外露，可用手或镊子钳出；若残端与皮肤相平或稍低，而可见到残端者，可用手指在针旁挤按，使残端露出皮肤之外，再取出；若断针完全陷入肌肉，须在X射线定位下，施行手术取出。

（4）预防：施术前认真检查针具，不符合要求者剔除不用。避免过强的行针。嘱患者不要随意更换体位。不要将针全部刺入，应留部分在体外。及时处理弯针、滞针，不可强拉硬拔。

（五）血肿

血肿是指出针后，针刺部位出现皮下肿块，呈青紫色，肿胀疼痛。

（1）原因：针刺时损伤血管。

（2）症状：出针后，针刺部位肿胀疼痛，皮肤呈现青紫色。

（3）处理：微量皮下出血的局部小块青紫，一般不必处理，可自行消退；局部青紫肿痛较甚或影响活动者，可先冷敷止血，再热敷，以促进瘀血消散吸收。

（4）预防：仔细检查针具，熟悉人体解剖部位，避开血管针刺。

九、针刺注意事项

由于人的生理功能状态和生活环境条件等因素，在针刺时还应注意以下几个方面。

（1）患者过饥、疲劳、精神过度紧张时，不宜立即针刺。体弱者，手法不宜过强，并应尽量选用卧位。

（2）妇女怀孕者，不宜针刺其腹部、腰骶部腧穴，三阴交、合谷、昆仑、至阴等具有活血化瘀作用的腧穴禁刺。妇女行经时，若非为了调经，亦不应针刺。

（3）小儿囟门未合时，头顶部腧穴不宜针刺。

（4）常有自发性出血或损伤后出血不止者，不宜针刺。

（5）皮肤有感染、溃疡、瘢痕或肿瘤的部位，不宜针刺。

（6）对胸、胁、腰、背等脏腑所居之处的腧穴，不宜直刺、深刺。

（7）针刺眼区和项部的风府、哑门等穴及脊椎部的腧穴，要掌握一定的角度，更不宜大幅度地提插、捻转和长时间留针。

（8）尿潴留患者针刺其小腹部腧穴时，应掌握适当的针刺方向，角度和深度。

第二节　灸法

灸法是以艾绒为主要材料，点燃后在体表一定部位进行烧、灼、熏、熨，给人体以温热刺激，达到防治疾病目的的一种外治方法。

一、灸法的作用

（一）温经散寒

灸法具有温经散寒的功能，临床上可治疗寒湿痹痛和寒邪为患之胃脘痛、腹痛、泄泻、痢疾等。

（二）扶阳固脱

阳衰则阴盛，阴盛则为寒、为厥，甚则欲脱。当此之时，可用艾条来温补，扶助虚脱之阳气。临床上多用于治疗脱证和中气不足、阳气下陷而引起的遗尿、脱肛、阴挺、崩漏、带下、痰饮等。

（三）消瘀散结

气为血帅，血随气行，气得温则行，气行则血亦行。灸能使气机通调，营卫和畅，瘀结自散，故临床常用于治疗气血凝滞之疾。

（四）防病保健

灸法具有防病保健的作用，无病施灸，可激发人体正气，增强抗病的能力，使人精力充沛，长寿不衰。

二、灸法的种类

灸法的种类很多，常见的有以下几种。

（一）艾炷灸

将纯净的艾绒放在平板上，用拇、食、中三指边捏边旋转，把艾绒捏紧成圆锥形，小者如麦粒大，中等者如枣核，大者如橄榄，每燃烧一个艾炷，称为一壮。艾炷灸分为直接灸和间接灸两类。

1.直接灸

即将艾炷直接置放在皮肤上施灸的一种方法。根据灸后对皮肤刺激程度的不同，又分为无瘢痕灸和瘢痕灸2种。

（1）无瘢痕灸：又称非化脓灸，即将艾炷放置在皮肤上之后，从上端点燃，当燃剩2/5左右，患者感到烫时，用镊子将艾炷挟去，换炷再灸，一般灸3～7壮，以局部皮肤充血、红晕为度。此法适用于慢性虚寒性疾病，如哮喘、眩晕、慢性腹泻、风寒湿痹等。

（2）瘢痕灸：又称化脓灸，施术前在施灸部位涂上少量凡士林或大蒜汁，然后放置艾炷，点燃，烧近至皮肤时患者有灼痛感，可用手在周围拍打以减轻疼痛，燃尽，除去灰烬，换艾炷，可灸7～9壮。灸毕，在施灸部位贴敷淡水膏，大约1周可化脓，化脓时每天换膏药1次，灸疮45d左右愈合，留有瘢痕。

2.间接灸

又称隔物灸，即在艾炷和皮肤之间隔垫上物品而施灸的一种方法。临床常用的有4种。

（1）隔姜灸：用鲜姜切成厚0.2～0.3cm的薄片，中间以针刺数孔，上置艾炷施灸，燃尽易炷，一般灸5～10壮。施灸过程中，若患者感觉灼热难忍时，可将姜片提起或缓慢移动。此法适用于一切虚寒病症，对呕吐、腹痛、泄泻、痛经和风寒湿痹等疗效较好。

（2）隔蒜灸：方法同隔姜灸。以蒜片作间隔物。此法多用于治疗肺腹中积块及未溃疮疡等。

（3）隔盐灸：用纯净干燥的食盐填敷于脐部，与脐平，上置艾炷施灸，患者感灼痛即更换艾炷。也可在盐上放置姜片再施灸，以防食盐受火爆起。一般灸5～9壮。临床常用于治疗急性寒性腹痛、吐泻、痢疾、中风脱证等。

（4）隔附子灸：以附子片或附子饼作间隔物。药饼的制法是将附子研成细末，以黄酒调和制成直径约 3cm，厚约 0.8cm 的饼，中间用针刺数孔。此法多用于治疗因命门火衰而致阳虚的阳痿、早泄、遗精和疮疡久溃不敛的病症。

（二）艾条灸

即用桑皮纸包裹艾绒卷成圆筒形的艾条，点燃一端，对准穴位或患处施灸的一种方法，临床常见的有 3 种。

1.温和灸

将艾条的一端点燃，对准施灸的腧穴或患处，距离皮肤 2～3cm 处进行熏烤，使患者局部有温热感而无灼痛为宜，一般每穴灸 10～15min，至皮肤红晕为度。

2.雀啄灸

施灸时，艾条点燃的一端与施灸部位的皮肤不固定在一定距离，而是像鸟雀啄食一样，一上一下施灸。

3.回旋灸

施灸时，艾条点燃的一端与施灸部位的皮肤虽保持一定距离，并向左右方向移动或反复旋转地施灸。

（三）温针灸

是针刺与艾灸相结合的一种方法，即在针刺得气后，将针留在适当的深度，在针柄上穿置一段长约 2cm 的艾条施灸，或在针尾上搓捏少许艾绒点燃施灸，直待其燃尽，除去灰烬，再将针取出。使用此法应注意防止灰火脱落烧伤皮肤。

（四）温灸器灸

用专门的温灸器施灸的方法称为温灸器灸。目前临床常用的温灸器有灸盒、灸筒等。将艾条或艾绒放置于温灸器内点燃，放置于需要施灸的部位固定，以患者感到舒适、热力不烫伤皮肤为宜。

（五）其他灸法

1.灯火灸

灯火灸是将灯芯草蘸植物油点燃后，迅速烧灼所选部位，以治疗疾病的灸法。其方法属直接灸。取灯芯草 1 根，蘸麻油等植物油少许，点燃蘸油端，迅速敏捷地向选穴部位点灸烧灼，一触即提起。

2.蒜泥灸

将大蒜剥皮捣绒，取适量放置于所选腧穴上，用胶布固定，通过蒜对腧穴的辛辣刺激发挥治疗作用。

3.中药饼灸

将有辛热刺激作用的中药，如细辛、白芥子、天南星等研成细末，用黄酒、姜汁或水调和成泥，取适量放置于所选腧穴上，用胶布固定，通过中药对腧穴的辛热刺激，发挥治疗疾病的作用。

三、施灸的注意事项

（一）施灸的先后顺序

一般的规律是先上后下，先阳后阴，壮数先少后多，艾炷先小后大。但临床应用时，需结合病情，灵活应用。如治疗脱肛，应先灸长强以收肛，后灸百会以举陷。

（二）施灸的补泻方法

灸法的补泻亦需根据辨证施治的原则，虚证用补法，实证用泻法。

（三）施灸的禁忌

1.病情禁忌

阴虚发热、阳盛及邪热内盛者不宜或慎用。

2.部位禁忌

面部腧穴、乳头、大血管等处不宜直接灸，关节活动部位不宜化脓灸，孕妇的腹部和腰骶部不宜施灸。

（四）灸后的处理

施灸过量，时间过长，局部出现水疱，不要擦破，可任其自然吸收；如水疱较大，可用消毒毫针刺破水疱，放出水液，再涂以龙胆紫。瘢痕灸者，在灸疮化脓期间，1个月内慎做体力劳动，疮面局部勿用手搔，以保护痂皮，并保持清洁，防止感染。

第三节　其他疗法

一、拔罐法

拔罐法古称角法，又称吸筒法，是一种以罐为工具，借助热力排除其中空气，造成负压，使之吸附于腧穴或相应部位的体表，对其产生刺激，使局部皮肤充血、换血，以达到防治疾病目的的方法。

（一）罐的种类

罐的种类很多，目前临床常用的有竹罐、陶罐、玻璃罐和抽气罐等。

1.竹罐

用直径3～5cm，坚固的竹子截成6～10cm长度不等，将其磨光而成。这种罐的优点是取材容易，制作简单，轻巧价廉，且不易损坏，适于药煮，临床多有采用。缺点是易爆裂漏气。

2.陶罐

用陶土烧制而成，罐的两端较小，中间略向外凸出，状如瓷鼓，底平，口径大小不一，口径小者较短，口径大者略长。这种罐的特点是吸力大，但质地较重，容易摔碎损坏。

3.玻璃罐

用玻璃制成，形如球状，肚大口小，口边外翻，有大、中、小3型。其优点是质地透明，使用时可直接观察局部皮肤的变化，便于掌握时间，临床应用较普遍。其缺点是容易破碎。

4.抽气罐

即用青、链霉素药瓶或类似的小药瓶，将瓶底切去磨平、磨光滑，瓶口的橡胶塞须保留完整，以便于抽气时使用。现有用透明塑料制成，上面加置活塞，便于抽气。这种罐亦易破碎。

（二）拔罐的方法

拔罐的方法有多种，可分为火罐法、水罐法、抽气罐法，其操作如下。

1.火罐法

利用燃烧时火的热力排出罐内空气，形成负压，将罐吸在皮肤上。具体操作有以下几种。

（1）闪火法。用镊子夹95%的乙醇棉球，点燃后在罐内绕1～3圈再抽出，并迅速将罐子扣在相应的部位上。这种方法比较安全，是常用的拔罐方法。但须注意的是切勿将罐口烧热，以免烫伤皮肤。

（2）投火法。用乙醇棉球或纸片，燃着后投入罐内，趁火最旺时，迅速将火罐扣在相应的部位上即可吸住。这种方法吸附力强，但由于罐内有燃烧物质，火球落下很容易烫伤皮肤，故宜用于侧面横拔。

（3）贴棉法。用一小块棉花，略浸乙醇，压平贴在罐内壁的中、下段或罐底，用火柴点燃后，将罐子迅速扣在选定的部位上，即可吸住。这种方法须注意棉花浸乙醇不宜过多，否则燃烧的乙醇滴下容易烫伤皮肤。

（4）架火法。用一不易燃烧和传热的物体，如小瓶盖等（其直径要小于罐口），放在相应的部位上，上置小块乙醇棉球，点燃后迅速将罐子扣上，这种方法吸附力也较强。

2.煮罐法

此法一般适用竹罐。即将竹罐倒置在沸水或药液之中，煮沸1～2min，然后用镊子挟住罐底，颠倒提出液面，甩去水液，趁热按在皮肤上，即能吸住。这种方法所用的药液可根据病情决定。

3.抽气罐法

此法先将青、链霉素药瓶磨制成抽气罐，将罐紧扣在穴位上，用注射器从橡皮塞刺入瓶内，抽出空气，使其产生负压，即能吸住；或用抽气筒套在塑料杯罐活塞上，将空气抽出，使之吸在选定的部位上。

（三）拔罐法的应用

临床拔罐时，可根据不同病情，选用不同的拔罐法，常见的拔罐法有以下6种。

1.留罐

又称坐罐，即拔罐后将罐子吸拔留置于施术部位10～15min，然后将罐起下。此法是常用的一种方法，一般疾病均可应用，而且单罐、多罐皆可应用。

2.走罐

又称推罐，一般用于面积较大，肌肉丰厚的部位，如腰背部、大腿部等。可选用口径较大的罐，罐口要平滑，最好用玻璃罐，先在罐口或欲拔罐部位涂一些凡士林油膏等润滑油，然后用右手握住罐，上下往返推移。至所拔皮肤潮红、充血或瘀血时，将罐起下。

3.闪罐

此法是将罐吸上后，就立即取下，再迅速吸住，如此反复多次地吸上起下，直至皮肤潮红为度。

4.留针拔罐

此法是将针刺和拔罐相结合应用的一种方法。即先针刺待得气后留针，再以针为中心点，将火罐吸上，留置10～15min，然后起罐起针。

5.刺血拔罐

此法又称作刺络拔罐。即将应拔罐部位的皮肤消毒后，用三棱针点刺出血或用皮肤针叩刺，然后将火罐吸在针点刺的部位上，使之出血，以加强刺血治疗的作用。一般针后拔罐留置10～15min。

6.药罐

此法是指先在抽气罐内盛贮一定的药液，常为罐子的1/2左右，常用的如生姜汁，辣椒液等，或根据需要配制，然后按抽气罐操作法，抽去空气，使罐吸附在皮肤上。

（四）拔罐的作用和适用范围

拔罐法具有通经活络、行气活血，消肿止痛、祛风散寒等作用，其适用范围较为广泛，如风湿痹痛、各种神经麻痹，以及一些急、慢性疼痛，如腹痛、背腰痛、痛经、头痛等均可应用，还可用于感冒，咳嗽、哮喘、消化不良、胃脘痛、眩晕等脏腑功能紊乱方面的病症。

（五）起罐方法和拔罐的注意事项

1.起罐方法

起罐时一般先用左手挟住火罐，右手拇指或食指在罐口旁边按压一下，使空气进入罐内，即可将罐取下；若罐吸附过强，切不可硬行上提或旋转提拔，以轻缓为宜。

2.拔罐的注意事项

（1）拔罐时要选择适当体位和肌肉丰满的部位，体位不当，移动或骨骼凸凹不平，毛发较多的部位均不适宜。

（2）拔罐时要根据相应部位的面积大小而选择大小适宜的罐。操作时必须迅速，才能使罐吸附有力。

（3）用火罐时应注意勿灼伤或烫伤皮肤。若烫伤或留罐时间太长而皮肤起水疱时，小疱不需要特别处理，仅敷以消毒纱布，防止擦破即可；水疱较大时，用消毒针将水放出，涂以龙胆紫药水，或用消毒纱布包敷，以防感染。

（4）皮肤有过敏，溃疡、水肿和大血管分布的部位，不宜拔罐。高热抽搐者和孕妇的腹部、腰骶部位，亦不宜拔罐。

二、三棱针

三棱针古称"锋针"，是一种常用的放血工具，用来刺破人体的一定部位，放出少量血液，达到治疗疾病的目的。古人称之为"刺血络"或"刺络"，今有人称之为"放血疗法"。

（一）操作方法

针具和针刺部位消毒后，可按疾病的需要，选用下列不同的刺法。

（1）点刺法。针刺前，在预定针刺部位上下用左手拇指向针刺处推按，使血液积聚于针刺部位，继而用2%碘酒棉球消毒，再用75%乙醇棉球脱碘。针刺时，左手拇、食、中三指夹紧被刺部位，右手持针，用拇、食两指捏住针柄，中指指腹紧靠针身下端，针尖露出3～5mm，对准已消毒的部位，刺入3～5mm深，随即将针迅速退出，轻轻挤压针孔周围，使出血少许，然后用消毒棉球按压针孔。此法多用于四肢末端放血，如十宣、十二井和耳尖穴等。

（2）散刺法。又叫豹纹刺，是对病变局部周围进行点刺的一种方法。根据病变部位大小的不同，可针10～20针，由病变外缘环形向中心点刺，以促使瘀血或水肿的排出，达到祛瘀生新、通经活络的目的。此法多用于局部瘀血、血肿或水肿、顽癣等。

（3）刺络法。先用带子或橡皮管，结扎在针刺部位上端，然后迅速消毒。针刺时，左手拇指压在被针刺部位下端，右手持三棱针对准针刺部位的静脉，刺入脉中立即将针退出，使其流出少量血液，出血停止后，再用消毒棉球按压针孔。在其出血时，也可轻轻按压静脉上端，以助瘀血外出，毒邪得泻。此法多用于曲泽、委中等穴，治疗急性吐泻、中暑发热等。

（4）挑刺法。用左手按压施术部位两侧，或挟起皮肤，使皮肤固定，右手持针迅速刺入皮肤1～2mm深，随即将针身倾斜挑破皮肤，使之出少量血或少量黏液。也有再刺入5mm左右深，将针身倾斜并使针尖轻轻提起，挑断皮下部分纤维组织，然后出针，覆盖敷料。此法常用于治疗血管神经性头痛、肩周炎、失眠、胃脘痛、颈椎综合征、支气管哮喘等。

（二）适用范围

三棱针刺络放血具有通经活络、开窍泻热，调和气血、消肿止痛等作用，对各种实证热证、瘀血、疼痛等均适用。目前较常用于治疗某些急症和慢性病，如昏厥、高热、中暑、中风闭病、急性咽喉肿痛、目赤红肿、顽癣、疔痈初起，扭挫伤、疟疾、痔疾、久痹、头痛、丹毒、指（趾）麻木等。

（三）注意事项

（1）对患者要做必要的解释工作，以消除其思想上的顾虑。

（2）操作时手法宜轻、宜稳、宜准、宜快，不可用力过猛，防止刺入过深，创伤过大，损伤其他组织，更不可伤及动脉。

（3）注意严格消毒，防止感染。

（4）对体弱、贫血，低血压、妇女怀孕和产后等，均要慎重使用。凡有出血倾向和血管瘤的患者，不宜使用本法。

（5）三棱针刺激较强，治疗过程中须注意患者体位要舒适，谨防晕针。

（6）每日或隔日治疗1次，1～3次为1个疗程，出血量多者，每周1～2次。一般每次出血量以数滴至3～5mL为宜。

三、皮肤针

皮肤针又称"梅花针""七星针"，是以多支短针组成的，用来叩刺入体一定部位或穴位的一种针具。

（一）操作方法

1.叩刺部位

皮肤针的叩刺部位，一般可分循经叩刺、穴位叩刺、局部叩刺3种。

（1）循经叩刺：是指循着经脉进行叩刺的一种方法，常用于项背腰骶部的督脉和足太阳膀胱经。

（2）穴位叩刺：是指在穴位上进行叩刺的一种方法。主要根据穴位的主治作用，选择适当的穴位予以叩刺治疗，临床上常用的是各种特定穴、华佗夹脊穴，阿是穴等。

（3）局部叩刺：是指在患部进行叩刺的一种方法。如扭伤后局部的瘀肿疼痛、顽癣等，可在局部进行围刺或散刺。

2.刺激强度与疗程

刺激的强度，是根据刺激的部位、患者的体质和病情的不同而定的，一般分轻、重、中3种。

（1）轻刺：用力稍小，皮肤仅现潮红、充血。适用于头面部以及老弱妇女患者和病属虚证、久病者。

（2）重刺：用力稍大，以皮肤有明显潮红，并有微出血为度。适用于压痛点、背部、臀部，以及年轻体壮患者和病属实证、新病者。

（3）中刺：介于轻刺与重刺之间，以局部有明显潮红，但不出血为度。适用于一般部位，以及一般患者。

每日或隔日1次，10次为1个疗程，疗程间可间隔3～5d。

3.操作

针具和叩刺部位用乙醇消毒后，以右手拇指、中指、无名指握住针柄，食指伸直按住针柄中段，针头对准皮肤叩击，运用腕部的弹力，使针尖叩刺皮肤后立即弹起，如此反复叩击。叩击时针尖与皮肤必须垂直，弹刺要准确，强度要均匀，可根据病情选择不同的刺激部位或刺激强度。

（二）适用范围

皮肤针的适用范围很广，临床各种病症均可应用，如近视、视神经萎缩、急性扁桃体炎、感冒、咳嗽、慢性肠胃病、便秘、头痛、失眠、腰痛、皮神经炎、斑秃、痛经等。

（三）注意事项

（1）针具要经常检查，注意针尖有无毛钩，针面是否平齐。

（2）叩刺时动作要轻捷，正直无偏斜，以免造成患者疼痛。

（3）局部如有溃疡或损伤者不宜用本法，急性传染性疾病和急腹症也不宜用本法。

（4）叩刺局部和穴位，若手法重而出血者，应进行清洁和消毒，注意防止感染。

四、电针

电针是在针刺得气后，在针上通以接近人体生物电的微量电流，利用针和电两种刺激相结合，以防治疾病的一种方法。其优点是能代替人进行较长时间的持续运针，节省人力，且能比较客观地控制刺激量。

（一）操作方法

（1）配穴处方。电针的处方与针刺法相同，一般选用其中的主穴，配用相应的辅助穴位，多取同侧肢体的1～3对穴位为宜。

（2）电针方法。针刺入穴位有了得气感应后，将输出电位器调至"0"位，负极接主穴，正极接配穴，也可不分正负，将两根导线任意接在两个针柄上，然后打开电源开关，选好波型，慢慢调高至所需输出电流量。通电时间一般在5～20min，如感觉刺激弱时，可适当加大输出电流量，或暂时断电1～2min后再通电。当达到预定时间后，先将输出电位器退回"0"位，然后关闭电源开关，取下导线，最后按一般起针方法将针取出。

（3）电流的刺激强度。当电流开到一定强度时，患者有麻刺感，这时的电流强度称为"感觉阈"。如电流强度再稍增加，患者会突然产生刺痛感，能引起疼痛感觉的电流强度称为电流的"痛阈"。脉冲电流的痛阈因人而异，在各种病理状态下其差异也较大。一般情况下在感觉阈和痛阈之间的电流强度，是治疗的最适宜的刺激强度。

（二）电针的作用和适用范围

电针有调整人体生理功能，止痛、镇静，促进气血循环，调整肌张力等作用。电针的适用范围基本和毫针刺法相同，故其治疗范围较广。临床常用于各种痛证、痹证和心，胃、肠、胆、膀胱、子宫等器官的功能失调，以及肌肉、韧带、关节的损伤性疾病等，并可用于针刺麻醉。

电针电流的不同波型、频率，作用亦不同。

（1）密波。频率在50～100次/s（高频），能降低神经应激功能。先对感觉神经起抑制作用，接着对运动神经也产生抑制作用。常用于止痛、镇静、缓解肌肉和血管痉挛，针刺麻醉等。

（2）疏波。频率在2～5次/s（低频），其刺激作用较强，能引起肌肉收缩，提高肌肉、韧带的张力，对感觉和运动神经的抑制发生缓慢。常用于治疗痿证和各种肌肉、关节、韧带、肌腱的损伤等。

（3）疏密波。是疏波、密波自动交替出现的一种波形，疏、密交替持续的时间各约为1.5s，能克服单一波形易产生适应的缺点。动力作用较大，治疗时兴奋效应占优势。能增加代谢，促进气血循环，改善组织营养，消除炎性水肿。常用于止血、扭挫伤、关节周围炎、坐骨神经痛面瘫，肌无力、局部冻伤等。

（4）断续波。是有节律地时断、时续自动出现的一种波形。断时，在1.5s内无脉冲电输出；续时，密波连续工作1.5s。断续波形，机体不易产生适应，其动力作用颇强。能提高肌肉组织的兴奋性，对横纹肌有良好的刺激收缩作用。常用于痿证、瘫痪等。

（5）锯齿波。是脉冲波按锯齿形自动改变的起伏波，16～20次/min或20～25次/min，其频率接近人体的呼吸规律，故可用于刺激膈神经（相当于天鼎穴部）进行电动呼吸、抢救呼吸衰竭（心脏尚有微弱跳动者），又称呼吸波。并有提高神经肌肉兴奋性、调整经络功能、改善气血循环等作用。

（三）注意事项

（1）电针刺激量较大，需要防止晕针。体质虚弱、精神过敏者，尤应注意电流不宜过大。

（2）调节电流时，不可突然增强，以防引起肌肉强烈收缩，造成弯针或折针。

（3）电针器最大输出电压在40V以上者，最大输出电流应限制在1mA以内，防止发生触电。

（4）毫针的针柄如经过温针火烧之后，表面会氧化而不导电，不宜使用。若要使用，输出导线应挟持针体。

（5）心脏病患者，应避免电流回路通过心脏。在接近延髓、脊髓部位使用电针时，电流输出量宜小，切勿通电太强，以免发生意外。孕妇亦当慎用电针。

（6）电针器在使用前须检查其性能是否完好，如电流输出时断时续，须注意导线接触是否良好，应检查修理后再用。干电池使用一段时间后如输出电流微弱，就须更新电池。

第四节　耳针疗法

耳针是在耳郭穴位上用针刺或其他方法刺激，以防治疾病的一种方法。通过对耳穴的望诊、压诊、电测等还可用于诊断疾病。耳针在古代称为"小针""微针""耳底神针"。

一、耳与经络、脏腑的关系

耳与经络之间有着密切的联系，手太阳、手足少阳、手阳明等经脉、经别都入耳中，足阳明、足太阳的经脉则分别至上耳前、耳上角。六阴经虽不直接入耳，但都通过经别与阳经相合，而与耳相联系。因此，十二经脉都直接或间接上达于耳。奇经八脉中阴跷脉、阳跷脉并入耳后，阳维脉循头入耳。

二、耳郭表面解剖

耳郭分为凹面的耳前和凸面的耳背。

耳轮：耳郭卷曲的游离部分。

耳轮结节：耳轮后上部的膨大部分。

耳轮尾：耳轮向下移行于耳垂的部分。

耳轮脚：耳轮深入耳甲的部分。

对耳轮：与耳轮相对呈"Y"字形的隆起部，由对耳轮体、对耳轮上脚和对耳轮下脚3个部分组成。

对耳轮体：对耳轮下部呈上下走向的主体部分。

对耳轮上脚：对耳轮向上分支的部分。

对耳轮下脚：对耳轮向前分支的部分。

三角窝：对耳轮上、下脚与相应环轮之间的三角形凹窝。

耳舟：耳轮与对耳轮之间的凹沟。

耳屏：耳郭前方呈瓣状的隆起。

屏上切迹：耳屏与耳轮之间的凹陷处。

对耳屏：耳垂上方、与环屏相对的瓣状隆起。

屏间切迹：耳屏和对耳屏之间的凹陷处。

屏轮切迹：对耳轮与对耳屏之间的凹陷处。

耳垂：耳郭下部无软骨的部分。

耳甲：部分耳轮和对耳轮，对耳屏、耳屏及外环门之间的凹窝。由耳甲艇、耳甲腔两部分组成。

耳甲腔：耳轮脚以下的耳甲部。

耳甲艇：耳轮脚以上的耳甲部。

外耳门：耳甲腔前方的孔窍。

三、耳穴的分布

耳穴是指分布在耳郭上的一些特定区域。耳穴在耳郭的分布有一定的规律，与头面相应的穴位在耳垂，与上肢相应的穴位居耳舟，与躯干和下肢相应的穴位在对耳轮体部和对耳轮上、下脚，与内脏相应的穴位集中在耳甲。

四、常用耳穴的定位和主治

（一）耳尖

定位：在耳郭向前对折的上部尖端处。

主治：发热，高血压，急性结膜炎，睑腺炎，牙痛，失眠。

（二）风溪

定位：在耳轮结节前方。

主治：荨麻疹，皮肤瘙痒症，过敏性鼻炎。

（三）内生殖器

定位：在三角窝前 1/3 的下部。

主治：痛经，月经不调，白带过多，功能性子宫出血，阳痿，遗精，早泄。

（四）神门

定位：在三角窝后 1/3 的上部。

主治：失眠，多梦，戒断综合征，癫痫，高血压，神经衰弱。

（五）肾上腺

定位：在耳屏游离缘下部尖端。

主治：低血压，风湿性关节炎，腮腺炎，链霉素中毒，眩晕，哮喘，休克。

（六）皮质下

定位：在对耳屏内侧面。

主治：痛证，间日疟，神经衰弱，假性近视，失眠。

（七）对屏尖

定位：在对耳屏游离缘的尖端。

主治：哮喘，腮腺炎，睾丸炎，附案炎，神经性皮炎。

（八）缘中

定位：在对耳屏游离缘上，对屏央与轮屏切迹之中点处。

主治：遗尿，内耳眩晕症，尿崩症，功能性子宫出血。

（九）脑干

定位：在轮屏切迹处。

主治：眩晕，后头痛，假性近视。

（十）口

定位：在耳轮脚下方前1/3耳甲处。

主治：面瘫，口腔炎，胆囊炎，胆石症，戒断综合征，牙周炎，舌炎。

（十一）胃

定位：在耳轮脚消失处。

主治：胃痉挛，胃炎，胃溃疡，失眠，牙痛，消化不良，恶心呕吐，前额痛。

（十二）小肠

定位：在耳轮脚上方中1/3处。

主治：消化不良，腹痛，腹胀，心动过速。

（十三）大肠

定位：在耳轮脚上方前1/3处。

主治：腹泻，便秘，咳嗽，牙痛，痤疮。

（十四）膀胱

定位：在对耳轮下脚下方中部。

主治：膀胱炎，遗尿，尿潴留，腰痛，坐骨神经痛，后头痛。

（十五）肾

定位：在对耳轮下脚下方后部。

主治：腰痛，耳鸣，神经衰弱，肾盂肾炎，遗尿，哮喘，月经不调，阳痿，遗精，早泄。

（十六）胰、胆

定位：在耳甲艇的后上部。

主治：胆囊炎，胆石症，胆道蛔虫症，偏头痛，带状疱疹，中耳炎，耳鸣，急性胰腺炎。

（十七）肝

定位：在耳甲艇的后下部。

主治：胁痛，眩晕，经前期紧张症，月经不调，更年期综合征，高血压，假性近视，单纯性青光眼。

（十八）脾

定位：在耳甲腔的后上部。

主治：腹胀，腹泻，便秘，食欲不振，功能性子宫出血，白带过多，内耳眩晕症。

（十九）心

定位：在耳甲腔正中凹陷处。

主治：心动过速，心律不齐，心绞痛，无脉症，神经衰弱，癔症，口舌生疮。

（二十）肺

定位：在心区上下方。

主治：咳嗽，胸闷，声音嘶哑，皮肤瘙痒症，荨麻疹，便秘，戒断综合征。

（二十一）三焦

定位：在外耳门后下，肺与内分泌区之间。

主治：便秘，腹胀，上肢外侧疼痛。

（二十二）内分泌

定位：在屏间切迹内，耳甲腔的前下部。

主治：痛经，月经不调，更年期综合征，痤疮，间日疟，甲状腺功能减退症或甲状腺功能亢进症。

（二十三）眼

定位：在耳垂正面中央部。

主治：急性结膜炎，电光性眼炎，睑腺炎，假性近视。

（二十四）耳背沟

定位：在对耳轮沟和对耳轮上、下脚沟处。

主治：高血压，皮肤瘙痒症。

（二十五）耳迷根

定位：在耳轮脚后沟的耳根处。

主治：胆囊炎，胆石症，胆道蛔虫症，鼻塞，心动过速，腹痛，腹泻。

五、耳穴的临床应用

（一）耳穴的适应证

耳穴治病有广、廉、简、验、无副作用等特点，适应证如下：

（1）疼痛性疾病。如各种扭挫伤、头痛和神经性疼痛等。

（2）炎性疾病及传染病。如急、慢性结肠炎和牙周炎、咽喉炎、扁桃体炎、胆囊炎、流感、百日咳、菌痢、腮腺炎等。

（3）功能紊乱和变态反应性疾病。如眩晕综合征、高血压、心律不齐、神经衰弱、荨麻疹、哮喘、鼻炎、紫癜等。

（4）内分泌代谢紊乱性疾病。甲状腺功能亢进或低下、糖尿病、肥胖症、更年期综合征等。

（5）其他。有催乳、催产，预防和治疗输血、输液反应，同时还有美容、戒烟、戒毒、延缓衰老、防病保健等作用。

（二）取穴原则

（1）按相应部位取穴。当机体患病时，在耳郭的相应部位上有一定的敏感点，它便是本病的首选穴位，如胃痛取"胃"穴等。

（2）按脏腑辨证取穴。根据脏腑学说的理论，按各脏腑的生理功能和病理反应进行辨证取穴。如脱发取"肾"穴，皮肤病取"肺""大肠"穴等。

（3）按经络辨证取穴。即根据十二经脉循行和其病候选取穴位。如坐骨神经痛，取"膀胱"或"胰胆"穴，牙痛取"大肠"穴等。

（4）按现代医学理论取穴。耳穴中一些穴名是根据现代医学理论命名的，如"交感""肾上腺""内分泌"等。这些穴位的功能基本上与现代医学理论一致，故在取穴时应考虑其功能，如炎性疾病取"肾上腺"穴。

（5）按临床经验取穴。临床实践发现有些耳穴具有治疗本部位以外疾病的作用，如"外生殖器"穴可以治疗腰腿痛，故可根据临床经验取穴。

（三）操作方法

耳穴治疗疾病的刺激方法随着现代科学和新技术的发展，日益增加，这里仅介绍一些目前临床常用的方法，供治疗选择应用。

1.毫针法

是利用毫针针刺耳穴，治疗疾病的一种常用方法。其操作程序如下：

（1）定穴和消毒：诊断明确后，用探棒或耳穴探测仪将所测得的敏感点或耳穴作为针刺点。行针刺之前耳穴必须严格消毒，用碘伏在患者穴位皮肤上拭擦，没有碘伏时也可用75%的酒精拭擦，从中心向外打圈拭擦。采用放血疗法时，用碘伏拭擦，或2%的碘酒拭擦后，用75%的酒精脱碘。

（2）体位和进针：一般采用坐位，年老体弱、病重或精神紧张者宜采用卧位，针具选用26～30号粗细的0.3～0.5寸长的不锈钢针。进针时，医者用左手拇、食指固定耳郭，中指托着针刺部的耳背，既可以掌握针刺的深度，又可以减轻针刺疼痛。然后用右手拇、食二指持针，在刺激点针刺即可，可用快速插入的速刺法，也可用慢慢捻入的慢刺法进针。刺入深度应视患者耳郭局部的厚薄灵活掌握，一般刺入皮肤2～3分，以达软骨后毫针站立不摇晃为准。

（3）留针和出针：留针时间一般15～30min，慢性病、疼痛性疾病留针时间可适当延长，儿童、年老者不宜多留。留针期间为提高疗效，可每隔10min运针1次。

2.电针法

是毫针法与脉冲电流刺激相结合的一种疗法，临床上更适用于神经系统疾病、内脏痉挛，哮喘诸症。

针刺获得针感后，接上电针器两极，具体操作参照电针疗法。电针器旋扭要慢慢旋动，逐步调至所需刺激量，切忌突然增强刺激，以防发生意外。通电时间一般以10～20min为宜。

3.埋针法

是将皮内针埋入耳穴治疗疾病的方法，适用于慢性疾病和疼痛性疾病，起到持续刺激，巩固疗效和防止复发的作用。

4.压丸法

即在耳穴表面贴敷压丸以替代埋针的一种简易疗法。此法既能持续刺激穴位，又安全无痛，无副作用，目前广泛应用于临床。

压丸所选材料可就地取材，如王不留行籽、油菜籽、小米，绿豆、白芥子等。临床现多用王不留行籽，因其表面光滑，大小和硬度适宜，一般用沸水烫洗2min，晒干装瓶备用。

5.穴位注射法

用微量药物注入耳穴，通过注射针对穴位的刺激和药物的药理作用，协同调整机体功能，促进机体恢复，达到防治疾病的目的。

（四）注意事项

（1）严格消毒，防止感染。因耳郭暴露在外，表面凹凸不平，结构特殊，针刺前必须严格消毒，有创面和炎症部位禁针。针刺后如针孔发红、肿胀应及时涂2.5%碘酒，防止化脓性软骨膜炎的发生。

（2）对扭伤和有运动障碍的患者，进针后宜适当活动患部，有助于提高疗效。

（3）有习惯性流产的孕妇应禁针。

（4）患有严重器质性病变和伴有高度贫血者不宜针刺，对严重心脏病，高血压者不宜行强刺激法。

（5）耳针治疗时应注意防止发生晕针，万一发生应及时处理。

第十章　中医内科病证的针灸治疗

第一节　心脑病证

一、头痛

（一）偏头痛

偏头痛是一种反复发作性的头痛，发病常有季节性，有遗传倾向，女性多发，首次发病多在青春期前后。病因复杂，至今尚不十分清楚。有人认为颈交感神经反应性激惹、过敏、短暂性脑水肿、短暂性垂体肿胀、内分泌障碍、精神因素与本病的发生有一定关系。

1.临床表现

（1）常在疲劳、紧张、情绪激动、睡眠欠佳、月经期、特定季节发病。

（2）部分患者有短暂的前驱症状：嗜睡，精神不振或过分舒适，视物模糊、畏光、闪光，彩色火星、流泪、盲点、偏盲，或有肢体感觉异常、运动障碍等。

（3）头痛大多位于额、颞、眼区周围，局限于一侧，个别为双侧，呈剧烈跳痛、钻痛、胀裂痛，持续数小时至1～2日，间隔数日或数月后再发。

（4）可伴有胃肠道及自主神经症状：恶心、呕吐、腹胀、腹泻、多汗、流泪、面色苍白，皮肤青紫、心率加快或减慢。

（5）还有特殊类型的偏头痛：①眼肌麻痹型偏头痛；发作时伴有眼肌的麻痹，眼肌麻痹常在数日内恢复。②内脏型偏头痛；发作时伴有消化道症状或盆腔内疼痛。③基底动脉型偏头痛：枕颈部的发作性头痛，伴有共济失调、眩晕、耳鸣、口舌麻木等。

2.辅助检查

可根据不同原因或不同的类型选用不同的检查项目，但多无特异性。

3.体针疗法

（1）处方：取穴分为六组，第一组取鱼腰、太阳、阳白；第二组取百会、风池等；第三组取相关节段内远隔部位的穴位，如膻中、紫宫，内关、神门等；第四组取相关节段内远隔部位的穴位，如胸1～5夹脊穴，大杼、肺俞、厥阴俞；第五组取足三里、内庭；第六组取三阴交、太溪。

（2）按语：本病的发病原因虽不十分清楚，但被认为是一种血管舒缩功能障碍性疾病，而血管的运动障碍又与支配神经的功能异常有关，因而又有人将本病称之为血管舒缩性头痛、血管神经性头痛。在针刺治疗本病时，应考虑到这两个方面的病理机制。头部血管分布着来自$T_{1～5}$的自主神经，所以主要穴位应选在$T_{1～5}$节段区内。通过调节相应节段的自主神经的功能来恢复血管的正常舒缩活动，选用第二组、第四组穴位的目的就在于此。因自主神经的功能又是由高位中枢控制的，而头部的一些穴位对高位中枢的机能有良好的调节作用，故而取用第一组、第二组穴位。取用第五组，第六组穴位，旨在调节患者的内分泌机能和5-HT的水平，此外，针刺这几个穴位对自主神经的机能或消化道机能也有调节作用。

4.电针体穴疗法

（1）处方：与体针疗法的选穴相同。取穴分为六组，第一组取印堂、鱼腰、太阳、阳白；第二组取百会，风池等；第三组取相关节段内远隔部位的穴位，如膻中、玉堂，紫宫、华盖，内关、神门等；第四组取相关节段内远隔部位的穴位，如$T_{1～5}$夹脊穴，大杼、风门；第五组取足三里，内庭；第六组取三阴交、太溪。

第一组、第三组、第五组穴位为一处方；第二组、第四组、第六组穴位为一处方。两种处方交替使用，每次取用4～6穴即可（指取用的穴位总个数，包括左右两侧的穴位。下同）。患侧取穴为主。

（2）操作方法：分为两步，第一步，进针操作与体针疗法一样；第二步为电针疗法操作方法。第一步操作完毕后，在第一组（头部的穴位）与第三组、第五组穴位之间，在第二组（头部的穴位）第六组穴位与第四组穴位之间，分别连接电针治疗仪的两极导线，采用疏密波，刺激量的大小已出现明显的局部肌肉颤动或患者能够耐受为宜。每次电针治疗20min，每天治疗1～2次。

5.灸法

多与针刺法配合使用，而且不能用于面部的穴位。

（1）处方：取穴分为三组，第一组取胸1～2夹脊穴，大杼，风门、三阴交，太溪；第二组取膻中，紫宫、内关、神门、足三里、内庭。两组穴位交替使用。每次取用3～4穴即可。第三组取头部的穴位，如印堂、鱼腰、太阳、阳白、百会，风池等，第三组穴位使用针刺法。

（2）操作方法：第一组、第二组交替使用，用艾条温和灸，或用隔姜灸，每穴灸15min，使局部有明显的温热感为宜。第三组穴位每次均用。可先针第三组，再灸第一组，第二组。每日治疗 1～2 次。

6. 耳针疗法

（1）处方：主穴、配穴同时取用，两侧交替。

主穴：典型偏头痛与普通型偏头痛均取一侧的颞区、大脑皮质、皮质下。

配穴：取另一侧的耳穴，女性患者加取卵巢区；丛集型偏头痛加取眼区；偏瘫型偏头痛取穴同典型偏头痛；基底动脉型偏头痛加取脑干区，枕颈区；眼肌瘫痪型加取脑干；内脏型和典型者加取胃区。

（2）操作方法：常规消毒后，用 28 号 0.5～1.0 寸毫针斜刺或平刺耳穴。每天针刺 1～2 次，每次留针 20min，留针期间行针 2～3 次，用中等强度捻转手法，捻转的幅度为 2～3 圈，捻转的频率为每秒 2～4 个往复，每次行针 5～10s。

（3）按语：按照常规，对于头痛的针刺治疗应该采用强刺激手法，然而对于本病的治疗却采用了中等强度刺激手法，原因何在呢？因为本病是一种发作性血管舒缩障碍性疾病，典型的偏头痛每次发作都包括一个动脉收缩期（主要是颅内动脉）和一个动脉扩张期（主要是颅外动脉），先发生颅内动脉收缩，使脑血流灌注量减少，而引起先兆症状，后发生颅外动脉扩张而引起头痛。其他各型也既有血管的收缩异常，又有血管的舒张异常。如果用强刺激手法针刺，不利于扩张状态的血管恢复原有的张力，而用弱刺激手法针刺入（则不利于降低处于异常收缩状态的血管的张力。为了有效地调节血管的舒缩机能，所以这里采用了中等强度刺激手法。

典型偏头痛发作前有大脑功能失调的先兆出现，所以取用了脑点。其他各型偏头痛虽无典型的大脑功能失调的先兆症状，但是因为本病发作与精神状态有一定关系，精神过劳、紧张、焦虑，激动等均可促使偏头痛发作，所以其他各型偏头痛也应取用脑点，以调节大脑皮质的各项功能。

7. 耳穴贴压疗法

（1）处方：主穴、配穴同时取用，两侧交替。

主穴：典型偏头痛与普通型偏头痛均取一侧的颞区、大脑皮质，皮质下。

配穴：取另一侧的耳穴，女性患者加取卵巢区；丛集型偏头痛加取眼区；偏瘫型偏头痛取穴同典型偏头痛；基底动脉型偏头痛加取脑干区、枕颈区；眼肌瘫痪型加取脑干；内脏型和典型者加取胃区。

（2）操作方法：用王不留行籽进行贴压法。常规消毒后，用 5mm×5mm 的医用胶布将王不留行籽固定于选用的耳穴，每穴固定 1 粒。让患者每天自行按压 3～5 次，每个穴位每次按压 2～3min，按压的力量以有明显的痛感但又不过分强烈为度。隔 2～3 天更换 1 次，双侧耳穴交替使用。

8. 按语

（1）针灸治疗本病具有较好的疗效，治疗几次即可获效。

（2）诊断时应排除占位性病变。

（二）丛集性头痛

丛集性头痛亦称偏头痛性神经痛、组胺性头痛，岩神经痛、Horton头痛。多发于青壮年，男性发病率为女性的4～7倍。一般无家族史。

1.临床表现

（1）患者在某个时期内突然出现一系列的剧烈头痛，许多患者的丛集期惊人地在每年的同一季节发生。一般无先兆症状。

（2）疼痛多见于眼眶或（及）额颜部，头痛为非搏动性剧痛，患者坐立不安或前俯后仰地摇动，为缓解疼痛部分患者用拳击头部。许多患者的头痛在每天的固定时间内出现，每次发作持续15min至3h，可自动缓解。发作连串持续2周到3个月（称为丛集期）。

（3）伴同侧眼结膜充血，流泪、眼睑水肿或鼻塞、流涕，有时出现瞳孔缩小，眼睑下垂、脸红颊肿等症状。

（4）间歇期可为数月到数年，其间症状完全缓解，但约有10%的患者有慢性症状。

2.辅助检查

检查项目多无特异性。

3.体针疗法

（1）处方：取穴分为六组，第一组取头部的穴位，如印堂、鱼腰、太阳、阳白；第二组取百会、风池等；第三组取相关节段内远隔部位的穴位，如膻中、玉堂、紫宫、华盖、内关、神门等；第四组取相关节段内远隔部位的穴位，如胸1～5夹脊穴、大杼、风门；第五组取足三里、内庭；第六组取三阴交、太溪。

第一组、第三组、第五组穴位为一处方；第二组、第四组、第六组穴位为一处方。两种处方交替使用，每次取用6～8穴即可。

（2）操作方法：常规消毒后，选用28～30号毫针，向下平刺印堂、阳白0.7 ± 0.1寸，向后平刺太阳1.2 ± 0.2寸；横向平刺鱼腰0.7 ± 0.1寸。向前平刺百会1.2 ± 0.2寸；向鼻尖方向斜刺风池1.0 ± 0.2寸。向脊柱方向45°角斜刺胸1～2夹脊穴，大杼、风门0.6 ± 0.2寸。向下平刺膻中、玉堂、紫宫、华盖1.2 ± 0.2寸；直刺内关1.2 ± 0.2寸；直刺神门0.4 ± 0.1寸。直刺足三里2.0 ± 0.5寸，直刺内庭0.8 ± 0.2寸。直刺三阴交1.4 ± 0.2寸，直刺太溪0.8 ± 0.2寸。

每天针刺1～2次，每次留针30min，留针期间行针3～5次。均用中等强度捻转手法，捻转的幅度为2～3圈，捻转的频率为每秒2～4个往复，每次行针10～30s。

（3）按语：丛集性头痛也被认为是神经血管功能异常所导致的头痛，曾被作为偏头痛的一种特殊类型。所以在治疗上同偏头痛的治疗相类似。在针刺治疗本病时，应考虑到这两个方面的病理机制。头部血管分布着来自$T_{1～5}$的自主神经，所以主要穴位应选在$T_{1～5}$节段区内。通过调节相应节段的自主神经的功能来恢复血管的正常舒缩活动，选用第二组、第四组穴位的目的就在于此。因自主神经的功能又是由高位中枢控制的，而头部的一些穴位对高位中枢的机能有良好的调节作用，故而取用第一组、第二组穴位。取用第五组、第六组穴位，旨在调节患者的内分泌机能。

4.电针体穴疗法

（1）处方：与体针疗法的选穴相同。取穴分为六组，第一组取头部的穴位，如印堂、鱼腰、太阳、阳白；第二组取百会、风池等；第三组取相关节段内远隔部位的穴位，如膻中、玉堂、紫宫、华盖、内关、神门等；第四组取相关节段内远隔部位的穴位，如胸1～5夹脊穴、大杼、风门；第五组取足三里、内庭；第六组取三阴交、太溪。

第一组、第三组、第五组穴位为一处方；第二组、第四组、第六组穴位为一处方。两种处方交替使用，每次取用6～8穴即可。

（2）操作方法：分为两步，第一步，进针操作与体针疗法一样；第二步为电针疗法操作方法。第一步操作完毕后，在第一组（头部的穴位）与第三组、第五组穴位之间，在第二组（头部的穴位）第六组穴位与第四组穴位之间，分别连接电针治疗仪的两极导线，采用疏密波，刺激量的大小已出现明显的局部肌肉颤动或患者能够耐受为宜。每次电针治疗20min，每天治疗1～2次。

5.灸法

多与针刺法配合使用，而且不能用于面部的穴位。

（1）处方：取穴分为三组，第一组取胸1～5夹脊穴、大杼、风门、三阴交、太溪；第二组取膻中、玉堂、紫宫、华盖、内关、神门、足三里、内庭。两组穴位交替使用。第三组取头部的穴位，如印堂、鱼腰、太阳、阳白、百会、风池等，第三组穴位使用针刺法。每组选用2～3个穴位即可，交替使用。

（2）操作方法：第一组、第二组交替使用，用艾条温和灸，或用隔姜灸，每穴灸15min，使局部有明显的温热感为宜。第三组穴位每次均用。可先针第三组，再灸第一组、第二组。每日治疗1～2次。

6.耳针疗法

（1）处方：主穴、配穴同时取用，两侧交替。

主穴：取一侧的颞区、大脑皮质，皮质下、下丘脑。配穴：取另一侧的耳穴眼区，脑干区。

（2）操作方法：常规消毒后，用28号0.5～1.0寸毫针斜刺或平刺耳穴。每天针刺1～2次，每次留针20min，留针期间行针2～3次，用中等强度捻转手法，捻转的幅度为2～3圈，捻转的频率为每秒2～4个往复，每次行针5～10s。

（3）按语：需要指出的一点是，使用泼尼松或地塞米松能够有效地阻断多数患者的丛集性发作，从这一点来分析，如果用针刺疗法治疗本病，在设法调节神经血管机能的同时，还应注意提高肾上腺皮质系统的机能，耳针疗法中取用下丘脑，皮质下，就是出于这种考虑。此外，为了有效地提高肾上腺皮质系统的机能，根据现代时间针灸学理论，上述穴位的针刺时间选在每日下午的4时以后为宜。

7.电针耳穴疗法

（1）处方：主穴、配穴同时取用，两侧交替。

主穴：取一侧的颞区、大脑皮质、皮质下、下丘脑。配穴：取另一侧的耳穴眼区、脑干区。

在上述耳针疗法处方的基础上，选取单侧的体穴内关，后溪、合谷（双侧交替使用）。

（2）操作方法：常规消毒后，用28号0.5～1.0寸毫针斜刺或平刺耳穴。用28～30号毫针，直刺内关1.2±0.2寸，直刺后溪0.8±0.2寸，直刺合谷1.2±0.2寸。然后在耳穴与内关、后溪，合谷之间分别连接电针治疗仪的两极导线，采用疏密波，刺激量的大小已出现明显的局部肌肉颤动或患者能够耐受为宜。每次电针4～6个穴位（主穴、配穴交替使用），每次电针20min。每天治疗1～2次。没有接电疗仪的耳穴，按普通耳针疗法进行操作。

8.耳穴贴压疗法

（1）处方：主穴、配穴同时取用，两侧交替。

主穴：取一侧的颞区、大脑皮质、皮质下、下丘脑。配穴：取另一侧的耳穴眼区、脑干区。

（2）操作方法：用王不留行籽进行贴压法。常规消毒后，用5mm×5mm的医用胶布将王不留行籽固定于选用的耳穴，每穴固定1粒。让患者每天自行按压3～5次，每个穴位每次按压2～3min，按压的力量以有明显的痛感但又不过分强烈为度。隔2～3天更换1次，双侧耳穴交替使用。还可用埋针疗法，2～3日更换1次。

9.按语

（1）针灸治疗本病也具有较好的疗效，治疗几次即可获效。

（2）诊断时应排除占位性病变。

（三）紧张性头痛

紧张性头痛又称肌收缩性头痛，精神肌源性头痛、单纯头痛、普通头痛等。主要由精神紧张及头颅周围肌肉张力增高所引起。

1.临床表现

（1）长期焦虑、紧张、抑郁或睡眠障碍，高强度的工作、缺乏适当休息，以及某些单调、机械工种使头颈或肩胛带长期处于不良的姿势等均可诱发本病。

（2）头痛为非搏动性，常为双侧或整个头部的弥漫性紧压痛。枕区的疼痛多牵涉颈项及肩胛区疼痛。头痛的程度多为轻、中度。

（3）头痛影响日常工作，但并不阻止患者的活动。

（4）头颅周围及颈部、肩胛区肌肉有压痛。

2.辅助检查

检查项目多无特异性。

3.体针疗法

（1）处方：取穴分为两组，第一组取头部、上肢的穴位，如印堂、鱼腰、太阳、百会、风池、合谷，后溪等；第二组取颈部脊髓节段支配区内的穴位（如颈部夹脊穴、玉枕、天柱等）肩胛区内的穴位（如天宗、秉风、阿是穴等）。两组穴位交替使用，每次取用6～8穴即可，双穴者同时取用。

（2）操作方法：常规消毒后，选用28～30号毫针，向下平刺印堂0.7±0.1寸，向后平刺太阳1.2±0.2寸，横向平刺鱼腰0.7±0.1寸，向前平刺百会1.2±0.2寸，向鼻尖方向斜刺风池1.0±0.2寸。直刺合谷1.2±0.2寸，直刺后溪0.8±0.2寸，直刺颈1～4夹脊穴，天柱0.8±0.2寸，平刺玉枕0.8±0.2寸，斜刺天宗、秉风1.0±0.2寸，肩胛区内的阿是穴采用斜刺法，并严格掌握针刺深度。

每天针刺1～2次，每次留针30min，留针期间行针3～5次。均用较强刺激手法针刺，捻转的幅度为3～4圈，捻转的频率为每秒3～5个往复，每次行针10～30s。

（3）按语：头部及颈肩部的肌肉主要接受来自颈部脊髓节段神经的支配，所以在选取体穴时，主要应在颈部脊髓节段的支配区内进行，即选用颈部夹脊穴及颈部、肩胛带区，头部的阿是穴等。我们在临床实践中发现，只选用头部的穴位，有时效果并不理想，而同时取用颈夹脊穴或颈部、肩胛带区的阿是穴则能立竿见影。

4.电针体穴疗法

（1）处方：与体针疗法的选穴相同。取穴分为两组，第一组取头部、上肢的穴位，如印堂、太阳、百会、风池、合谷，后溪等；第二组取颈部脊髓节段支配区内的穴位（如颈部夹脊穴、玉枕、天柱等），肩胛区内的穴位等。两组穴位交替使用。每次电针4～6个穴位即可。

（2）操作方法：分为两步，第一步，进针操作与体针疗法一样；第二步为电针疗法操作方法。第一步操作完毕后，在第一组的头部穴位与上肢的合谷，后溪之间，在第二组的头部穴位与肩胛区内的穴位之间，分别连接电针治疗仪的两极导线，采用疏密波，刺激量的大小已出现明显的局部肌肉颤动或患者能够耐受为宜。每次电针治疗20min，每天治疗1～2次。

5.梅花针疗法

（1）处方：取穴分为三组，第一组取头部的穴位，如前顶、百会、后顶，风池等；第二组取颈部的穴位，如颈部夹脊穴、玉枕、天柱等；第三组取肩胛区内的穴位，如天宗、秉风，阿是穴等。三组穴位同时使用。

（2）操作方法：常规消毒后，用较强的刺激手法叩打，叩打的重点部位是头颈部和肩胛带区的压痛点或压痛区。每个穴区每次扣打3～5min左右，以局部皮肤潮红起丘疹、不出血为度。每日治疗1～2次。

6.灸法

多与针刺法配合使用，而且不能用于面部的穴位。

（1）处方：取穴分为三组，第一组取胸1～5夹脊穴、大杼、风门、三阴交，太溪；第二组取华盖、紫宫、内关、神门、足三里、内庭。两组穴位交替使用。第三组取头部的穴位，如印堂、太阳、百会、风池等，第三组穴位使用针刺法。

（2）操作方法：第一组、第二组交替使用，用艾条温和灸，或用隔姜灸，每穴灸15min，使局部有明显的温热感为宜。第三组穴位每次均用。可先针第三组，再灸第一组、第二组。每日治疗1～2次。

7.耳针疗法

（1）处方：主穴，配穴同时取用，两侧交替。

主穴：取头部对应的单侧耳区，如额、颞区，枕、大脑皮质。配穴：取另一侧的耳穴，即颈部、肩胛带对应耳区内的敏感点。

（2）操作方法：常规消毒后，用28号0.5～1.0寸毫针斜刺或平刺耳穴。每天针刺1～2次，每次留针20min，留针期间行针2～3次，用较强捻转手法，捻转的幅度为3～4圈，捻转的频率为每秒3～5个往复，每次行针5～10s。

（3）按语：使用耳针疗法时，亦应注意选穴的针对性。针刺时均用较强的刺激手法，目的在于有效地缓解肌肉的紧张。

本病虽为头痛，根据全息生物医学理论，在使用耳针疗法时，不应只取颞、额、脑点等头部对应的耳穴，还应取用颈部、肩胛带对应的耳区。

8.电针耳穴疗法

（1）处方：主穴，配穴同时取用，两侧交替。

主穴：取头部对应的单侧耳区，如额、颞区、枕、大脑皮质。配穴：取另一侧的耳穴，即颈部、肩胛带对应耳区内的敏感点。

在上述耳针疗法处方的基础上，选取单侧的体穴内关，后溪、合谷（双侧交替使用）。

（2）操作方法：常规消毒后，用28号0.5～1.0寸毫针斜刺或平刺耳穴。用28～30号毫针，直刺内关1.2±0.2寸，直刺后溪0.8±0.2寸，直刺合谷1.2±0.2寸。然后在耳穴与内关、后溪、合谷之间分别连接电针治疗仪的两极导线，采用疏密波，刺激量的大小已出现明显的局部肌肉颤动或患者能够耐受为宜。每次电针4～6个穴位（主穴、配穴交替），每次电针20min。每天治疗1～2次。没有接电疗仪的耳穴，按普通耳针疗法进行操作。

9.耳穴贴压疗法

（1）处方：主穴、配穴同时取用，两侧交替。

主穴：取头部对应的单侧耳区，如额、颞区、枕、脑干、大脑皮质。配穴：取另一侧的耳穴，即颈部、肩胛带对应耳区内的敏感点。

（2）操作方法：用王不留行籽进行贴压法。常规消毒后，用5mm×5mm的医用胶布将王不留行籽固定于选用的耳穴，每穴固定1粒。让患者每天自行按压3～5次，每个穴位每次按压2～3min，按压的力量以有明显的痛感但又不过分强烈为度。隔2～3天更换1次，双侧耳穴交替使用。

10.按语

（1）针灸治疗本病具有较好的疗效，治疗几次即可看见效果。

（2）诊断时应排除占位性病变。

（3）此外，对于焦虑、紧张、抑郁的患者，在使用针刺疗法治疗的同时，应在精神上给予诱导和劝慰。因工作繁重所致者，应设法调节作息规律，适当放松和注意休息。

（四）外伤性头痛

头部的各种外伤均可引起头痛。临床表现因受伤部位及组织不同而异。

1.临床表现

（1）头皮裂伤或脑挫伤后瘢痕形成，刺激颅内外痛觉敏感结构而引起头痛。疼痛部位比较局限，常伴有局部皮肤痛觉过敏。

（2）颈前部受伤累及颈交感神经链，导致支配头颅的交感神经失去控制而引起的头痛属自主神经功能

异常性头痛。患者诉说一侧额颞区的发作性头痛，伴同侧瞳孔改变（先扩大后缩小），眼睑下垂及面部多汗。

（3）外伤后因颈肌持续收缩而出现的头痛和肌紧张性头痛的表现相类似，而且常与精神因素有关。

（4）外伤后神经不稳定性头痛常见于脑震荡后遗症，伴有头晕、耳鸣，失眠、注意力不集中，记忆力减退，精神萎靡不振或情绪易激动等症状。无神经系统的器质性损害。头痛与精神因素有一定关系。

2.辅助检查

检查项目多无特异性。

3.体针疗法

（1）头皮裂伤或脑挫伤后瘢痕形成，刺激颅内外痛觉敏感结构引起的头痛：取阿是穴、太阳、百会、风池、玉枕、天柱、合谷，后溪等。每次取用4～7个即可，交替使用。

常规消毒后，选用28～30号毫针，向下平刺阿是穴0.8±0.2寸，向后平刺太阳1.2±0.2寸，向前平刺百会1.2±0.2寸，向鼻尖方向斜刺风池1.0±0.2寸。直刺颈1～4夹脊穴，天柱0.8±0.2寸，平刺玉枕0.8±0.2寸，直刺合谷1.2±0.2寸，直刺后溪0.8±0.2寸。

每天针刺1～2次，每次留针30min，留针期间行针3～5次。均用较强刺激手法针

刺，捻转的幅度为3～4圈，捻转的频率为每秒3～5个往复，每次行针10～30s。用较强的刺激手法针刺。每日治疗1～2次。每次治疗20～30min。留针期间行针3～4次。

（2）外伤引起的自主神经功能异常性头痛：取穴分为两组，第一组取头部、上肢的穴位，如印堂、太阳、百会、风池、合谷，后溪等；第二组取$T_{1～5}$节段区内的穴位，如相应的夹脊穴、背俞穴、内关、合谷等。每次取用4～6个即可，两组穴位交替使用。

常规消毒后，选用28～30号毫针，向脊柱方向45°角斜刺胸1～2夹脊穴，大杼，风门0.6±0.2寸。斜刺向下平刺印堂0.7±0.1寸，向后平刺太阳1.2±0.2寸，向前平刺百会1.2±0.2寸，向鼻尖方向斜刺风池1.0±0.2寸。直刺合谷、内关1.2±0.2寸，直刺后溪0.8±0.2寸。

每天针刺1～2次，每次留针30min，留针期间行针3～5次。均用较强刺激手法针刺，捻转的幅度为3～4圈，捻转的频率为每秒3～5个往复，每次行针10～30s。

用较强的刺激手法针刺，捻转的幅度为3～4圈，捻转的频率为每秒3～5个往复，每次行针10～30s。每日治疗1～2次。每次治疗20～30min。留针期间行针3～4次。

（3）外伤后因颈肌持续性收缩引起的头痛：取穴分为两组，第一组取头部、上肢的穴位，如印堂，太阳，百会，风池、合谷，后溪等；第二组取颈部脊髓节段支配区内的穴位（如颈部夹脊穴、玉枕、天柱等），肩胛区内的穴位（如天宗、秉风，阿是穴等）等。每次取用4～6个即可，两组穴位交替使用。

常规消毒后，选用28～30号毫针，向下平刺印堂0.7±0.1寸，向后平刺太阳1.2±0.2寸，向前平刺百会1.2±0.2寸，向鼻尖方向斜刺风池1.0±0.2寸。直刺合谷1.2±0.2寸，直刺后溪0.8±0.2寸，直刺颈1～4夹脊穴、天柱0.8±0.2寸，平刺玉枕0.8±0.2寸，斜刺天宗、秉风1.0±0.2寸，肩胛区内的阿是穴采用斜刺法，并严格掌握针刺深度。

每天针刺1～2次，每次留针30min，留针期间行针3～5次。均用较强刺激手法针刺，捻转的幅度为3～4圈，捻转的频率为每秒3～5个往复，每次行针10～30s。

（4）外伤后神经不稳定性头痛：取太阳，鱼腰、百会、风池、玉枕、天柱、合谷、后溪等。

常规消毒后，选用28～30号毫针，向后平刺太阳1.2±0.2寸，横向平刺鱼腰0.7±0.1寸，向前平刺百会1.2±0.2寸，向鼻尖方向斜刺风池1.0±0.2寸。直刺天柱0.8±0.2寸，平刺玉枕0.8±0.2寸。直刺合谷1.2±0.2寸，直刺后溪0.8±0.2寸。

每天针刺1～2次，每次留针30min，留针期间行针3～5次。用中等强度刺激手法行针，捻转的幅度为2～3圈，捻转的频率为每秒2～4个往复，每次行针10～30s。

（5）按语：虽然都是外伤性头痛，但因伤及的部位和组织不同，头痛产生的病理生理学机制也各有所异。因此使用针灸疗法时，不能机械地一概"头痛医头"，只注重取用头部的穴位，而应当根据不同类型的外伤性头痛的病理生理学过程，科学的选用穴位。

4.电针体穴疗法

（1）头皮裂伤或脑挫伤后瘢痕形成，刺激颅内外痛觉敏感结构引起的头痛：取阿是穴、太阳、百会、风池、玉枕、天柱、合谷、后溪等。每次取用4～6个即可，交替使用。

（2）外伤引起的自主神经功能异常性头痛：取穴分为两组，第一组取头部、上肢的穴位，如印堂、太阳、百会，风池、合谷，后溪等；第二组取 $T_{1～5}$ 节段区内的穴位，如相应的夹脊穴、背俞穴、内关、合谷等。每次取用4～6个即可，两组穴位交替使用。

（3）外伤后因颈肌持续性收缩引起的头痛：取穴分为两组，第一组取头部、上肢的穴位，如印堂，太阳百会，风池，合谷，后溪等；第二组取颈部脊髓节段支配区内的穴位（如颈部夹脊穴、玉枕、天柱等）肩胛区内的穴位（如天宗，秉风，阿是穴等）等。每次取用4～6个即可，两组穴位交替使用。

（4）外伤后神经不稳定性头痛：取太阳、鱼腰、百会、风池、玉枕、天柱、合谷、后溪，内关等。每次电针4～6个穴位即可，交替使用。

5.耳针疗法

（1）处方：主穴、配穴同时取用，两侧交替。主穴：取一侧的大脑皮质，皮质下、脑干。配穴：取另一侧的耳穴，头皮裂伤或脑挫伤后瘢痕形成，刺激颅内外痛觉敏感结构引起的头痛及外伤引起的自主神经功能异常性头痛，可同时选用或交替选用交感、额区、枕区、颈项区；外伤后因颈肌持续性收缩引起的头痛，取交感、颈项区；外伤后神经不稳定性头痛，取交感。

（2）操作方法：常规消毒后，用28号0.5～1.0寸毫针斜刺或平刺耳穴。每天针刺1～2次，每次留针20min，留针期间行针2～3次，用中等强度或中等强度以上的刺激手法针刺。

（3）按语：应当根据不同类型的外伤性头痛的病理生理学过程，科学的选用穴位。譬如外伤后瘢痕形成刺激颅内外痛觉敏感结构引起的头痛、外伤引起自主神经功能异常性头痛及外伤后因颈肌持续性收缩引起的头痛，耳穴的选取亦不能只限于脑的对应区，而应当考虑到颈部因素和颈交感神经的因素。

6.电针耳穴疗法

（1）处方：主穴、配穴同时取用，两侧交替。主穴：取一侧的大脑皮质、皮质下。配穴：取另一侧的交感、额区、枕区。

（2）操作方法：常规消毒后，用28号0.5～1.0寸毫针斜刺或平刺耳穴。用28～30号毫针，直刺神门0.4±0.1寸，直刺太溪0.8±0.2寸，直刺内关1.2±0.2寸。然后在耳穴与神门，太溪，内关之间分别连接电针治疗仪的两极导线，采用疏密波，刺激量的大小已出现明显的局部肌肉颤动或患者能够耐受为宜。每次电针4个穴位（交替使耳穴），每次电针 20min。每天治疗 1～2 次。没有接电疗仪的耳穴，按普通耳针疗法进行操作。

7.耳穴贴压疗法

（1）处方：主穴、配穴同时取用，两侧交替。主穴：取一侧的大脑皮质，皮质下。配穴：取另一侧的交感、额区、枕区。

（2）操作方法：用王不留行籽进行贴压法。常规消毒后，用 5mm × 5mm 的医用胶布将王不留行籽固定于选用的耳穴，每穴固定 1 粒。让患者每天自行按压 3～5 次，每个穴位每次按压 2～3min，按压的力量以有明显的痛感但又不过分强烈为度。隔 2～3 天更换 1 次，双侧耳穴交替使用。

8.按语

（1）针灸治疗本病具有较好的疗效，一般情况下治疗几次即可获效。

（2）使用针刺疗法治疗的同时，应注意休息。

（五）颅内低压性头痛

腰椎穿刺后是引起颅内低压性头痛的主要原因。

1.临床表现

（1）腰椎穿刺后数小时内出现枕部的搏动性头痛，起坐或站立时头痛加剧，平卧后好转。

（2）一般在 1～3 日内自然恢复，个别患者可持续 10～14 日。

2.辅助检查

无特异性检查项目。

3.体针疗法

（1）处方：取穴分为两组，第一组取头部穴位，如风池、太阳、百会等；第二组取肢体部的穴位，如内关、合谷、太溪等。两组穴位同时使用，每次取用 5～7 穴即可。

（2）操作方法：常规消毒后，选用 28～30 号毫针，向后平刺太阳 1.2 ± 0.2 寸，向前平刺百会 1.2 ± 0.2 寸，向鼻尖方向斜刺风池 1.0 ± 0.2 寸。直刺内关、合谷 1.2 ± 0.2 寸，直刺太溪 0.8 ± 0.2 寸。

每天针刺 1～2 次，每次留针 30min，留针期间行针 3～5 次。使用中等强刺激手法针刺，捻转的幅度为 2～3 圈，捻转的频率为每秒 2～4 个往复，每次行针 10～30s。

4.电针体穴疗法

（1）处方：与体针疗法的选穴相同。取穴分为两组，第一组取头部穴位，如风池、太阳、百会等；第二组取肢体部的穴位，如内关、合谷、太溪等。两组穴位同时使用。

（2）操作方法：分为两步，第一步，进针操作与体针疗法一样；第二步为电针疗法操作方法。第一步操作完毕后，在第一组穴位与第二组穴位之间，分别连接电针治疗仪的两极导线，采用疏密波，刺激量的大小已出现明显的局部肌肉颤动或患者能够耐受为宜。每次电针治疗20min，每天治疗1～2次。每次电针4～6个穴位即可。没有接电疗仪的穴位，按普通体针疗法进行操作。

5.梅花针疗法

（1）处方：取穴分为两组，第一组取头部的穴位，如前顶、百会、后顶、风池等；第二组取肢体部的穴位，如内关、合谷、足三里等。两组穴位同时使用。

（2）操作方法：常规消毒后，用较强的刺激手法叩打，每个穴区每次叩打3～5min，以局部皮肤潮红起丘疹、不出血为度。每日治疗1～2次。

6.耳针疗法

（1）处方：主穴、配穴同时取用，两侧交替。主穴：取一侧的大脑皮质、皮质下，脑干。配穴：取另一侧的交感、枕、颞。

（2）操作方法：常规消毒后，用28号0.5～1.0寸毫针斜刺或平刺耳穴。每天针刺1～2次，每次留针20min，留针期间行针2～3次，使用中等强刺激手法针刺，捻转的幅度为～3圈，捻转的频率为每秒2～4个往复，每次行针10～30s。

7.电针耳穴疗法

（1）处方：主穴、配穴同时取用，两侧交替。主穴：取一侧的大脑皮质、皮质下、脑干。配穴：取另一侧的交感、枕、颞。

（2）操作方法：常规消毒后，用28号0.5～1.0寸毫针斜刺或平刺耳穴。用28～30号毫针，直刺神门0.4±0.1寸，直刺三阴交1.4±0.2寸，直刺内关1.2±0.2寸。然后在耳穴与神门，内关、太溪之间分别连接电针治疗仪的两极导线，采用疏密波，刺激量的大小已出现明显的局部肌肉颤动或患者能够耐受为宜。每次电针4个穴位（交替使用耳穴），每次电针20min。每天治疗1～2次。没有接电疗仪的耳穴，按普通耳针疗法进行操作。

8.耳穴贴压疗法

（1）处方：主穴、配穴同时取用，两侧交替。主穴：取一侧的大脑皮质、皮质下，脑干。配穴：取另一侧的交感、枕、颞。

（2）操作方法：用王不留行籽进行贴压法。常规消毒后，用5mm×5mm的医用胶布将王不留行籽固定于选用的耳穴，每穴固定1粒。让患者每天自行按压3～5次，每个穴位每次按压2～3min，按压的力量以有明显的痛感但又不过分强烈为度。隔2～3天更换1次，双侧耳穴交替使用。

9.按语

采用针刺疗法治疗本病的同时，应鼓励患者多饮水，如每日口服盐水2000～3000mL，取头低位卧床休息有利于头痛缓解。

（六）其他原因引起的头痛

眼、鼻、鼻旁窦、耳等部位的许多疾病均可引起头痛。

1.临床表现

（1）青光眼、虹膜炎、眼眶肿瘤、球后视神经炎、高度远视、眼外肌不平衡等原因均可引起球后或额颞区的疼痛。

（2）鼻腔或鼻旁窦发炎时，因黏膜充血水肿可引起牵涉性头痛。急性鼻旁窦炎时常引起眼球周围或额颞区的头痛。因鼻旁窦内的脓性分泌物经过一夜睡眠后积聚增多，所以患者清晨起床后头痛特别严重，待脓液排出后头痛明显减轻。

（3）急性乳突炎可引起耳后部疼痛。

（4）病毒性膝状神经节带状疱疹引起的疼痛常位于外耳道内或耳后，疼痛数日后出现带状疱疹及面瘫。

（5）颈源性头痛。

此外，鼻腔肿瘤、鼻咽部肿瘤、牙周脓肿、下颌关节功能障碍等均可引起头部的牵涉性疼痛。颅内的占位性病变及高血压亦可引起头痛。

2.辅助检查

应结合原发性疾病的一系列症状注意进行相应的检查。

3.治疗

对这一类头痛主要做病因治疗。非占位性病变引起的头痛，可把针灸疗法作为主要的治疗方法来使用。但占位性病变引起的头痛，只能把针灸疗法作为辅助的治疗方法来使用。

4.按语

（1）除占位性病变引起的头痛之外，一般情况下，针灸疗法对各类头痛均具有较好的疗效。

（2）应重点对原发性疾病进行治疗。

二、眩晕

眩是指眼花或眼前发黑，晕是指头晕或感觉自身或外界景物旋转。二者常同时并见，故统称为"眩晕"。轻者闭目即止，重者如坐车船，旋转不定，不能站立，或伴有恶心、呕吐、汗出，甚则昏倒等症状。本病多因阴虚则肝风内动，血少则脑失濡养，精亏则髓海不足，或痰浊壅遏、上蒙清窍所致。

西医学的耳源性眩晕以及高血压、贫血、神经官能症、颈椎病等引起的眩晕症状均属本病范畴。

本病以头晕，眼花为主要症状，临床根据病因不同分为肝阳上亢、气血亏虚、肾精不足以及痰浊中阻型眩晕。

（一）辨证

本病以头晕，眼花为主要症状，临床根据病因不同分为肝阳上亢、气血亏虚、肾精不足以及痰浊中阻型眩晕。

1.肝阳上亢

眩晕耳鸣，头痛且胀，每因烦劳或恼怒而头晕，头痛剧增，面时潮红，急躁易怒，少寐多梦，口苦，舌质红，苔黄，脉弦。

2.气血亏虚

眩晕动则加剧，劳累继发，伴面色苍白，唇甲不华，心悸失眠，神疲懒言，食欲不振，舌质淡，脉细弱。

3.肾精不足

眩晕伴神疲健忘，腰膝酸软，遗精耳鸣。偏于阴虚者，五心烦热，舌质红，脉弦细。偏于阳虚者，四肢不温，舌质淡，脉沉细。

4.痰浊中阻

眩晕而见头重如蒙，胸闷恶心，少食多寐，舌苔白腻，脉濡滑。

（二）治疗

1.针灸治疗

治则：平肝潜阳，补益气血，滋阴补肾，化痰息风。以督脉、足少阳经穴位为主。主穴：百会、风池、太阳、印堂。

配穴：肝阳上亢加肝俞、肾俞、三阴交、太冲；气血亏虚加脾俞、足三里；肾精不足加肾俞、太溪、三阴交、绝骨；痰浊中阻加足三里、丰隆、太白。

操作：毫针刺，按虚补实泻进行操作。

方义：百会通督安神；风池清泻肝胆，潜阳止眩；太阳祛风止眩；印堂止眩宁神。

2.其他治疗

（1）头针：眩晕伴耳鸣、听力减退者，取晕听区。取坐位或仰卧位，局部常规消毒后，用消毒之28～32号2.5寸长的不锈钢毫针，与头皮呈30°左右夹角，用夹持进针法刺入帽状腱膜下，达到该区的应用长度后，用示指桡侧面与拇指掌侧面夹持针柄，以示指掌指关节连续屈伸，使针身左右旋转，每分钟捻转200次左右，捻转2～3min，留针5～10min，每日或间日针1次。

（2）耳针：选神门、枕、内耳，用中、强刺激，每日1次，每次留针20～30min。

三、中风

中风是以突然昏仆，不省人事，半身不遂或轻者不经昏仆，仅以口眼㖞斜、半身不遂，语言謇涩为主症的一种疾病。本病多由心、肝、脾、肾等脏阴阳失调，加以忧思恼怒，或饮酒饱食，或房事劳累，或外邪侵袭等诱因，以致气血运行受阻，肌肤筋脉失于濡养；或阴亏于下，肝阳暴张，阳化风动，血随气逆，挟痰挟火，横窜经隧，蒙蔽清窍，而形成上实下虚，阴阳互不维系所致。

西医学的急性脑血管疾病，如脑出血、脑梗死、脑栓塞等多属于本病的范畴。

（一）辨证

本病以突然昏仆，不省人事、半身不遂，或半身不遂、口角㖞斜、语言謇涩为主要症状。根据病位浅深、病情轻重，可分为中经络与中脏腑两大类。中经络者，病位较浅，病情较轻，无神志改变，仅见半身不遂、口角㖞斜、语言謇涩等症；中脏腑者，病位较深、病情较重，伴见神志不清，喎僻不遂。

1.中经络

病在经络，病情较轻。症见半身不遂，口角㖞斜，舌强语蹇，肌肤不仁，吞咽障碍，脉弦滑等。中经络可因络脉空虚、风邪入中或肝肾阴虚、风阳上扰引起。

（1）络脉空虚：手足麻木，肌肤不仁，或突然口角㖞斜、语言不利，口角流涎，甚则半身不遂，或兼见恶寒发热，肢体拘急、关节酸痛等症，舌苔薄白，脉浮弦或弦细。

（2）肝肾阴虚：平素头晕头痛，耳鸣目眩，腰酸腿软，突然发生口角㖞斜，舌强语蹇，半身不遂，舌质红或苔黄，脉弦细而数或弦滑。

2.中脏腑

病在脏腑，病情急重。症见突然昏仆，神志迷糊，半身瘫痪，口㖞流涎，舌强失语。根据病因病机不同，又可分为闭证和脱证。

（1）闭证：多因气火冲逆，血菀于上，肝风鸱张，痰浊壅盛所致。症见神志不清，牙关紧闭，两手握固，面赤气粗，喉中痰鸣，二便闭塞，脉滑数或弦数。

（2）脱证：由于真气衰微、元阳暴脱所致。症见昏沉不醒，目合口张，手撒遗尿，鼻鼾息微，四肢逆冷，脉细弱或沉伏。如见冷汗如油，面赤如妆，脉微欲绝或浮大无根，是真阳外越之危候。

（二）治疗

1.针灸治疗

（1）中经络。

治则：疏通经络，镇肝息风。取手，足阳明经穴位为主，辅以太阳、少阳经穴位。主穴：肩髃、曲池、合谷、环跳、风市、阳陵泉、足三里、百会、地仓、颊车。

配穴：络脉空虚，风邪入中者加关元、气海、风池；肝肾阴虚，风阳上扰者加三阴交、太冲、肝俞、肾俞；语言謇涩加哑门、廉泉。

操作：毫针刺，平补平泻。

方义：阳主动，肢体运动障碍，其病在阳，故本方取手，足三阳经穴位为主。阳明为多气多血之经，阳明经气血通畅，正气旺盛，则运动功能易于恢复，故在三阳经中又以阳明为主。口角㖞斜为经脉瘀滞，筋肉失养所致，故近取地仓，颊车直达病所以舒筋活络。

（2）中脏腑。

①闭证。

治则：启闭开窍，取督脉、十二井穴为主，辅以手足厥阴、足阳明经穴位。

主穴：十二井，水沟、太冲、劳宫、丰隆。

配穴：神志不清加四神聪；二便闭塞加天枢、足三里；牙关紧闭加下关（双侧）。

操作：十二井穴点刺出血，余穴可用泻法。

方义：闭证由肝阳化风，心火暴盛，血随气升，上犯脑髓而致痰浊瘀血壅闭精髓，蒙蔽神明。十二井穴放血，可接通经气、决壅开窍；督脉连贯脑髓，水沟为督脉要穴，有启闭开窍之功效；泻肝经原穴太冲，可镇肝降逆，潜阳息风；泻心包经荥穴劳宫，可清心火而安神；丰隆为足阳明经络穴，有振奋脾胃气机、蠲浊化痰之功。

②脱证。

治则：回阳固脱。取任脉经穴。主穴：关元，神阙。

操作：用灸法。

方义：元阳外脱，必从阴以救阳。关元为任脉与足三阴的会穴，为三焦元气所出，联系命门真阳，是阴中有阳的穴位；脐为生命之根蒂，神阙位于脐中，为真气所系，故重灸二穴，以回阳固脱。

2.其他治疗

（1）头针：取病变对侧运动区为主，可配足运感区，失语用语言区。快速捻转，持续2～3min，反复3～4次。

（2）电针：取穴同体针，一般选2～3对穴，采用疏波或断续波，每次20～30min，每日1次。

（3）眼针：治中风偏瘫取上、下焦区穴针刺。

（4）水针：取夹脊穴5～14，足三里，阳陵泉，悬钟，承山，风市，解溪等穴，每次选1～3穴，用5%防风注射液，或5%人参注射液，或654～2，每穴注入0.3～0.5mL，隔日治疗1次，15次为1疗程。

（5）穴位埋线：取手三里、足三里、阳陵泉、承山，三阴交等穴，每次选1～3穴，埋羊肠线，每月1次。本法主要用于治疗中风后遗症偏瘫患者。

四、面瘫

面瘫是以口眼㖞斜为主要症状的一种疾病。多由络脉空虚，感受风邪，使面部经筋失养，肌肉纵缓不收所致。

西医学的周围性面神经炎属于本病范畴。

（一）辨证

本病以口眼㖞斜为主要症状。起病突然，多在睡眠醒后，发现一侧面部麻木、松弛，示齿时口角歪向健侧，患侧露睛流泪，额纹消失，鼻唇沟变浅。部分患者伴有耳后、耳下乳突部位疼痛，少数患者可出现患侧耳道疱疹，舌前2/3味觉减退或消失及听觉过敏等症。病程日久，可因患侧肌肉挛缩，口角歪向病侧，出现"倒错"现象。

根据发病原因不同可分为风寒证和风热证。

1.风寒证

多有面部受凉因素，如迎风睡眠，电风扇对着一侧面部吹风过久等。

2.风热证

多继发于感冒发热之后，常伴有外耳道疱疹，口渴、舌苔黄，脉数等症。

（二）治疗

1.针灸治疗

治则：疏风通络、濡养经脉，取手足少阳、阳明经穴位。主穴：风池、翳风，地仓，颊车、阳白、合谷。

配穴：风寒加风门、外关；风热加尺泽，曲池。

操作：急性期用平补平泻法，恢复期用补法，面部穴可用透刺法，如地仓透颊车，阳白透鱼腰等。方义：本病为风邪侵袭面部阳明、少阳脉络，故取风池，翳风以疏风散邪；地仓，颊车、阳白等穴以疏通阳明、少阳经气，调和气血；"面口合谷收"，合谷善治头面诸疾。

2.其他治疗

（1）水针：选翳风，牵正等穴，用维生素 B 或 B12 注射液，每穴注入 0.5～1mL，每日或隔日 1 次。

（2）皮肤针：用皮肤针叩刺阳白、太阳、四白，牵正等穴，使轻微出血，用小罐吸拔 5～10min，隔日 1 次。本法适用于发病初期，或面部有板滞感觉等面瘫后遗症。

（3）电针：选地仓，颊车、阳白，合谷等穴。接通电针仪治疗 5～10min，刺激强度以患者感到舒适，面部肌肉微见跳动为宜。本法适用于病程较长者。

五、面痛

面痛是指以眼、面颊部抽掣疼痛为主要症状的一种疾病。多由于风邪侵袭，阳明火盛、肝阳亢逆、气血运行失畅所致。

西医学的三叉神经痛属于本病范畴。

（一）辨证

本病以眼、面颊阵发性抽掣疼痛为主要症状，根据病因不同分为风寒、风热、瘀血面痛。

1.风寒外袭

疼痛为阵发性抽掣样痛，痛势剧烈，面色苍白，遇冷加重，得热则舒，多有面部受寒因素，舌淡苔白，脉浮紧。

2.风热浸淫

疼痛阵作，为烧灼性或刀割性剧痛，痛时颜面红赤，汗出，目赤，口渴，遇热更剧，得寒较舒，发热或着急时发作或加重，舌质红，舌苔黄，脉数。

3.瘀血阻络

面痛反复发作，多年不愈，发作时疼痛如锥刺难忍，面色晦滞，少气懒言，语声低微，舌质紫黯，苔薄，脉细涩。

（二）治疗

1.针灸治疗

治则：疏通经脉，活血止痛。以手、足阳明经穴位为主。主穴：百会、阳白，攒竹、四白、迎香、下关、颊车、合谷。

配穴：风寒外袭加风门、风池、外关；风热浸淫加大椎、关冲、曲池；瘀血阻络加太冲、血海。操作：毫针刺，用泻法。

方义：本方以近部取穴为主，远部取穴为辅，旨在疏通面部筋脉气血，散寒清热，活血通络止痛。

2.其他治疗

（1）耳针：选面颊、上颌、下颌、额、神门等穴，每次取2～3穴，毫针刺，强刺激，留针20～30min，约隔5min行针1次；或用埋针法。

（2）水针：用维生素B_{12}或B_1注射液，或用2%利多卡因注射液，注射压痛点，每次取1～2点，每点注入0.5mL，隔2～3天注射1次。

六、心悸

心悸是指患者自觉心中悸动，惊慌不安，甚则不能自主的一种病证。本病可在多种疾病中出现，常与失眠、健忘、眩晕、耳鸣等并存。本证的发生多因久病体虚、忧思惊恐、劳倦、汗出受邪等，使心失所养，或邪扰心神，致心跳异常，悸动不安。

（一）辨证

本病以自觉心跳心慌，时作时息，并有善惊易恐，坐卧不安，甚则不能自主为主要症状。根据临床表现不同分为心虚胆怯、心脾两虚、阴虚火旺、心脉瘀阻和水气凌心型。

1.心虚胆怯

惊悸不安，因惊恐而发，气短自汗，神疲乏力，少寐多梦，舌淡苔薄，脉细数。

2.心脾两虚

心悸不安，头晕目眩，易出汗，纳差乏力，面色淡，失眠健忘，多梦，舌淡苔薄白，脉细弱。

3.阴虚火旺

心烦少寐，头晕目眩，耳鸣腰酸，遗精盗汗，口干，舌红苔薄白，脉细数。

4.心脉瘀阻

胸闷心痛阵发，气短乏力，舌紫黯或有瘀斑，脉沉细或结代。

5.水气凌心

胸闷气喘，不能平卧，咯吐大量泡沫痰涎，形寒肢冷，面浮肢肿，舌淡苔白滑，脉沉细。

（二）治疗

1.针灸治疗

治则：调理心气，安神定悸。以手厥阴、手少阴经穴位为主。主穴：内关、郄门、神门、巨阙、心俞。

配穴：心虚胆怯者，加胆俞、通里；心脾两虚者，加脾俞，足三里；阴虚火旺者，加肾俞，太溪；心脉瘀阻者，加膻中膈俞；水气凌心者，加膻中、神阙、气海。

操作：内关、郄门、神门用泻法或平补平泻法；心俞、巨阙用补法。

方义：内关系心包经络穴，配郄穴郄门可调理心气，疏导气血；心经原穴神门，可宁心安神定悸；心之募穴巨阙，可益心气，宁心神，理心气；心俞可补益心气，调理气机，镇惊宁神。

2.其他治疗

（1）穴位注射：选穴参照体针治疗，用维生素 B 或 B12 注射液，每穴注射 0.5mL，隔日 1 次。

（2）耳针：选交感，神门，心、脾、肝、胆、肾等，毫针刺，轻刺激。亦可用撤针埋藏或用王不留行籽贴压。

七、不寐

不寐又称"失眠""不得卧"等，是以经常不能获得正常睡眠，或入睡困难，或睡眠时间不足，或睡眠不深，严重者彻夜不眠为特征的病证。本证多因思虑劳倦，内伤心脾，生血之源不足，心神失养所致；或因惊恐，房劳伤肾，以致心火独盛，心肾不交，神志不宁；或因体质素弱，心胆虚怯，情志抑郁，肝阳扰动以及饮食不节，脾胃不和所致。

（一）辨证

本病以经常不易入睡，或寐而易醒，甚则彻夜不眠为主要症状。根据病因的不同分为心脾两虚、心胆气虚、心肾不交、肝阳上扰和脾胃不和型。

1.心脾两虚

多梦易醒，心悸健忘，头晕目眩，面色无华，纳差倦怠，易汗出，舌淡苔白，脉细弱。

2.心胆气虚

心悸胆怯，多梦易醒，善惊多恐，多疑善虑，舌淡，脉弦细。

3.心肾不交

心烦不寐，或时寐时醒，头晕耳鸣，心悸健忘，遗精盗汗，口干舌红，脉细数。

4.肝阳上扰

心烦，不能入寐，急躁易怒，头晕头痛，胸胁胀满，面红口苦，舌红苔黄，脉弦数。

5.脾胃不和

睡眠不安，脘闷噫气，嗳腐吞酸，心烦，口苦痰多，舌红苔厚腻，脉滑数。

（二）治疗

1.针灸治疗

治则：宁心安神，清热除烦。以八脉交会穴、手少阴经穴为主。主穴：照海、申脉、神门，安眠，四神聪。

配穴：心脾两虚者，加心俞、脾俞、三阴交；心胆气虚者，加丘墟、心俞，胆俞；心肾不交者，加太溪，涌泉、心俞；肝阳上扰者，加行间，侠溪；脾胃不和者，加太白、公孙、足三里。

操作：毫针刺，照海用补法，申脉用泻法。神门，安眠、四神聪，用平补平泻法；对于较重的不寐患者，四神聪可留针1～2h；配穴按虚补实泻法操作。

方义：照海、申脉为八脉交会穴，分别与阴跷脉、阳跷脉相通，可以调理阴阳，改善睡眠，若阳跷脉功能亢盛则失眠，故补阴泻阳使阴、阳跷脉功能协调，不眠自愈。心藏神，心经原穴神门，心包经络穴内关可以宁心安神；安眠，四神聪穴可以健脑益髓、镇静安神。

2.其他治疗

（1）耳针：选皮质下、心，肾、肝、神门。毫针刺，或撤针埋藏，或王不留行籽贴压。

（2）皮肤针：自项至腰部督脉和足太阳经背部第Ⅰ侧线，用梅花针自上而下叩刺，叩至皮肤潮红为度，每日1次。

（3）拔罐：自项至腰部足太阳经背部侧线，用火罐自上而下行走罐，以背部潮红为度。

（4）电针：选四神聪、太阳，接通电针仪，用较低频率，每次刺激30min。

八、胸痹

胸痹是指以胸部闷痛，甚则胸痛彻背，喘息不得卧为主症的一种疾病，轻者仅感胸闷如室，呼吸欠畅，重者则有胸痛，严重者心痛彻背、背痛彻心，并有短气、喘息等症。胸痹多由年老心肺气虚，或恣食肥甘生冷，或思虑过度，致脾虚生湿，湿痰内蕴，胸阳不展，气机阻滞而引起。以上诸因素均可致心脉阻滞，气血运行不畅，不通则痛而发为胸痹。

（一）辨证

本病以胸部闷痛，甚则胸痛彻背，短气、喘息为主要症状。根据病因分为虚寒证，痰浊证，瘀血证三型。

1.虚寒证

胸痛彻背，心悸，胸闷短气，恶寒，肢冷，受寒则甚，舌苔白滑或腻，脉沉迟。

2.痰浊证

胸部闷痛，或痛引背部，气短喘促，咳嗽，痰多黏腻色白，舌苔白腻，脉缓。

3.瘀血证

胸痛如刺，或绞痛阵发，痛彻肩背，胸闷短气，心悸，唇紫，舌质黯，脉细涩或结代。

（二）治疗

1.针灸治疗

治则：活血通络，宽胸理气。取俞募穴和手少阴、厥阴经穴位。主穴：心俞、内关、阴郄、膻中。

配穴：虚寒者，加灸肺俞、风门、气海或关元；痰浊者，加太渊、丰隆；瘀血者，加膈俞。操作：毫针平补平泻法，内关行捻转泻法1～3min。

方义：心俞为心的募穴，可缓解心痛；内关是心包经络穴，能活血通络而止痛；阴郄为心经郄穴，可缓急止痛；膻中为心包经募穴，又为气会，可疏调气机，治心胸疾患。

2.其他治疗

耳针：取心、小肠、交感、皮质下为主，辅以脑点、肺、肝、胸、枕。每次选3～5穴，毫针刺，强刺激，留针lh，隔日1次。

九、癫狂

癫狂是以精神错乱、言行失常为主要症状的一种疾病。癫证以沉默痴呆、语无伦次，忧郁苦闷，静而多喜为特征；狂证以喧扰不宁、躁妄打骂，哭笑无常、动而多怒为特征。癫属阴、狂属阳，两者病情可相互转化，故统称癫狂。癫狂主要是由于七情内伤、痰气上扰、气血凝滞、使机体阴阳平衡失调，不能互相维系，以致阴盛于下，阳亢于上，心神被扰，神明逆乱所致。

（一）辨证

本病以精神错乱、言行失常为主要症状。根据表现症状不同分为癫证和狂证。癫证属阴多呆静，狂证属阳多躁动。

1.癫证

沉默痴呆，精神抑郁，表情淡漠，或喃喃自语，语无伦次，或时悲时喜，哭笑无常，不知秽洁，不知饮食，舌苔薄腻，脉弦细或弦滑。

2.狂证

始则性情急躁，头痛失眠，面红目赤，两目怒视等症；继则妄言责骂，不分亲疏，或毁物伤人，力过寻常，虽数日不食，仍精神不倦，舌质红绛，苔黄腻，脉弦滑。

（二）治疗

1.针灸治疗

（1）癫证。

治则：涤痰开窍，宁心安神。取背俞穴为主，佐以手少阴、足阳明经穴位。主穴：肝俞、脾俞、心俞、神门、丰隆。

配穴：痰气郁结加膻中、太冲；心脾两虚加三阴交，大陵；不思饮食加足三里、中脘；心悸易惊加内关。操作：毫针刺，痰气郁结可用泻法，心脾两虚用补法。

方义：病因痰气郁结，蒙蔽心窍所致，故取肝俞以疏肝解郁，脾俞以健脾化痰，心俞以宁心开窍，神门以醒神宁心，丰隆以涤痰化浊，痰气消散，癫证自愈。

（2）狂证。

治则：清心豁痰。以任脉、督脉、手厥阴和足少阴经穴位为主。主穴：大椎、风府、内关、丰隆、印堂、水沟。

配穴：痰火上扰加劳宫；火盛伤阴加大钟。操作：毫针刺，用泻法。

方义：本病由痰火扰心所致，取大椎、水沟能清热醒神，风府、印堂醒脑宁神，内关、丰隆祛痰开窍、宁心安神。

2.其他治疗

（1）水针：选心俞、巨阙、间使、足三里、三阴交穴，每次选用1～2穴，用25～50mg氯丙嗪注射液，每日注射1次，各穴交替使用。本法适用于狂证。热重加大椎、百会，狂怒加太冲、支沟。

（2）耳针：选心、皮质下、肾、枕、额、神门。毫针刺，每次选用3～4穴，留针30min。癫证用轻刺激，狂证用强刺激。

（3）头针：选运动区、感觉区、足运感区。用1.5寸毫针沿皮刺入，左右捻转1min，留针20～30min。

（4）电针：水沟、百会、大椎、风府透哑门。每次选用一组穴，针后接通电针仪治疗15～20min。

十、痴呆

痴呆是以呆傻愚笨为主要症状的一种病程缓慢的进行性大脑疾病所致的综合征。其轻者可见神情淡漠、少言寡语，善忘，迟钝等症，重者常表现为终日不语，或闭门独居，或口中喃喃自语，或言辞倒错，或哭笑无常，或不欲饮，数日不知饥饿等。本病主要由禀赋不足，肾精亏损，髓海空虚，或脾虚湿盛，痰湿上犯，或气血虚弱，脑失所养所致。

（一）辨证

本病以呆傻愚笨为主要症状，根据病因不同分为禀赋不足，肾精亏损，痰浊阻窍、气血虚弱型。

1.禀赋不足

自幼年起病，多有发育畸形，如头颅偏小，囟门迟闭，眼裂较窄，嘴向外凸，舌体肥大，吐词不清等；成年后神情呆板，反应迟钝，虽能言语，但常词不达意，记忆力差，智力明显低于常人。其重者，神情呆滞，日常生活不能自理。舌体淡胖，舌质多偏暗，舌苔薄白或白腻，脉细滑或细缓。

2.肾精亏损

年老表情呆滞，行动迟缓，记忆力明显减退，言语迟钝，说话颠倒，行动幼稚，喜独居，时哭时笑，可伴头晕眼花，听力减退，腰膝酸软，发落齿摇，气短无力，心悸等，舌质暗淡，苔薄白，脉细弱无力。

3.痰浊阻窍

精神抑郁，表情呆钝，智力衰退，遇事善忘，言语不清，倦怠乏力，静而少言，或终日不语，呆若木鸡，或哭笑无常，或喃喃自语，伴胸闷脘痞，头重如裹，口多痰涎，舌质淡，苔白腻，脉滑。

4.气血虚弱

神情呆滞，智力不聪，在小儿多见发迟，语迟，面色苍白，食欲不振，唇淡，舌淡苔白，甚或无苔，小儿指纹色淡，或脉细弱。

（二）治疗

1.针灸治疗

治则：补肾益精，化痰通络。

主穴：四神聪、神庭、上星、本神、合谷、悬钟。

配穴：禀赋不足加命门、涌泉；肾精亏损加肾俞、太溪；痰浊阻窍加公孙、丰隆、中脘；气血虚弱加足三里。

操作：毫针刺，行平补平泻手法。

方义：脑为元神之府，本方主要选用局部腧穴四神聪、神庭、上星、本神，重在醒神开窍，方用合谷以疏通阳明之气血，用髓之会悬钟以补髓养脑。

2.其他治疗

（1）头针：选顶中线、顶颞前斜线、顶颞后斜线。将2寸长毫针刺入帽状腱膜下，快速行针，使局部有热感，或用电针刺激，留针50min，隔日1次，30次为1疗程。

（2）耳针：选神门，皮质下、肾、脑点、交感、心，枕等穴。用0.5寸毫针，每次选用2～3穴（双侧取穴），每日1次，20次为1疗程。或将王不留行用胶布固定在相应穴位上，每日按压数次。

（3）刺血：取中冲、涌泉、劳宫。用三棱针直刺皮下1分深，放出4～5滴血，隔日放血1次。适用于智能发育不全者。

十一、痫症

痫证是以突然仆倒、昏不知人，四肢抽搐，醒后如常人等为主要症状的反复发作性神志异常的一种疾病。主要由于七情失调，痰浊阻滞，气机逆乱，阳升风动所致。

（一）辨证

本病以突然意识丧失，发则仆倒，不省人事，强直抽搐，口吐涎沫，两目上视或口中怪叫，移时苏醒，醒后如常为主要症状。发作前可伴眩晕、胸闷等先兆，发作后常有疲乏无力等症状。临床根据病因不同及病有虚实分为肝风痰浊、肝风痰热、肝肾阴虚、脾胃虚弱之痫证。

1.肝风痰浊

在发作前常有眩晕、胸闷、乏力等症，发则突然跌倒，神志不清，抽搐吐涎，或有尖叫与二便失禁等。也可仅有短暂神志不清，或精神恍惚而无抽搐，舌苔白腻，脉多弦滑。

2.肝火痰热

发作时昏仆抽搐吐痰，或有叫吼。平日情绪急躁，心烦失眠，咳痰不爽，口苦而干，便秘，舌红苔黄腻，脉弦滑数。

3.肝肾阴虚

痫证发作日久，记忆力差，腰酸头晕，或大便干燥，舌质红苔少，脉细数。

4.脾胃虚弱

痫证发作日久，神疲乏力，眩晕时作，食欲不佳，面色不华，大便溏薄，或有恶心呕吐，舌质淡，脉濡弱。

（二）治疗

1.针灸治疗

治则：镇肝息风，豁痰开窍，滋补脾肾。以督脉穴位为主。主穴：发作时：水沟、风府、大椎、内关、后溪、申脉、涌泉。间歇期：鸠尾、长强、大椎、腰奇、间使、行间、丰隆。

配穴：肝风痰浊加大陵、肝俞；肝火痰热加劳宫；肝肾阴虚加神门，太溪；脾胃虚弱加脾俞、足三里、中脘。

操作：发作时用泻法，水沟施雀啄法，大椎，后溪、申脉、涌泉用捻转提插泻法，间歇期补泻结合。方义：水沟为督脉手足阳明之会，主一身之阳气，可调节督脉，统领阳气，驾驭神机，开窍定痫；风府，大椎清泻风阳，宁神开窍；后溪通于督脉，为治痫要穴；涌泉为足少阴肾经之井穴，能滋水潜阳。间歇期取任脉络穴鸠尾，配诸阳脉交会穴大椎，有平调阴阳逆乱的功能；长强，鸠尾意在交通任督二脉，为治痫要穴；间使疏通心包经气，其与腰奇穴同为治痫证之经验穴；行间、丰隆祛风化痰。

2.其他治疗

水针：选足三里，内关，大椎、风池。采用维生素 B_1 或 B_{12} 注射液 0.5～1mL，每次 2～3 穴。

第二节　肺系病证

一、感冒

感冒是由于感受触冒风邪，邪犯肺卫而出现的以鼻塞、流涕、喷嚏、咳嗽、头痛、恶寒、发热、全身不适、脉浮为主要临床表现的疾病。全年均可发病，尤以冬春季多见。主要由于正气不足，机体卫外功能低下，风寒，风热，暑湿等外邪由皮毛、口鼻而入，引起营卫失调，肺气失宣所致。

（一）辨证

本病以恶寒发热、鼻塞、流涕、头痛、咳嗽、脉浮为主要症状，临床根据感受外邪的性质不同分为风寒感冒、风热感冒和暑湿感冒。

1.风寒感冒

恶寒重，发热轻，或不发热，无汗，鼻塞，流清涕，咳嗽，咯痰液清稀，肢体酸楚，苔薄白，脉浮紧。

2.风热感冒

微恶风寒，发热重，有汗，鼻塞，流浊涕，咯痰稠或黄，咽喉肿痛，口渴，苔薄黄，脉浮数。

3.暑湿感冒

身热不扬，汗出不畅，肢体酸重，头痛如裹，胸闷纳呆，口渴不欲饮，苔白腻，脉濡。

（二）治疗

1.针灸治疗

治则：祛风解表。以手太阴、手阳明经及督脉穴位为主。主穴：列缺、合谷、大椎、太阳、风池。

配穴：风寒感冒者，加风门、肺俞；风热感冒者，加曲池、尺泽、鱼际；暑湿感冒者，加阴陵泉。体虚者，加足三里；鼻塞流清涕者，加迎香；咽喉疼痛者，加少商；全身酸楚者，加身柱；高热惊厥者，三棱针点刺水沟、十宣。

操作：主穴用毫针泻法。风寒感冒，大椎行灸法；风热感冒，大椎行刺络拔罐。配穴中足三里用补法或平补平泻法，少商、委中用点刺出血法，余穴用泻法。

方义：感冒为外邪侵犯肺卫所致，太阴、阳明互为表里，故取手太阴、手阳明经穴列缺、合谷以祛邪解表。督脉主一身之阳气，温灸大椎可通阳散寒，刺络出血可清泻热邪。风池为足少阳经与阳维脉的交会穴，"阳维为病苦寒热"，故风池既可疏散风邪，又可与太阳穴相配而清利头目。

2.其他治疗

（1）拔罐：选大椎、身柱，大杼、肺俞，拔罐后留罐15min起罐，或用闪罐法。本法适用于风寒感冒。风热感冒者可用刺络拔罐法。

（2）耳针：选肺、内鼻、屏尖、额，用中强刺激。咽痛加咽喉、扁桃体，毫针刺。

二、咳嗽

咳嗽是肺系疾病的主要症状之一。"咳"指有声无痰，"嗽"指有痰无声。临床一般声，痰并见，故统称咳嗽。根据病因可分为外感咳嗽和内伤咳嗽两大类。外感咳嗽是外感风寒，风热之邪，使肺失宣降，肺气上逆而致。内伤咳嗽多为脏腑功能失调所致，如肺阴亏损，失于清润；或脾虚失运，聚湿生痰，上渍于肺，肺气不宣；或肝气郁结，气郁化火，火盛灼肺，阻碍清肃；或肾失摄纳，肺气上逆，均可导致咳嗽。

（一）辨证

本病以咳嗽为主要症状，临床根据病因的不同分为外感咳嗽和内伤咳嗽。

1.外感咳嗽

咳嗽病程较短，起病急骤，多兼有表证。

（1）外感风寒：咳嗽声重，咽喉作痒，咯痰色白，稀薄，头痛发热，鼻塞流涕，形寒无汗，肢体酸楚，苔薄白，脉浮紧。

（2）外感风热：咳嗽气粗，咯痰黏稠、色黄，咽痛，或声音嘶哑，身热头痛，汗出恶风，舌尖红，苔薄黄，脉浮数。

2.内伤咳嗽

咳嗽起病缓慢，病程较长，可兼脏腑功能失调症状。

（1）痰湿侵肺：咳嗽痰多色白，呈泡沫状，易于咯出，脘腹胀闷，神疲纳差，舌淡苔白腻，脉濡滑。

（2）肝火灼肺：气逆咳嗽，阵阵而作，面赤咽干，目赤口苦，痰少而黏，不易咯吐，引胁作痛，舌边尖红，苔薄黄少津，脉弦数。

（3）肺阴亏损：干咳，咳声短促，以午后黄昏为剧，少痰，或痰中带血，潮热盗汗，形体消瘦，两颊红赤，神疲乏力，舌红少苔，脉细数。

（二）治疗

1.针灸治疗

（1）外感咳嗽。

治则：疏风解表，宣肺止咳。以手太阴经穴为主。主穴：肺俞、中府、列缺。

配穴：外感风寒者，加风门、合谷；外感风热者，加大椎。

操作：毫针泻法，风热可疾刺，风寒留针或针灸并用，或针后在背部腧穴拔罐。中府、风门、肺俞等背部穴不可深刺，以免伤及内脏。

方义：咳嗽病变在肺，按俞募配穴法取肺俞、中府以理肺止咳、宣肺化痰；列缺为肺之络穴，可散风祛邪，宣肺解表。

（2）内伤咳嗽。

治则：肃肺理气，止咳化痰。以手、足太阴经穴为主。主穴：肺俞、太渊、三阴交、天突。

配穴：痰湿侵肺者，加丰隆、阴陵泉；肝火灼肺者，加行间；肺阴亏虚者，加膏肓。操作：主穴用平补平泻法，可配用灸法。

方义：内伤咳嗽易耗伤气阴，使肺失清肃，故取肺俞调理肺气；太渊为肺经原穴、可肃肺、理气，化痰；三阴交可疏肝健脾，化痰止咳；天突为局部选穴，可疏导咽部经气，降气止咳。四穴合用，共奏肃肺理气、止咳化痰之功。

2.其他治疗

（1）穴位注射：选定喘、大杼、风门、肺俞，用维生素B_1注射液或胎盘注射液，每次取1～2穴，每穴注入药液0.5mL，选穴由上而下依次轮换，隔日1次。本法用于慢性咳嗽。

（2）穴位贴敷：选肺俞、定喘、风门、膻中、丰隆，用白附子（16%）、洋金花（48%）、川椒（33%），樟脑（3%）制成粉末。将药粉少许置穴位上，用胶布贴敷，每3～4小时更换1次，最好在三伏天应用。亦可用白芥子、甘遂、细辛、丁香，苍术、川芎等量研成细粉，加入基质，调成糊状，制成直径1cm圆饼，贴在穴位上，用胶布固定，每3～4小时更换1次，5次为1疗程。

三、高热

高热是一个常见症状，许多疾病中都可看到。一般以口腔温度超过39℃称之为高热。中医学所谓壮热、实热、日晡潮热等，均属高热范畴。

（一）病因病机

本证与外感风热、外感暑热疫毒侵袭、温邪入里等因素有关。

1.风热犯肺

外感风热，从口鼻或皮毛侵袭人体，肺失清肃，卫失宣散，郁而化热。

2.温邪内陷

温邪在表不解，内入气分，或内陷营血，邪正剧争，里热亢盛，蒸达于外。

3.暑热蒙心

外感暑热，内犯心包，邪正交争，里热炽盛。

4.疫毒熏蒸

外感疫毒，郁于肌肤，内陷脏腑，邪正交争，里热亢盛。

（二）辨证

1.风热犯肺

证候：发热咳嗽，微恶风寒，头痛汗出，咽喉肿痛，口渴，咳黄粘痰，苔薄黄，脉浮数。治法：疏散风热，清肃肺气。

2.温邪内陷

证候：邪在气分者，症见高热不恶寒反恶热，面红目赤，口渴饮冷，咳嗽胸痛，大便秘结，小便短赤，苔黄燥，脉洪数。邪在营血者，症见高热夜甚，烦躁不安，甚至神昏谵语，口燥不甚渴，或斑疹隐隐，或见衄血、便血、吐血等，舌红绛而干，脉细数。

治法：邪在气分者清热祛邪；邪在营血者清热凉血。

3.暑热蒙心

证候：高热，烦躁不安，口渴引饮，肌肤灼热，时有谵语，甚则神昏痉厥，舌红绛而干，脉洪数。治法：清泄暑热，开窍醒神。

4.疫毒熏蒸

证候：高热，头面红肿热痛，咽喉腐烂肿痛，烦躁不安，或见丹痧密布肌肤，舌红，苔黄，脉数。治法：清热解毒，泻火止痛。

（三）治疗

1.针灸治疗

（1）风热犯肺。

取穴：大椎、曲池、鱼际、合谷、外关、风池。

配穴：咽喉痛甚者，加少商点刺放血。

刺灸方法：针用泻法。

方义：风热犯肺，肺失清肃，故取诸阳之会大椎、手阳明经之合穴曲池解表清热。鱼际为肺经荥穴，配合谷泻肺热利咽喉。外关、风池疏风解表，清利头目。

（2）温邪内陷。

取穴：曲池、合谷、二间、内庭、大椎、曲泽、委中、内关。

配穴：热在营血神昏者，加中冲、少冲，水沟。斑疹吐衄便血者，加血海、膈俞。便秘者，加天枢、支沟。刺灸方法：针用泻法。

方义：温热之邪伤及气分，多侵犯手足阳明经，故取曲池、合谷清泄热邪。二间，内庭分别为手足阳明经荥穴，善泻热邪。大椎为诸阳交会之所，取之以加强清热之力。若温热之邪内陷营血，加曲泽、委中点刺放血以清血分之热。内关清心除烦。配中冲、少冲，水沟泻热开窍。

（3）暑热蒙心。

取穴：曲池、合谷、大椎、曲泽、十二井穴，内关。

配穴：神昏者，加水沟、十宣。抽搐者，加太冲、阳陵泉。刺灸方法：针用泻法。

方义：曲池、合谷为清热泻火的要穴，配诸阳之会大椎清泄暑热。曲泽为手厥阴之合穴，刺之出血，可清血热开心窍。十二井穴通于三阴三阳，调节阴阳，清热开窍。内关宣通三焦，清热宁神。

（4）疫毒熏蒸。

取穴：曲池、合谷、内庭、陷谷、曲泽、委中，外关。

配穴：咽喉肿痛者，加少商、商阳点刺放血。肌肤丹痧者，加膈俞、血海。刺灸方法：针用泻法。

方义：曲池、合谷为清热泻火之要穴，配内庭、陷谷疏解肌肤郁热。曲泽、委中点刺放血，清血分之热。外关属三焦经，又是阳维脉的交会穴，可宣达三焦气机，兼有疏风清热、消肿止痛的作用。

2.其他疗法

（1）耳针：取耳尖，耳背静脉、肾上腺、神门，先在耳尖，耳背静脉用三棱针点刺出血，其余各穴用毫针强刺激，留针15～20min。

（2）刮痧：在脊柱两侧和背俞穴及颈部、肩臂、肘窝、腘窝，用特制刮痧板或瓷汤匙蘸食用油或清水刮至皮肤红紫色为宜。

四、中暑

中暑是指夏令在烈日下暴晒或在高气温、高湿度的特殊环境中发生的一种急性病证，以突然头昏出汗，发热口渴，胸闷心悸，四肢无力，甚至面色苍白，恶心呕吐，神昏抽搐为临床特征。本证又称中暍、中热、冒暑等，俗称发痧。产妇、年老体弱者、慢性疾病患者，内分泌疾病患者及肥胖之人，较易发生中暑。本证有明显的季节性，且与具体炎热环境有关。轻症中暑称伤暑，又分为阴暑和阳暑。中暑见神昏者称暑厥，兼见抽搐者称暑风，皆为重症。

（一）病因病机

本证或因体质虚弱，或处盛夏或高温环境，暑热或暑湿秽浊之气乘虚侵袭而发病。

1.暑湿侵袭

暑多夹湿，侵犯人体，湿遏热伏；或素体阳虚，感受暑湿，热从寒化，气机被遏。

2.暑热炽盛

暑热燔灼，汗出不止，气阴两脱；燔灼肝经，引动肝风，内犯心包，蒙蔽心窍。

（二）辨证

1.轻症

证候：头昏头痛，心烦胸闷，口渴多饮，全身疲软，汗多发热，面红，舌红，苔黄，脉浮数，此为阳暑。精神疲惫，肢体困倦，头昏嗜睡，胸闷不畅，多汗肢冷，微有畏寒，恶心呕吐，渴不欲饮，舌淡，苔黄腻，脉濡细，此为阴暑。

治法：清暑解表，和中化湿。

2.重症

证候：暑厥可见神志不清，烦躁不安，高热无汗，体若燔炭，胸闷气促，舌红，苔燥无津，脉细促。暑风还可见到手足抽搐或痉挛，角弓反张，牙关紧闭，皮肤干燥，唇甲青紫等。

治法：清暑泄热，开窍熄风。

（三）治疗

1.针灸治疗

（1）轻症。

取穴：大椎、合谷、内庭、内关、足三里。

配穴：热甚者，加曲泽、委中。头痛者，加头维、太阳。恶心呕吐者，加中脘。刺灸方法：阳暑针用泻法，阴暑针用平补平泻法。

方义：大椎，合谷，内庭并用，清泄暑热。内关是心包经之络穴，又通于阴维，阴维行于腹里，分布于胃、心、胸之间，有宽胸理气、和胃降逆的功效。足三里益气扶正，和中化湿，以防暑邪内犯。

（2）重症。

取穴：十宣、百会、水沟、曲泽、委中、曲池、阳陵泉。

配穴：角弓反张、抽搐者，加风府、太冲、承山、三阴交。牙关紧闭者，加颊车。烦躁不安者，加四神聪。刺灸方法：针用泻法，十宣，曲泽、委中刺络出血。

方义：十宣点刺出血，以泄热开窍醒神。百会，水沟为急救要穴，共奏开窍之效。曲泽，委中用三棱针刺其浮络出血，有清营凉血之功。曲池泄热止痉。阳陵泉熄风止痉，舒筋通络。

2.其他疗法

耳针：取皮质下、肾上腺、心，枕、耳尖，毫针强刺激，捻转 5min，留针 30min，也可采取耳尖放血法。

五、哮喘

哮喘是一种常见的反复发作性疾病。哮与喘均有呼吸急促的表现，但症状略有不同，哮以呼吸急促，喉间有哮鸣音为特征；喘以呼吸困难，甚则张口抬肩为特征。临床上二者常同时出现，其病因病机亦大致相同，故合并叙述。本病一年四季均可发病，尤以寒冷季节和气候急剧变化时发病较多。偏嗜咸味、肥腻或进食虾蟹鱼腥，脾失健运，聚湿生痰，痰饮阻塞气道，而发为痰鸣哮喘。其基本病因为痰饮内伏。

西医学的支气管哮喘，慢性喘息性支气管炎、肺炎、肺气肿、心源性哮喘等属于本病的范畴。

（一）辨证

本病以突然起病、呼吸急促，喉间哮鸣，甚则张口抬肩，不能平卧为主要症状，根据临床表现的性质不同分为实证和虚证两大类。

1.实证

病程短，或当哮喘发作期，哮喘声高气粗，呼吸深长，呼出为快，体质较强，脉象有力。

（1）风寒外袭：咳嗽喘息，遇寒触发，咯痰稀薄，形寒无汗，头痛，口不渴，苔薄白，脉浮紧。

（2）痰热阻肺：咳喘，痰黏，咯痰不爽，胸中烦闷，胸胁作痛，或见身热口渴，纳呆，便秘，苔黄腻，脉滑数。

2.虚证

病程长，反复发作或当哮喘间歇期，哮喘声低气怯，气息短促，体质虚弱，脉象无力。

（1）肺气不足：喘促气短，动则加剧，喉中痰鸣，神疲，语言无力，痰液稀薄，动则汗出，舌质淡苔薄白，脉细数。

（2）肺肾气虚：久病气息短促，呼多吸少，不得接续，动则喘甚，汗出肢冷，畏寒，舌淡苔薄白，脉沉细。

（二）针灸治疗

1.实证

治则：祛邪肃肺，化痰平喘。以手太阴经穴及相应背俞穴为主。主穴：列缺、膻中，尺泽、肺俞、定喘。

配穴：风寒者，加风门；痰热阻肺者，加丰隆；喘甚者，加天突。

操作：毫针泻法。风寒者可合用灸法，定喘穴刺络拔罐。

方义：列缺为肺经络穴，可宣肺散邪；膻中为气会穴，可宽胸理气，调畅气机；尺泽为肺经合穴，可肃肺化痰，降逆平喘；肺俞为肺之背俞穴，可宣肺祛痰；定喘为平喘之效穴。

2.虚证

治则：补益肺肾，止哮平喘。以相应背俞穴及手太阴，足少阴经穴为主。

主穴：肺俞、膏肓、肾俞，定喘、太渊、太溪、足三里。

配穴：肺气虚者，加气海；肺肾气虚者，加阴谷、关元、命门。喘甚者，加天突。

操作：定喘用刺络拔罐法，余穴用毫针补法。可酌用灸法或拔火罐法。

方义：肺俞、膏肓针灸并用，可补益肺气；补肾俞以补肾纳气；肺经原穴太渊配肾经原穴太溪，可充肺肾真原之气；足三里可调和胃气，以资生化之源，使水谷精微上归于肺，肺气充则自能卫外；定喘为平喘之经验效穴，取"急则治其标"之意。

第三节 脾胃病证

一、胃脘痛

胃脘痛是指以上腹胃脘部疼痛为主要症状的病证。由于疼痛部位近心窝部，古人又称"心痛""胃心痛""心腹痛""心下痛"等。本病多由外感邪气、内伤饮食或情志、脏腑功能失调等导致气机郁滞、胃失所养而引起。

西医学的急性胃炎、慢性胃炎、胃溃疡、十二指肠溃疡、功能性消化不良、胃黏膜脱垂等病以上腹部疼痛为主要症状者，属于本病范畴。

（一）辨证

本病以上腹胃脘部疼痛为主要症状。根据发病原因不同可分为寒邪犯胃、饮食停滞、肝气犯胃、气滞血瘀、脾胃虚寒、胃阴不足等证型。

1.寒邪犯胃

疼痛较剧，得温痛减，遇寒痛增，口不渴，喜热饮，苔薄白，脉弦紧。

2.饮食停滞

疼痛胀满，嗳腐吞酸，呕吐或矢气后痛减，大便不爽，苔厚腻，脉滑。

3.肝气犯胃

疼痛胀满，痛连胁肋，嗳气吞酸喜叹息，每因情志因素诱发，苔薄白，脉弦。

4.气滞血瘀

胃痛拒按，痛有定处，食后痛甚，舌紫黯或有瘀斑，脉细涩。

5.脾胃虚寒

疼痛缠绵，时轻时重，神疲乏力，纳呆便溏，或泛吐清水，舌淡苔薄，脉虚弱或迟缓。

6.胃阴不足

隐痛灼热，饥不欲食，咽干口燥，大便干结，舌红少津，脉弦细或细数。

（二）治疗

1.针灸治疗

治则：和胃止痛。以足阳明、手厥阴经穴位及相应募穴为主。主穴：中脘、内关、足三里、梁丘。

配穴：寒邪犯胃者加胃俞；饮食停滞者加下脘、梁门；肝气犯胃者加太冲；气滞血瘀者加膈俞；脾胃虚寒者加气海、关元、脾俞、胃俞；胃阴不足者加三阴交、内庭。

操作：毫针刺，实证用泻法，虚证用补法。脾胃虚寒者，可针灸并用。

方义：中脘为胃之募穴，足三里为足阳明经合穴、下合穴，两穴合用能和胃止痛。内关是八脉交会穴，通于阴维脉，主治胃痛、恶心。梁丘为足阳明胃经郄穴，善治胃痛。

2.其他治疗

（1）耳针：选脾、胃，肝、交感，神门，皮质下。毫针刺，中等强度，或用埋针法或贴压法。

（2）穴位注射：选中脘、足三里、肝俞、胃俞、脾俞，每次取2穴，以黄芪、丹参或当归注射液，每穴注入1mL，每日或隔日1次。

二、胃下垂

胃下垂是以胃小弯弧线最低点下降至髂嵴连线以下为主要表现的慢性胃肠疾患。多见于体质瘦弱、体型瘦长或因病突然消瘦者，妇女多育也易罹患本病，患者症状轻重表现与其神经敏感性有明显关系。

（一）病因病机

维持胃底正常位置的因素有三个，即横膈的位置或膈肌的悬吊力、邻近脏器及有关韧带的力量、腹壁肌的力量或腹壁脂肪层的厚薄，其中任何一个因素失常即可引发胃下垂。

中医认为本病多由先天禀赋不足，或病后失调，饮食不节，损伤脾胃，以致脾胃虚弱，中气下陷，升举无力而发生下坠。

（二）辨证

证候：轻度胃下垂可无症状。较严重者出现慢性中上腹疼痛，但无周期性和明显的节律性。疼痛轻重与进食量的多少有关，且食后作胀。自觉胃部下坠，肠鸣漉漉，直立时加重，平卧后减轻。可伴有便秘、腹泻、便形失常，如大便扁而短。可有眩晕、乏力、心悸、失眠、直立性低血压，或伴有肾、子宫下垂和脱肛等并发症。

体检见肋下角＜90°，脐下可有振水音，食后叩诊胃下极可下移至骨盆，上腹部可扣及强烈的腹主动脉搏动。X线胃肠钡餐检查是本病的主要诊断依据，可见胃呈无力型，小弯弧线最低点在髂嵴连线以下，十二指肠球部受胃下垂牵拉向左偏移等。治法补中益气，健脾和胃。

（三）治疗

1.针灸治疗

取穴：中脘、梁门、气海、关元、脾俞、足三里。

随症配穴：腹泻者，加天枢。腹部下坠感者，加灸百会。

刺灸方法：针用补法，可加灸。

方义：中脘为胃之募穴，可健脾和胃。梁门位近胃腑，有和胃作用。气海、关元能温肾益气。脾俞、足三里可补虚健胃，升举中气。

2.其他治疗

（1）穴位注射：取脾俞、胃俞、肾俞、中脘、气海、足三里等穴，每次选2～4穴，选用加兰他敏、苯丙酸诺龙等注射液，每穴注射0.3～0.5mL，隔日或每日注射1次，10次为1疗程。

（2）穴位埋线：选用两组穴位，胃俞透脾俞、中脘透上脘，或腹哀透神阙、阑尾透足三里。先取一组穴位，依法植入羊肠线，20～30天后用另一组穴位，两组穴位可交替使用。

三、呃逆

呃逆是以患者自觉胸膈气逆，喉间呃呃连声，声短而频，不能自主为主要症状的一种病证。呃逆古称"哕""哕逆"。呃逆可单独发生，其症轻微，多持续数分钟至数小时后自愈；亦可继发于其他急慢性疾病的过程中，其症多重，可昼夜不停，或间歇发作，迁延数日至数月不愈。凡饮食不当，情志不遂或正气亏虚均可使胃失和降，气逆动膈而为呃逆。

西医学的单纯性膈肌痉挛及其他疾病如胃肠神经官能症、胃炎，胃扩张、胃癌、肝硬化晚期、脑血管病、尿毒症以及胃食管手术后等引起的膈肌痉挛属于本病范畴。

（一）辨证

自觉气逆上冲，喉间呃呃连声，声短而频，不能自止。呃声或高或低，或疏或密，间歇时间不定。根据临床表现不同可将本病分为胃中寒冷、胃火上逆、肝气犯胃、脾胃阳虚、胃阴不足等证型。

1.胃中寒冷

呃声沉缓有力，胸膈及胃脘不舒，得热则减，遇寒更甚，口淡纳呆，苔薄白，脉迟缓。

2.胃火上逆

呃声洪亮有力，冲逆而出，口臭烦渴，喜冷饮，脘腹胀闷，便秘尿黄，舌红，苔黄燥，脉滑数。

3.肝气犯胃

呃逆连声，常因情志不畅而诱发或加重，胸闷胁胀，脘腹痞满，暖气纳呆，肠鸣矢气，苔薄白，脉弦。

4.脾胃阳虚

呃声低长无力，气不得续，腹中冷痛，泛吐清水，脘腹不舒，喜温喜按，手足不温，食少乏力，便溏，舌质淡，苔薄白，脉细弱。

5.胃阴不足

呃逆短促而不得续，口干咽燥，烦躁不安，不思饮食或食后饱胀，大便干结，舌质红，苔少而干，脉细数。

（二）治疗

1.针灸治疗

治则：和胃降逆止呃。以任脉、足阳明和手厥阴经穴位为主。

主穴：中脘、足三里、内关，膈俞。

配穴：胃寒者，加梁门；胃热者，加陷谷；肝气犯胃者，加期门、太冲；阳虚者，加气海、关元；阴虚者，加太溪。

操作：中脘、足三里穴按证型选用补泻法，内关、膈俞穴用平补平泻法。配穴按虚补实泻法操作。寒证可配艾灸。

方义：中脘为胃募穴，足三里为胃经合穴、下合穴，两穴同用，泻之能清热降气，补之能益气温中；膈俞利膈镇逆，内关和中解郁。

2.其他治疗

耳针：选膈、交感、胃、肝、脾。毫针刺，强刺激。顽固性呃逆可用埋针法。

四、呕吐

呕吐是指胃失和降，气逆于上，迫使胃中之物从口中吐出的一种病证。有声有物谓之呕，有物无声谓之吐，有声无物谓之干呕，临床上呕和吐常同时出现，故称呕吐。呕吐既可单独为患，亦可见于多种疾病。本病可由外感、内伤之邪，侵犯胃腑，致使胃失和降，胃气上逆所致。

（一）辨证

本病以呕吐食物、痰饮、水液，或干呕无物，一日数次，持续或反复发作为主要症状。临床常见有感受外邪、痰饮内阻、肝气犯胃和脾胃虚弱等型。

1.感受外邪

寒邪客胃见呕吐清水或痰涎，食久乃吐，大便溏薄，头身疼痛，胸脘痞闷，喜暖畏寒，苔白，脉迟；热邪内蕴则食入即吐，呕吐酸苦热臭，大便燥结，口干而渴，喜寒恶热，苔黄，脉数。

2.痰饮内阻

呕吐清水痰涎，脘闷纳差，头眩心悸，苔白腻，脉滑。

3.肝气犯胃

呕吐每因情志不畅时发作，频频嗳气，平时多烦善怒，吞酸，苔薄白，脉数。

4.脾胃虚弱

饮食稍有不慎，呕吐即易发作，时作时止，呕而无力，纳差便溏，面色不华，倦怠乏力，舌淡苔薄，脉弱无力。

（二）治疗

1.针灸治疗

治则：和胃降逆，行气止呕。以足阳明、手厥阴经穴位及相应募穴为主。主穴：内关，足三里、中脘。

配穴：寒邪客胃者加上脘、胃俞；热邪内蕴者加合谷，并可用金津、玉液点刺出血；痰饮内阻者加膻中、丰隆；肝气犯胃者加阳陵泉、太冲；脾胃虚弱者加脾俞、胃俞。腹胀者加天枢；肠鸣者加脾俞，大肠俞；泛酸欲呕者加公孙；食滞者加梁门、天枢。

操作：毫针刺，平补平泻法。配穴按虚补实泻法操作；虚寒者，可加用艾灸。呕吐发作时，可在内脘穴行强刺激并持续运针 $1\sim3$ min。

方义：内关为手厥阴经络穴，宽胸理气，降逆止呕；足三里为足阳明经合穴，疏理胃肠气机，通降胃气；中脘乃胃之募穴，理气和胃止呕。

2.其他治疗

（1）耳针：选胃、交感、肝、皮质下、神门，每次 $2\sim3$ 穴，毫针刺，留针 $20\sim30$ min，或用埋针法，或贴压法。

（2）穴位注射：选穴参照针灸治疗主穴。用维生素 B_1 或 B_{12} 注射液，每穴注射 $0.5\sim1$ mL，每日或隔日 1 次。

五、腹痛

腹痛指胃脘以下、耻骨毛际以上部位发生以疼痛为主要症状的一种疾病。可见于多种脏腑疾患，如痢疾、泄泻，肠痈、妇科经带病证等。腹部内有肝、胆、脾、肾、大肠、小肠、膀胱等脏腑，体表为足阳明，足少阳，足三阴经及冲、任、带脉所过，若外邪侵袭，或内有所伤，以致气血受阻，或气血不足以温养，使腑气不通即导致腹痛。

（一）辨证

胃脘以下、耻骨毛际以上疼痛。急性腹痛一般发病急骤，痛势剧烈，多为实证。慢性腹痛病程较长，腹痛缠绵，多为虚证，或虚实夹杂。临床多见有寒邪内积、湿热壅滞、气滞血瘀和脾阳不振等型。

1.寒邪内积

腹痛暴急，喜温怕冷，腹胀肠鸣，多因感寒而发作，四肢欠温，口不渴，小便清长，舌淡苔白，脉沉紧。

2.湿热壅滞

腹痛拒按，胀满不舒，大便秘结或涩滞不爽，烦渴引饮，汗出，小便短赤，舌红苔黄腻，脉滑数。

3.气滞血瘀

脘腹胀闷或痛，攻窜作痛，痛引少腹，得嗳气或矢气则痛减，遇恼怒则加剧，舌紫暗，或有瘀点，脉弦涩。

4.脾阳不振

腹痛缠绵，时作时止，饥饿劳累后加剧，痛时喜按，大便溏薄，神疲怯冷，舌淡苔薄白，脉沉细。

（二）治疗

1.针灸治疗

治则：通调腑气，缓急止痛。以任脉及足阳明、足太阴、足厥阴经穴位为主。主穴：足三里、中脘、天枢、三阴交。

配穴：寒邪内积者加神阙、关元；湿热壅滞者加阴陵泉、内庭；气滞血瘀者加曲泉、血海；脾阳不振者加脾俞、胃俞、章门。

操作：中脘用泻法，其余主穴用平补平泻法。配穴按虚补实泻法操作；寒证可用艾灸。腹痛发作时，足三里穴持续强刺激1～3min，直到痛止或缓解。

方义："肚腹三里留"，足三里为胃之合穴、下合穴，中脘为腑之会、胃之募穴，二者均善治胃肠疾患；天枢为大肠募穴，可通调腑气；三阴交调理足三阴经之气血，通调气机，通则不痛。

2.其他治疗

（1）耳针：选大肠、小肠、脾、胃、神门，交感。每次取2～3穴，疼痛时用中强刺激捻转，亦可用埋针法或贴压法。

（2）穴位注射：选天枢、足三里。用异丙嗪和阿托品各50mg混合，每穴注入0.5mL，每日1次。

六、泄泻

泄泻亦称"腹泻"，是指排便次数增多，粪便稀薄，或泻出如水样。古人将大便溏薄者称为"泄"，大便如水注者称为"泻"。由于感受外邪、饮食不节、情志所伤及脏腑虚弱等，使脾胃运化功能失调，肠道分清泌浊、传导功能失司所致。可按其发病缓急分为急性泄泻和慢性泄泻两类。

（一）辨证

1.急性泄泻

主症：发病势急，病程短，大便次数多，小便减少。

感受寒湿：大便清稀，甚如水样，腹痛肠鸣，脘闷食少，舌淡，苔白腻，脉濡缓。

感受湿热：泄泻腹痛，泻下急迫，或泻而不爽，粪色黄褐，气味臭秽，肛门灼热，烦热口渴，小便短黄，舌红，苔黄腻，脉濡数。

食滞肠胃：腹痛肠鸣，臭腐如败卵，泻后痛减，伴有未消化的食物，嗳腐吞酸，不思饮食，苔垢浊或厚腻，脉滑。

2.慢性泄泻

主症：起病缓，病程长，泻下势缓，泻出量少，常有反复发作的趋势。

脾胃虚弱：大便时溏时泻，迁延反复，完谷不化，饮食减少，食后脘闷不舒，稍进油腻食物，则大便次数明显增加，面色萎黄，神疲倦怠，舌淡苔白，脉细弱。

肝气乘脾：素有胸胁胀闷，嗳气食少，每因抑郁恼怒或情绪紧张时发生腹痛泄泻，腹中雷鸣，矢气频作，舌淡红，脉弦。

肾阳虚衰：黎明之前脐腹作痛，肠鸣即泻，泻下完谷，泻后则安，形寒肢冷，腰膝酸软，舌淡苔白，脉沉细。

（二）治疗

1.针灸治疗

（1）急性泄泻。

治则：除湿导滞，通调腑气。以足阳明、足太阴经穴位为主。主穴：天枢、上巨虚、阴陵泉、水分。

配穴：感受寒湿者加神阙；感受湿热者加内庭；饮食停滞者加中脘。

操作：毫针刺，用泻法。神阙用隔姜灸法。

方义：天枢为大肠募穴，可调理肠胃气机；上巨虚为大肠下合穴，可运化湿滞，取"合治内腑"之意；阴陵泉可健脾化湿；水分可利小便而实大便。

（2）慢性泄泻。

治则：健脾温肾，固本止泻。以任脉及足阳明、足太阴经穴位为主。主穴：神阙、天枢、足三里、公孙。

配穴：脾气虚弱者加脾俞、太白；肝气郁结者加太冲；肾阳不足者加肾俞、命门。

操作：神阙用灸法；天枢用平补平泻法；足三里、公孙用补法。配穴按虚补实泻法操作。

方义：灸神阙可温补元阳，固本止泻；天枢为大肠募穴，能调理肠胃气机；足三里、公孙可健脾益胃。

2.其他治疗

（1）耳针：选大肠、小肠、脾、胃、肝、肾、交感，每次取3～4穴，毫针刺，中等刺激。亦可埋耳针或用贴压法。

（2）穴位注射：选天枢、上巨虚，用黄连素注射液，或用维生素B_1或B_{12}注射液，每穴注射0.5～1mL每日或隔日1次。

七、便秘

便秘是指大便秘结不通，粪便干燥艰涩难解，常常数日一行，甚至非用泻药、栓剂或灌肠不能排便的一种病证。多由大肠积热或气滞，或寒凝，或阴阳气血亏虚，使大肠的传导功能失常，糟粕不行，凝结肠道而致。

西医学的习惯性便秘、全身衰弱致排便动力减弱引起的便秘以及肠神经官能症，肠道炎症恢复期肠蠕动减弱引起的便秘，肛裂，痔疮、直肠炎等肛门直肠疾患引起的便秘以及药物引起的便秘等属于本病的范畴。

（一）辨证

大便秘结不通，排便艰涩难解，常常数日一行。根据临床表现不同可分为热秘、气秘、虚秘、寒秘等证型。

1.热秘

大便干结，腹胀腹痛，面红身热，口干心烦，口臭，喜冷饮，小便短赤，舌红，苔黄或黄燥，脉滑数。

2.气秘

欲便不得，嗳气频作，腹中胀痛，遇情志不畅则便秘加重，纳食减少，胸胁痞满，口苦，苔薄腻，脉弦。

3.虚秘

气虚见大便秘结，临厕努挣，挣则汗出气短，便后疲乏，大便并不干硬，神疲气怯，舌淡嫩，苔薄，脉虚细；血虚见面色无华，头晕心悸，唇舌色淡，脉细。

4.寒秘

大便艰涩，排出困难，小便清长，腹中冷痛，四肢不温，畏寒喜暖，舌淡苔白，脉沉迟。

（二）治疗

1.针灸治疗

治则：调理肠胃，行滞通便。以足阳明、手少阳经穴位为主。

主穴：天枢、支沟、水道、归来、丰隆。

配穴：热秘者加合谷，内庭；气秘者加太冲、中脘；气虚者加脾俞、气海；血虚者加足三里、三阴交；寒秘者加神阙、关元。

操作：主穴用毫针泻法。配穴按虚补实泻法操作；神阙、关元用灸法。

方义：天枢为大肠募穴，可疏通大肠腑气，腑气通则大肠传导功能正常；支沟可宣通三焦气机，三焦之气通畅则腑气通调；水道、归来、丰隆可调理肠胃、行滞通腑。

2.其他治疗

（1）耳针：选大肠、直肠、交感，皮质下，毫针刺，中等强度或弱刺激，或用贴压法。

（2）穴位注射：选穴参照针灸治疗主穴，用生理盐水，或维生素B_1或B_{12}注射液，每穴注射0.5～1mL，每日或隔日1次。

第四节　肝胆病证

一、黄疸

黄疸是以面目肌肤黄染，小便黄为临床特征的病证，一般分为阳黄和阴黄两大类。阳黄多属外感引起，病程短；阴黄多属内伤，病程长。本证与西医学所述的黄疸症状含义相同，可见于病毒性肝炎、肝硬化、溶血性黄疸、胆石症，胆囊炎等疾病。

（一）病因病机

本证多由感受湿热外邪、饮食所伤、脾胃虚寒等所致。

1. 湿热外袭

外感湿热疫毒，内阻中焦，脾失健运，湿热交蒸于肝胆，肝失疏泄，胆汁外溢，浸淫肌肤，下注膀胱，使目身溲俱黄；若湿热疫毒炽盛，灼伤津液，内入营血，则蒙蔽心包。

2. 饮食所伤

饥饱失常，嗜酒无度，损伤脾胃，湿浊内生，郁而化热，湿热熏蒸肝胆而成。

3. 脾胃虚寒

素体脾胃阳虚，湿浊内生，郁滞中焦，土壅木郁，胆液被阻，泛溢肌肤；如湿从寒化日久，则寒凝血瘀，阻滞胆管。

（二）辨证

1. 肝胆湿热

证候：身目俱黄，黄色鲜明，发热口渴，心中懊侬，胸胁胀痛，脘腹胀满，口干而苦，恶心欲吐，小便黄赤，大便秘结或溏泄，苔黄腻，脉弦数。

治法：清热利湿，疏泄肝胆。

2. 湿困脾胃

证候：身目俱黄，黄色晦暗如烟熏，头重身困，胸脘痞满，恶心纳少，腹胀便溏，舌淡，苔腻，脉濡缓或沉迟。

治法：健脾和胃，利湿化浊。

3. 热毒炽盛

证候：发病急骤，黄疸迅速加深，其黄如金，高热烦渴，胁痛腹满，或神昏谵语，或肌肤发斑，衄血便血，或发痉厥，舌红绛，苔黄燥，脉弦数或滑数。

治法：清热解毒，凉血开窍。

4. 寒凝阳衰

证候：身目俱黄病久，黄色晦暗，腹胀脘闷，纳少便溏，神疲畏寒，口淡不渴，舌淡，苔白腻，脉濡缓或沉迟。

治法：温化寒湿，健脾和胃。

（三）治疗

1.针灸治疗

（1）肝胆湿热。

取穴：胆俞、至阳、太冲、阳陵泉。

随症配穴：恶心欲吐者，加内关。脘闷便溏者，加足三里。发热者，加大椎。便秘者，加天枢。

刺灸方法：针用泻法。

方义：胆俞针之可利胆退黄。至阳为退黄要穴。太冲、阳陵泉疏肝利胆，清泄湿热。

（2）湿困脾胃。

取穴：脾俞、阴陵泉、三阴交、中脘、胆俞。

随症配穴：大便溏泄者，加关元、足三里。

刺灸方法：针用补泻兼施法，可加灸。

方义：脾俞为脾之背俞穴，与阴陵泉、三阴交相配温运脾胃，利湿化浊。中脘为胃之募穴和腑会，可和胃通腑化浊。胆俞通利胆腑退黄。

（3）热毒炽盛。

取穴：十二井穴、十宣、大椎、劳宫、涌泉、太冲、至阳。

随症配穴：神昏谵语者，加水沟。皮肤瘀斑者，加膈俞、血海。

刺灸方法：针用泻法。

方义：十二井穴及十宣穴均为急救要穴，点刺出血以清泄血分之热邪，并可开窍醒神。大椎清热。劳宫、涌泉清心开窍。太冲疏泄肝胆，清热利湿。至阳为治黄效穴。

（4）寒凝阳衰。

取穴：脾俞、章门、足三里、三阴交、关元，胆俞。

随症配穴：神疲畏寒者，加肾俞、命门。胁下癥积者，加痞根。

刺灸方法：针用泻法或平补平泻法，可加灸。

方义：脾俞、章门为俞募配穴，合足三里可温中健脾，散寒化湿。三阴交可化湿通络。关元可助阳以温寒。胆俞利胆退黄。

2.其他治疗

（1）耳针：取肝、胆、脾、胃、神门，皮质下，每次选用2～4穴，毫针刺激，留针30min，每日或隔日1次。

（2）穴位注射：取肝俞、脾俞、期门、阳陵泉，每次选用2～4穴，以板蓝根、丹参等注射液每穴注射0.5～1mL，每日1次，10次为1疗程。

二、胁痛

胁痛是指一侧或双侧胁肋部疼痛的病证，古称季胁痛。所谓胁，乃指侧胸部从腋下始至第12肋骨部之统称。肝胆位于胁部，其脉分布两胁，气滞、瘀血、湿热等实邪闭阻胁肋部经脉，或精血亏损，胁肋部脉络失养，均可导致胁痛。

西医学的急慢性肝炎、肝硬化，肝癌，急慢性胆囊炎，胆石症、胆管蛔虫症，肋间神经痛、胸胁部扭挫伤等属于本病范畴。

（一）辨证

一侧或双侧胁肋部疼痛，疼痛性质可为刺痛、窜痛、胀痛或隐痛，常反复发作。

1.肝气郁结

胁肋胀痛，走窜不定，疼痛每因情志变化而增减，胸闷，喜叹息，得嗳气或矢气则舒，纳呆食少，脘腹胀满，苔薄白，脉弦。

2.瘀血阻络

胁肋刺痛，固定不移，入夜尤甚，舌质紫黯，脉沉涩。

3.湿热蕴结

胁肋胀痛，触痛明显，拒按，口干苦，胸闷纳呆，恶心呕吐，小便黄赤，或有黄疸，苔黄腻，脉弦滑而数。

4.肝阴不足

胁肋隐痛，绵绵不休，遇劳加重，口干咽燥，头晕目眩，两目干涩，舌红少苔，脉弦细或细数。

（二）治疗

1.针灸治疗

治则：疏肝利胆，行气止痛。以足厥阴、足少阳经穴位为主。主穴：期门、阳陵泉、支沟、足三里。

配穴：肝气郁结者加行间，太冲；瘀血阻络者加膈俞、期门，阿是穴；湿热蕴结者加中脘、三阴交；肝阴不足者加肝俞、肾俞。

操作：主穴毫针刺，用泻法。期门，膈俞、肝俞等穴不宜直刺，深刺，以免伤及内脏；瘀血阻络者，可用三棱针点刺膈俞、期门、阿是穴出血或再加拔火罐。

方义：肝胆经布于胁肋，故近取肝经期门，远取胆经阳陵泉疏利肝胆气机，行气止痛；取支沟以疏通三焦之气，配足三里和胃消痞，取"见肝之病，当先实脾"之意。

2.其他治疗

（1）耳针：选肝、胆、胸神门，毫针浅刺，留针30min，也可用贴压法。

（2）皮肤针：用皮肤针叩胸胁疼痛部位，加拔火罐。本法适用于劳伤胁痛。

（3）穴位注射：用10%葡萄糖注射液10mL，或加维生素B_{12}注射液0.1mg，注入相应部位的夹脊穴，每穴注射 0.5～1mL。适用于肋间神经痛。

第五节　肾系病证

一、癃闭

癃闭是以排尿困难、尿量减少，甚至小便闭塞不通为主要表现的一种病证。"癃"是指小便不利，点滴而下，病势较缓；"闭"是指小便不通，欲溲不下，病势较急。癃与闭常合称癃闭。多见于产后妇女、手术后患者及老年男性。由于外邪侵袭、饮食不节、情志内伤、体虚久病，外伤等引起肾和膀胱气化失司所导致。

（一）辨证

本病起病可突然发作，或逐渐形成。证见小便不通，少腹胀大，少腹急痛，烦躁不安等。病情严重时，还可见头晕、头痛、恶心、呕吐、胸闷、喘促、水肿，甚至神昏等。根据其临床表现可分为湿热内蕴，肝郁气滞、瘀浊闭阻和脾肾亏虚型。

1.湿热内蕴

小便闭塞不通，努责无效，小腹胀急而痛，烦躁口渴，或口渴不欲饮，或大便不畅，舌质红，苔黄腻。

2.肝郁气滞

小便不通或通而不畅，多烦善怒，胁腹胀满疼痛，舌红，苔黄，脉弦。

3.瘀浊闭阻

多有外伤或手术损伤病史。小便不通或通而不畅，小腹满痛，舌紫黯或有瘀点，脉涩。

4.脾肾亏虚

小便淋沥不爽，排出无力，甚至点滴不通，精神疲惫，气短纳差，大便不坚，小腹坠胀，腰膝酸软，畏寒乏力，舌质淡，脉沉细。

（二）治疗

1.针灸治疗

治则：调理膀胱，行气通闭。以任脉、足太阳及足太阴经穴位为主。主穴；秩边、三阴交、关元、中极、膀胱俞、三焦俞、肾俞。

配穴：湿热内蕴者，加委阳、尺泽；肝郁气滞者，加太冲、大敦；瘀血阻滞者，加曲骨、次髎、血海；中气不足者，加气海、脾俞、足三里；肾气亏虚者，加太溪、复溜。

操作：毫针刺，实证用泻法，虚证用补法。

方义：秩边为膀胱经穴，可调理膀胱；三阴交可通调足三阴经气血，消除瘀滞；关元为任脉与足三阴经交汇穴，中极为膀胱募穴，中极配膀胱之背俞穴，俞募相配，关元透中极，均能起到鼓舞膀胱气化功能的作用；三焦俞通调三焦，配肾俞可促进膀胱气化功能。

2.其他治疗

（1）耳针：选肾、膀胱、肺、肝、脾、三焦、交感、神门、皮质下、腰骶椎。每次选3～5穴，用毫针中强刺激，或用撤针埋藏，或用王不留行籽贴压。

（2）穴位敷贴：选神阙穴。用葱白、冰片、田螺或鲜青蒿、甘草、甘遂各适量，混合捣烂后敷于脐部，外用纱布固定，加热敷。

（3）取嚏或探吐：用消毒棉签，向鼻中取嚏或喉中探吐；也有用皂角粉末0.3～0.6g吹鼻取嚏。

（4）电针：取双侧维道，沿皮刺，针尖向曲骨透刺2～3寸，通脉冲电15～30min。

二、腰痛

腰痛又称"腰脊痛"，是以自觉腰部疼痛为主要症状的一种常见病证。疼痛可表现为一侧或双侧或在腰脊正中。其病因复杂，或因感受外邪，或因跌仆挫闪等导致腰部脉络气血运行不畅，不通则痛；或因年老、内伤等导致肾气受损，腰府失于温煦濡养，不荣则痛。

（一）辨证

本病以腰部疼痛为主要症状，可表现为刺痛、酸痛、重痛、隐痛、牵扯痛、急痛、缓痛等。临床上根据引起腰痛的原因和表现不同，常分为寒湿痹阻、湿热阻滞、瘀血阻滞和肾气亏虚等证型。

1.寒湿痹阻

腰部冷痛重着，转侧不利，静卧病痛不减，寒冷和阴雨天加重，活动后减轻，舌质淡，苔白腻，脉沉而迟缓。

2.湿热阻滞

腰部疼痛，痛处伴有热感，热天、雨天疼痛加重，小便短赤，苔黄腻，脉濡数或弦数。

3.瘀血阻滞

腰痛如刺，或触之僵硬有牵制感，痛有定处，劳累、晨起、久坐加重，日轻夜重，轻者俯仰不便，重则不能转侧，舌质紫黯，或有瘀斑，脉涩。

4.肾气亏虚

腰部隐隐作痛，酸软无力，缠绵不愈。兼见局部发凉，喜温喜按，遇劳更甚，卧则减轻，面色㿠白，肢冷畏寒，舌质淡，脉沉细无力者为肾阳虚；兼见心烦少寐，口燥咽干，面色潮红，手足心热，舌红少苔，脉弦细数者为肾阴虚。

（二）治疗

1.针灸治疗

治则：壮腰固肾，通经止痛。以阿是穴及足太阳经穴位为主。

主穴：肾俞、腰眼、委中、阿是穴、大肠俞。

配穴：寒湿痹阻者，加腰阳关；湿热阻滞者，加大椎；瘀血阻滞偏于脊柱正中疼痛者加水沟，偏于腰外侧疼痛者加后溪；肾气亏虚者，加志室、命门。

操作：寒湿痹阻、湿热阻滞、瘀血阻滞均采用泻法；肾气亏虚证用补法。寒湿证、肾阳虚证加灸法，瘀血证在委中点刺放血。

方义：腰眼、阿是穴、大肠俞可疏通局部经脉、络脉及经筋之气血，通经止痛；"腰为肾之府"，肾俞可壮腰益肾，使肾精得以温煦、濡养腰府；"腰背委中求"，委中为足太阳经合穴，可疏调腰背部膀胱经脉之气血，达到通经止痛的效果。

2.其他治疗

（1）皮肤针：选择腰脊疼痛部位，用梅花针叩刺出血，加拔火罐。适用于寒湿痹阻，湿热阻滞和瘀血腰痛。

（2）耳针：取患侧腰骶椎；肾、神门，毫针刺后嘱患者活动腰部；或用撤针埋藏或用王不留行贴压。

（3）穴位注射：用地塞米松5mL和普鲁卡因2mL混合液，在痛点严格消毒后刺入，无回血后推药液，每穴注射0.5～1mL，每日或隔日1次。

三、水肿

水肿是指体内水液滞留，泛滥肌肤，引起头面、眼睑、四肢、腹背甚至全身浮肿，严重者还可伴有胸水、腹水等。本证又名水气，可分为阴水和阳水二大类。阳水发病较急，多从头面部先肿，肿势以腰部以上为著；阴水发病较缓，多从足路先肿，肿势以腰部以下为显。

（一）病因病机

本证多因三焦气化失职、气机不利，水液停滞、排泄失常、渗于肌肤而发病。

1.风水相搏

肺为水之上源，又主一身之表，外合皮毛。风邪侵袭，肺失宣肃，不能通调水道，下输膀胱，以致风遏水阻，风水相搏，流溢于肌肤，发为水肿（阳水）。

2.脾虚湿困

脾主运化，喜燥恶湿。如居处潮湿，或涉水冒雨，水湿之气内侵，或平素酒食不节，生冷太过，湿蕴于中，脾为湿困，健运失司，不能升清降浊，以致水湿不得下行，泛于肌肤，而成水肿（阴水）。

3.阳虚水泛

生育不节，房劳过度，肾气内伤，或劳倦伤脾，日久脾肾俱虚，肾虚则开阖不利，不能化气行水，以致水液停聚，泛滥于肌肤，形成水肿（阴水）。

（二）辨证

1.阳水

证候：多为急性发作，初起面目微肿，继则遍及全身，皮肤光泽，按之凹陷易复，胸中烦闷甚则呼吸急促，小便短少而黄，伴有恶寒发热，咽痛，苔白滑或腻，脉浮滑或滑数。

治法：疏风利水。

2.阴水

证候：发病多由渐而始，初起足跗微肿，继而腹背面部等渐见浮肿，按之凹陷恢复较难，肿势时起时消，气色晦滞，小便清利或短涩。脾虚者兼见脘闷纳少，大便溏泄。肾虚者兼见喜暖畏寒，肢冷神疲，腰膝酸软，脉沉细或迟，舌淡苔白。

治法：温阳利水。

（三）治疗

1.针灸治疗

（1）阳水。

取穴：肺俞、列缺、合谷、三焦俞。

配穴：恶寒甚者，加偏历。发热甚者，加曲池。咽痛者，加少商。面部肿甚者，加水沟。

刺灸方法：针用泻法。

方义：取肺俞以宣肺疏风，通调水道。列缺、合谷为原络相配，可疏解表邪。三焦俞调整气化，通利水道。

（2）阴水。

取穴：脾俞、肾俞、三焦俞、水分。

配穴：脾虚者，加中脘、足三里、天枢。肾虚者，加灸关元、命门。

刺灸方法：针用补法，可加灸。

方义：补脾俞、肾俞可温中助阳以化气利水。三焦俞通调水道以利水下行。水分可分利水邪，利尿行水。

2.其他疗法

（1）耳针：取肺、脾、肾、膀胱，毫针中度刺激，留针30min，每日1次，或埋针，每3~5天更换1次。

（2）穴位敷贴：用车前子10g研细末，与独头蒜5枚、田螺4个共捣，敷神阙。

四、淋证

淋证是以小便频急，淋沥不尽，尿道涩痛，小腹拘急、痛引腰腹为主要表现的病证。中医历代对淋证分类有所不同，本节分为热淋、气淋、血淋、膏淋、石淋、劳淋六种。

（一）病因病机

本证病在肾和膀胱，多因湿热蕴结下焦、脾肾亏虚、肝郁气滞等引起。

1.湿热下注

过食辛热，或嗜酒肥甘，酿成湿热，下注膀胱发为热淋；若湿热蕴积，尿液受其煎熏，日积月累，尿中杂质结为砂石，则为石淋；若湿热蕴结于下，以致气化不利，清浊不分，小便如脂如膏，则为膏淋；若热盛伤络，迫血妄行，小便涩痛有血，则为血淋。

2.脾肾亏虚

久淋不愈，湿热耗伤正气，或年老、久病体弱以及劳累过度，房室不节，均可致脾肾亏虚。如遇劳即小便淋沥者，则为劳淋；中气不足，气虚下陷者，则为虚证气淋；脾肾亏虚，下元不固，不能制约脂液，脂液下泄，尿液浑浊，则为虚证膏淋；肾阴亏虚，虚火扰络，尿中夹血，则为虚证血淋。

3.肝郁气滞

恼怒伤肝，气郁化火，或气火郁于下焦，膀胱气化不利，则少腹作胀，而发为实证气淋。

（二）辨证

1.热淋

证候：小便频急，灼热涩痛，尿色黄赤，少腹拘急胀痛，或有恶寒发热，口苦，呕恶，或有腰痛拒按，或有大便秘结，苔黄腻，脉滑数。

治法：清热利湿通淋。

2.石淋

证候：小便艰涩，尿中时夹砂石，或排尿时突然中断，尿道窘迫疼痛，少腹拘急，或腰腹绞痛难忍，尿中带血。湿热下注者，兼见大便干结，舌红，苔薄黄，脉弦或带数。若痛久砂石不去，腰腹隐痛，排尿无力，小腹坠胀，可伴见面色少华，精神委顿，少气乏力，舌淡边有齿印，脉细而弱，此为肾气亏虚。若眩晕耳鸣，腰酸膝软，手足心热，舌红少苔，脉细带数，为肾阴亏虚。病久下焦瘀滞者，见舌紫暗或有瘀斑，脉细涩。

治法：通淋排石。

3.气淋

证候：肝郁气滞者，小便涩滞，淋沥不畅，少腹满痛，苔薄白，脉多沉弦。中气下陷者，少腹坠胀，尿有余沥，面色㿠白，舌淡，脉虚细无力。

治法：肝郁气滞者利气疏导；中气下陷者补中益气。

4.血淋

证候：湿热下注者，可见小便热涩刺痛，尿色深红，或夹有血块，伴发热，心烦口渴，腰痛，大便秘结，苔黄，脉滑数。肾阴亏虚者，可见小便涩痛较轻，尿色淡红，腰酸膝软，神疲乏力，头晕耳鸣，舌淡红，脉细数。

治法：湿热下注者清热利湿，通淋止血；肾阴亏虚者滋阴补肾，清热止血。

5.膏淋

证候：湿热下注者，小便浑浊如米泔水，置之沉淀如絮状，上有浮油如脂，或夹有凝块，或混有血液，尿道热涩疼痛，舌红，苔黄腻，脉濡数。脾肾两虚者表现为病久不已，反复发作，小便浑浊如米泔水，尿道涩痛不甚，形体日渐消瘦，神疲无力，腰酸膝软，舌淡，苔腻，脉细弱无力。

治法：湿热下注者清热利湿，分清泄浊；脾肾两虚者益气升陷，补虚固涩。

6.劳淋

证候：小便不甚赤涩，但淋沥不已，时作时止，遇劳即发，腰酸膝软，神疲乏力，舌淡，脉虚细弱。治法：健脾益肾，利尿通淋。

（三）治疗

1.针灸治疗

（1）热淋。

取穴：膀胱俞、中极、阴陵泉、行间。

配穴：恶寒发热者，加合谷、列缺。便秘甚者，加支沟。

刺灸方法：针用泻法。

方义：膀胱俞、中极为俞募配穴法，以疏利膀胱气机。阴陵泉通利小便，疏通气机。取肝经荥穴行间，泻热而定痛。

（2）石淋。

取穴：膀胱俞、中极、秩边、委阳、然谷。

配穴：湿热下注者，加阴陵泉、三焦俞。肾气亏虚者，加肾俞、关元、足三里。肾阴亏虚者，加肾俞、太溪、照海。下焦瘀滞者，加气海，膈俞。腰腹急痛甚者，加水沟。

刺灸方法：实证针用泻法，虚证针用补法，秩边透水道。

方义：膀胱俞、中极方义同"热淋"。秩边透水道，配合委阳、然谷具有通淋排石止痛之功。加阴陵泉、三焦俞以清热利湿。加肾俞，关元、足三里可益肾补气。加肾俞、太溪、照海可滋肾补阴。取气海、膈俞以理气活血祛瘀。

（3）气淋。

取穴：膀胱俞、中极、秩边。

配穴：肝郁气滞者，加肝俞、太冲，间使。中气下陷者，加气海、足三里。

刺灸方法：实证针用泻法，虚证针用补法，秩边透水道。

方义：膀胱俞，中极方义同"热淋"。秩边可理气通淋。肝俞、太冲，间使可疏肝理气。气海、足三里可健脾益气。

（4）血淋。

取穴：膀胱俞、中极、血海、三阴交。

配穴：湿热下注者，加少府、劳宫。肾阴亏虚者，加复溜、太溪、肾俞。

刺灸方法：实证针用泻法，虚证针用补法。

方义：膀胱俞、中极方义同"热淋"。血海、三阴交可清利湿热，凉血止血。加少府、劳宫可清热除烦。加复溜、太溪、肾俞可滋肾养阴。

（5）膏淋。

取穴：膀胱俞、中极、阴陵泉、三阴交。

配穴：湿热下注者，加行间。脾肾两虚者，加气海、肾俞、命门、脾俞。小便混浊如膏者，加灸气海俞、百会。

刺灸方法：实证针用泻法，虚证针用补法。

方义：膀胱俞、中极方义同"热淋"。阴陵泉、三阴交既可分清泌浊、清利湿热，又可滋补脾肾、补虚固涩。加行间增强清热力量。加气海、肾俞、命门、脾俞以补益脾肾。

（6）劳淋。

取穴：膀胱俞、中极、脾俞、肾俞、命门、关元、足三里。

配穴：心悸气短者，加内关。

刺灸方法：针用补泻兼施法。

方义：膀胱俞，中极方义同"热淋"。取脾俞、肾俞、命门、关元、足三里可补益脾肾，益气通淋。

2.其他疗法

（1）耳针：取膀胱、肾、交感、肾上腺，每次选2～4穴，毫针强刺激，留针20～30min，每日1次。

（2）皮肤针：取三阴交，曲泉、关元、曲骨、归来，水道、腹股沟部、第二腰椎至第四骶椎夹脊，用皮肤针叩打至皮肤红润为度。

（3）电针：取肾俞、三阴交，毫针刺入后予高频脉冲电流刺激5～10min。

五、男性不育症

凡育龄夫妇结婚2年以上，未采用避孕措施，因男方原因而造成女方不孕，称男性不育症。可分为绝对不育症和相对不育症两类，前者是男方有先天性或后天性生理缺陷而致女方不能受孕，后者指某种原因阻碍受孕和降低生育能力，致使女方不能受孕。本节主要涉及男子精子减少症、无精子症、死精子症、精液不液化、不射精症、逆行射精症等。

（一）病因病机

影响男性生育能力的因素主要有睾丸生精功能缺陷，内分泌功能紊乱、精子抗体形成、精索静脉曲张、输精管道阻塞，外生殖器畸形和性功能障碍等。多数患者系精子生成障碍，这些患者虽可产生一定数量的精子，但其数量减少，而且精子质量差，活动力低，并有畸形精子出现。

中医认为本病多与肾虚、气血亏虚、肝郁血瘀、湿热下注等因素有关。

1.肾精亏虚

素体精血亏虚，或纵欲过度，或频频手淫而精血暗耗；或久病伤阴，肾虚精亏，阳事不协，以致不育。

2.肾阳亏虚

禀赋不足，素体阳虚，房事不节，命门火衰，以致不育。

3.气血亏虚

思虑忧郁，饮食不节，损伤心脾，气血化源不足；或久病耗伤气血，以致肾气不充，肾精亏乏，而致不育。

4.气滞血瘀

情志抑郁，或所欲不遂，肝失疏泄，气机阻滞，日久则气滞血瘀，阳气不升，宗筋失养，而致不育。

5.湿热下注

脾虚生湿，或素体肥胖，恣食厚味，聚湿生痰，郁而化热，流注下焦，而致不育。

（二）辨证

多数精子异常和精液异常的患者一般无明显症状及体征，性生活一如常人。部分患者有生殖系感染、睾丸发育不良、睾丸萎缩等局部体征和全身症状。如精液常规检查3次，无精子发现称无精子症；畸形精子数超过30％为畸形精子过多症；精子活力检测小于50％为精子活力低下症；精液常规检查，如1h内的精子死亡率在80％以上为死精子症；精液液化检查，如1h后仍不液化者为精液不液化；抗精子抗体阳性为免疫性不育症。

1.肾精亏虚

证候：婚后不育，腰膝酸软，遗精尿频，神疲无力，头昏目眩，舌红苔少，脉细数。精液常规检查：精液稀薄，或过于黏稠，精子数少，活动力弱。

治法：补肾填精。

2.肾阳亏虚

证候：婚后不育，性欲低下，或阳痿早泄，畏寒肢冷，精神萎靡，面色㿠白，舌淡苔白，脉沉迟。精液常规检查：精液稀薄，精子数少，活动力弱。

治法：温肾壮阳。

3.气血亏虚

证候：婚久不育，性欲减退或阳痿，面色萎黄，少气懒言，形体消瘦，体倦乏力，尤以行房后为甚，心悸失眠，头晕目眩，纳呆便溏，舌淡无华，脉沉细弱。精液常规检查：精液量少，精子数少，活动力弱。

治法：益气养血填精。

4.气滞血瘀

证候：婚久不育，情志抑郁沉闷，胸胁胀满，或会阴部作胀，烦躁少寐，或伴阳痿，或伴不射精，或精索增粗，舌暗红见瘀点，脉涩或弦。

治法：疏肝理气，活血化瘀。

5.湿热下注

证候：婚久不育，或形体肥胖，头晕身重，胁痛口苦，烦躁易怒，阴肿阴痒，阴囊潮湿多汗，性欲减退，甚则阳痿早泄，小便短赤，舌红，苔黄腻，脉弦数。精液常规检查：精子数少或死精子多，或不液化。

治法：清热利湿。

（三）治疗

1.针灸治疗

（1）肾精亏虚。

取穴：太溪、肾俞、三阴交、关元。

配穴：腰膝酸软者，加腰阳关，阴包。刺灸方法：针用补法。

方义：太溪为足少阴肾经原穴，配肾俞可补肾填精。三阴交为足三阴经交会穴，既可滋补肝肾，又可健脾益气，以补后天之本。取关元可大补元气。

（2）肾阳亏虚。

取穴：肾俞、命门、关元。

配穴：畏寒肢冷者，加灸神阙、关元。

刺灸方法：针用补法，可加灸。

方义；肾俞、命门可温肾壮阳。关元可壮真火，大补元阳。

（3）气血亏虚。

取穴：关元、气海、脾俞、足三里、三阴交、肾俞。

配穴：心悸失眠者，加神门、内关。纳呆便溏者，加中脘、天枢。

刺灸方法：针用补法，可加灸。

方义：取关元、气海以大补元气。取脾俞、胃之下合穴足三里配足三阴经之交会穴三阴交，可健脾胃，助运化，补气血。肾俞可补益肾精。

（4）气滞血瘀。

取穴：太冲、曲骨、阴廉、三阴交。

配穴：胸胁胀满者，加章门、期门。

刺灸方法：针用泻法。

方义：取足厥阴肝经原穴太冲以疏肝理气，通利阴器。取曲骨壮阳举茎。配阴廉、三阴交以活血散瘀。

（5）湿热下注。

取穴：中极、大赫、阴陵泉、行间、肾俞。

配穴：阴痒腥热者，加蠡沟、阴廉。

刺灸方法：针用泻法。

方义：取中极配大赫，清利下焦湿热。阴陵泉配行间以清热化湿。肾俞可补肾固精。

2.其他治疗

（1）耳针：取肾、外生殖器、内生殖器、内分泌，毫针中度刺激，留针15～30min，每日或隔日1次。

（2）皮内针：取关元、三阴交，用麦粒型皮内针消毒后沿皮刺入12～25 mm深，胶布固定针柄后留针2～3日，秋、冬季可适当延长。

（3）穴位注射：取足三里、关元，或肾俞、三阴交，每次选用2个穴位，用绒毛膜促性腺激素500U注入穴位浅层内，每日1次，7次为1疗程。

第十一章　中医推拿作用

第一节　推拿的基本知识

一、推拿的分类

（一）根据应用目的分类

根据推拿应用的目的可将推拿分为医疗推拿、保健推拿、运动推拿、康复推拿四类。以治疗疾病为主要目的的推拿叫医疗推拿；以保健养生为主要目的的推拿叫保健推拿；运用推拿帮助运动员克服情绪紧张、消除疲劳、调整竞技状态的推拿叫运动推拿；用推拿方法促进疾病康复的推拿叫康复推拿。

（二）根据治疗对象分类

根据推拿治疗对象的不同可将推拿分为成人推拿和小儿推拿两大类。小儿推拿主要适用于6岁以下的小儿，有其特定手法和特定穴位，自成体系；除小儿推拿以外的各种推拿均属成人推拿。

（三）根据推拿者主客体特征分类

根据推拿者主客体特征可将推拿分为推拿和自我推拿两类。推拿是术者为受术者进行推拿，以起到医疗和保健作用；自我推拿是患者自己给自己按摩，以达到辅助治疗或强身保健作用。

（四）根据治疗病种分类

根据治疗病种的不同分为：整骨推拿、小儿推拿、眼科推拿、急救推拿等。整骨推拿又称伤科推拿，是以推拿手法和患者功能锻炼来防治骨伤科疾病；小儿推拿是以特定的小儿推拿方法治疗小儿疾病；眼科推拿是以推拿方法治疗眼科疾病；急救推拿是以手法治疗急性病症。

（五）根据推拿手法特点分类

根据推拿手法的不同可将其分为一指禅推拿、内功推拿、点穴推拿等，一指禅推拿是以一指禅推法为主治疗疾病的一种推拿方法；内功推拿是以擦法为主要治疗手法，并要求患者配合习练少林内功，以防治疾病的一种推拿疗法；点穴推拿又称"指针疗法""指压推拿"，是以手指点、按、压、掐人体经络穴位来防治疾病的一种推拿疗法。

二、推拿的适应症

推拿的适应症涉及骨伤、神经、内、外、妇、儿、五官科疾病，同时亦用于保健、美容、减肥等方面。

（一）骨伤科疾病

各种筋伤、扭挫伤、脱位等病症，如颈椎病、落枕、前斜角肌综合征、胸腰椎后关节紊乱、胸胁屏伤、胸肋软骨炎、腰椎间盘突出症、急性腰扭伤、慢性腰肌劳损、轻度腰椎滑脱症、第三腰椎横突综合征、退行性脊柱炎、类风湿关节炎、骶髂关节紊乱症、臀中肌损伤、梨状肌综合征、尾骨挫伤、下颌关节脱位、肩关节脱位、肘关节脱位、桡尺远端关节分离症、髋关节脱位、骨折后遗症、肩关节扭挫伤、肘关节扭挫伤、腕关节扭挫伤、半月板损伤、脂肪垫劳损、侧副韧带损伤、踝关节扭伤、跟腱损伤、肩周炎、肱二头肌长头腱鞘炎、肩峰下滑囊炎、肱骨外上髁炎、肱骨内上髁炎、桡骨茎突部狭窄性腱鞘炎、腕管综合征、指部腱鞘炎等。

（二）内科疾病

感冒、头痛、肺气肿、哮喘、胃脘痛、胃下垂、胆绞痛、呃逆、便秘、腹泻、高血压、中风后遗症、眩晕、失眠、冠心病、糖尿病、尿潴留、昏厥、阳痿等。

（三）妇科疾病

月经不调、痛经、闭经、慢性盆腔炎、乳癖、子宫脱垂、产后缺乳、妇女绝经期综合征、产后耻骨联合分离症等。

（四）儿科疾病

脑性瘫痪、小儿麻痹后遗症、小儿肌性斜颈、臂丛神经损伤、桡骨小头半脱位、发热、咳嗽、顿咳、百日咳、惊风、泄泻、呕吐、疳积、佝偻病、夜啼、遗尿、斜视、脱肛、鹅口疮等。

（五）五官科疾病

近视、视神经萎缩、慢性鼻炎、慢性咽炎、急性扁桃体炎、耳鸣、耳聋等。

（六）外科疾病

乳痈初期、褥疮及术后肠粘连等。

三、推拿的禁忌症

推拿疗法虽适用范围广，安全度大，但有些疾病使用推拿治疗不仅无效，反而会加重病情，故此类疾病要禁用推拿治疗；有些疾病可使用推拿治疗，但操作不当，会给患者带来不必要的痛苦或造成不应有的医疗事故，此类疾病要慎用推拿治疗。因此，临床上要严格掌握推拿的禁忌症。一般认为，以下疾病要禁用或慎用推拿治疗。

（一）皮肤损害

各种皮肤破损病症，包括外伤和皮肤病。

（二）出血性病症

各种出血性疾病，包括有出血现象、出血趋势以及施术后极有可能引发出血的各种病症；有血液病的患者，均属推拿治疗禁忌之列。

（三）传染性病症

烈性传染病属推拿治疗禁忌；一般传染病原则上均不宜实施推拿，特别是病症的病变局部；隐匿性的传染病要特别重视，诸如各种结核病、肝炎、白喉等。

（四）感染性病症

各种脓肿、败血症或脓毒血症等属推拿治疗禁忌；值得注意的是部分感染轻微的患者，推拿治疗有加重感染的趋势，要谨慎施用和不用。

（五）某些急腹症

如胃、十二指肠等急性穿孔。

（六）某些严重疾病

如心脏病、肝病、恶性肿瘤、脓毒血症等。

（七）肿瘤

任何有加速肿瘤细胞扩散的推拿治疗均属推拿治疗禁忌。

（八）急性损伤

急性的外伤和神经损伤，对较重的病症，除需整复错缝、远端实施点穴镇痛等应急推拿手法外，一般24～48小时之内，均不宜做推拿治疗，特别是在损伤局部；疑有筋肉断裂、骨或关节硬伤、脊髓损伤、内脏的挫裂伤等，更需明确诊断，不可贸然施治；急性损伤中局部炎症反应明显者，也需慎用或禁用推拿手法治疗。

（九）病症波动

对某些病症的不稳定期，应禁用或慎用推拿治疗。如严重的心、肺疾病，功能衰退者；中风、脊髓损伤、烧烫伤等的急性和亚急性期，或全身症状不稳定者，或血压起伏波动较大者等。

（十）妇女妊娠期、月经期

腰骶部和腹部禁做推拿治疗；也不宜在四肢感应较强的穴位处取强刺激手法；其他部位确需要手法治疗，也应以轻柔手法为宜，以免出现流产和出血过多。

（十一）其他

不能安静的精神病、年老体弱、久病体虚、过饥过饱、醉酒者，不宜推拿。

四、推拿的注意事项

1. 推拿医师要掌握熟练的手法技能，并且掌握有关中、西医学知识，从而做到诊断明确，操作得当。

2. 操作过程中要认真、严肃、注意力集中，随时观察患者对手法的反应，若有不适，应及时进行调整，以防发生意外事故。

3. 要经常修剪指甲，不戴装饰品，以免操作时伤及患者的皮肤。

4. 治疗室要光线充足，通风保暖。

5. 除少数直接接触皮肤的手法（如擦法、推法等）外，治疗时要用按摩巾覆盖治疗部位。小儿推拿多使用介质，以保护皮肤。

6. 对于过饱、酒后、暴怒后及大量运动后的患者，一般不予立即施以推拿治疗。

7. 推拿的一个疗程以10～15次为宜，疗程间宜休息2～3日。

五、推拿时的体位

在推拿操作中，医师与患者均要选择好最佳体位：操作者以操作时发力自如、操作方便为原则；被操作者以舒适、安全、放松为原则。

患者的体位一般有仰卧位、俯卧位、侧卧位、端坐位和俯坐位等，由医师根据治疗需要而定。医师操作时常取站立位，有时取坐位。小儿推拿时，患儿多取仰卧位、俯卧位或坐位，而操作者一般取坐位。

（一）患者体位

1. 仰卧位

受术者头下垫薄枕，仰面而卧，肌肉放松，呼吸自然，下肢伸直，上肢自然置于身体两侧。亦可根据治疗需要，上肢或下肢采取外展、内收、屈曲位。在颜面、胸腹及四肢前侧等部位施用手法时常采取此体位。

2. 俯卧位

患者腹部向下、背面向上而卧，头转向一侧或向下，下颌下垫薄枕，或面部向下放在推拿床的呼吸孔上，上肢自然置于身体两旁或屈肘向上置于头部两侧，双下肢伸直，肌肉放松，呼吸自然。在肩背、腰臀及下肢后侧施术时常采用此体位。

3. 侧卧位

患者侧向而卧，两下肢屈曲，或近床面的下肢屈曲，上面进行操作治疗的下肢伸直；或近床面的下肢自然伸直，上面的下肢屈髋屈膝。在臀部及下肢外侧施术时常采用此体位，做侧卧位腰部斜扳法时亦采用此体位。

4.端坐位

患者端正而坐，肌肉放松，呼吸自然，患者所坐凳子的高度最好与膝后腘窝至足跟的距离相等；在头面、颈项、肩及上背部施用手法时常采用此体位。

5.俯坐位

患者端坐后，上身前倾，略低头，两肘屈曲支撑于两膝上或桌面（椅背）上，肩背部肌肉放松，呼吸自然。在项、肩部及上背部操作时常采用此体位。

（二）医者体位

推拿医师根据患者被操作的部位和体位及所选用的手法，选择一个合适的位置、步态与姿势，从而有利于手法操作技术的运用。一般来说，术者的体位有站立位和坐位两种，常用的体位是站立位。站立位又分正立、丁字步、弓步和马步等。同时，术者操作时要含胸拔背，收腹蓄臀，自然呼吸，切忌屏气；操作过程中，要全神贯注，思想集中，从容沉着，不要左右观顾、心不在焉。此外，推拿医师的体位与姿势应根据手法操作的需要，随时作相应的调整、变换，做到进退自如，转侧灵活，使施术过程中全身各部位动作协调一致，这也是推拿医师的一项基本功。

六、推拿的介质

推拿时，为了减少对皮肤的摩擦损伤，或者为了借助某些药物的辅助作用，可在施术部位的皮肤上涂些液体、膏剂或撒些粉末，这种液体、膏剂或粉末统称推拿介质，亦称推拿递质。目前，推拿临床中运用的介质种类颇多，如冬青膏、葱姜水、薄荷水等。

（一）介质的种类与作用

1.滑石粉

即医用滑石粉，有润滑皮肤的作用，一般在夏季常用，适用于各种病症，是临床上最常用的一种介质，在小儿推拿中应用最多。

2.爽身粉

即市售爽身粉，有润滑皮肤吸水的作用，质量较好的爽身粉可代替滑石粉应用。

3.葱姜汁

将葱白和生姜捣碎取汁，或将葱白和生姜片用75%的乙醇溶液浸泡而成，能加强温热散寒的作用，常用于冬春季及小儿虚寒证。

4.白酒

即食用白酒，适用于成人推拿，有活血祛风，散寒除湿，通经活络的作用，对发热患者尚有降温作用，一般用于急性扭挫伤。

5.冬青膏

由冬青油、薄荷脑、凡士林和少许麝香配制而成，具有温经散寒和润滑作用，常用于治疗软组织损伤及小儿虚寒性腹泻。

6.薄荷水

取5%薄荷脑5g，浸入75%乙醇溶液100ml内配制而成。具有温经散寒，清凉解表，清利头目和润滑作用，常用于治疗小儿虚寒性腹泻及软组织损伤，用按揉法、擦法可加强透热效果。

7.木香水

取少许木香，用开水浸泡后放凉去渣后使用，有行气、活血、止痛作用，常用于急性扭挫伤及肝气郁结所致的两胁疼痛等症。

8.凉水

即食用洁净凉水，有清凉肌肤和解热作用，一般用于外感热证。

9.红花油

由冬青油、红花、薄荷脑配制而成，有消肿止痛等作用。常用于急性或慢性软组织损伤。

10.传导油

由玉树油、甘油、松节油、乙醇、蒸馏水等量配制而成，用时摇匀，有消肿止痛，祛风散寒的作用，适用于软组织慢性劳损和痹证。

1L麻油

即食用麻油。运用擦法时涂上少许麻油，可增强手法透热作用，提高疗效，常用于刮物疗法中。

12.蛋清

将鸡蛋穿一小孔，取蛋清使用。有清凉解热、祛积消食作用，适用于小儿外感发热，消化不良等症。

13.外用药酒

取当归尾30g、乳香20g、没药20g、血竭10g、马钱子20g、广木香10g、生地黄10g、桂枝30g、川草乌20g、冰片1g。浸泡于1.5kg高浓度白酒中，2周后使用。有行气活血、化瘀通络的功效，适用于骨和软骨退行性病症。

（二）介质的选择

1.辨证选择

根据证型的不同选择不同的介质。总的可分为两大类，即辨寒热和辨虚实。寒证，用有温热散寒作用的介质，如葱姜水、冬青膏等；热证，用具有清凉解热作用的介质，如凉水、医用乙醇等；虚证，用具有滋补作用的介质，如药酒、冬青膏等；实证，用具有清、泻作用的介质，如蛋清、红花油、传导油等。其他证型可用一些中性介质，如滑石粉、爽身粉等，取其润滑皮肤的作用。

2.辨病选择

根据病情的不同选择不同的介质。软组织损伤，如关节扭伤、腱鞘炎等选用活血化瘀、消肿止痛、透热性强的介质，如红花油、传导油、冬青膏等；小儿肌性斜颈选用润滑性较强的滑石粉、爽身粉等；小儿发热选用清热、散热性能较强的凉水、乙醇等。

3.根据年龄选择

成年人，水剂、油剂、粉剂均可选用。老年人常用的介质有油剂和酒剂；小儿主要用滑石粉、爽身粉、凉水、乙醇、薄荷水、葱姜汁、蛋清等。

七、推拿异常情况的处理

推拿是一种安全有效的医疗方法，但如果手法运用不当，也可出现一些异常情况。所以，我们要谨慎操作，防止发生推拿意外，一旦发生，要及时处理。推拿意外涉及肢体的软组织、骨与关节、神经系统、内脏系统等。

（一）软组织损伤

软组织包括皮肤、皮下组织、肌肉、肌腱、韧带、关节附件等。皮肤损伤在推拿临床最为常见，如出现皮肤疼痛、瘀斑、破皮等。其造成的原因是多方面的，如初学推拿者，手法生硬，不能做到柔和深透，从而损伤皮肤；手法粗蛮，粗蛮施加压力或过度使用推、擦、揉等法，则致皮肤损伤；手法操作过久，局部皮肤及软组织的感觉相对迟钝，痛阈提高，导致皮肤损伤。

预防及处理：要求医者加强手法基本功的训练，正确掌握各种手法的动作要领，提高手法的娴熟程度。轻者一般无需处理，重者按软组织损伤或外伤进行处理。

（二）骨与关节损伤

在推拿临床上，由于手法过于粗暴，或对关节认识不足，毫无准备地施行手法操作，被动运动超过正常关节活动度，而造成医源性骨与关节、软组织损伤；或由于对疾病的认识不足，造成病理性骨折。施术者要深刻了解骨与关节的解剖结构和正常的活动幅度，在推拿治疗时要合理使用强刺激手法，被动活动不可超越关节的活动范围，一旦发生意外应及时处理，同时要分辨是局部损伤还是合并邻近脏腑的损伤。

1.胸腰椎压缩性骨折

多由高处下坠或足臀部着地，其冲击力由下向上传递到脊柱，从而发生腰椎上部或胸椎下部骨折。病员仰卧位，过度地屈曲双侧髋关节，使腰椎生理弧度消失，并逐渐发生腰椎前屈，胸腰段椎体前缘明显挤压，在此基础上，再骤然增加屈髋、屈腰幅度，则容易造成胸腰段椎体压缩性骨折。

预防及处理：双下肢屈膝、屈髋操作是用来检查腰骶部病变的特殊检查方法之一，在临床上也常用此法来解除腰骶后关节滑膜的嵌顿和缓解骶棘肌痉挛。运用此种方法时，只要在正常髋、髋关节活动范围内，且屈双下肢髋关节的同时，不再附加腰部前屈的冲击力，胸腰椎压缩性骨折是完全可以避免的。特别是老年人，久病体弱或伴有骨质疏松的患者，行此法时更需谨慎。

单纯性椎体压缩性骨折，是指椎体压缩变形小于1/2，且无脊髓损伤者，可采用非手术疗法，指导患者锻炼腰背伸肌，可以使压缩的椎体复原，早期锻炼可避免产生骨质疏松现象，通过锻炼可增强背伸肌的力量，避免慢性腰痛后遗症的发生。对于脊柱不稳定的压缩性骨折，即椎体压缩变形大于1/2，并伴有棘上、棘间韧带损伤或附件骨折，或伴有脊髓损伤者，应予以手术治疗。

2.肋骨骨折

肋骨共有12对，左右对称，连接胸椎和胸骨，组成胸廓，对胸部脏腑起着保护作用。肋骨靠肋软骨与胸骨相连，肋软骨俗称"软肋"，能缓冲外力的冲击。造成肋骨骨折的因素主要是直接和间接的暴力。在推拿治疗时，由于过度挤压胸廓的前部或后部，可致肋骨的侧部发生断裂。如患者俯卧位，医者在其背部使用双手重叠掌根按法或肘压法或踩跷法等重压手法，在忽视患者的年龄、病情、肋骨有无病理变化等情况下，易造成肋骨骨折。

预防及处理：目前的推拿治疗床一般是硬质铁木类结构，在俯卧位上背部推拿时，要慎重操作。对年老体弱的患者，由于肋骨失去弹性，肋软骨也常有骨化，在受到外力猛烈挤压时易造成骨折；某些转移性恶性肿瘤，肋骨有病理变化者，其背部及胸部的按压手法极易造成医源性或病理性骨折。

单纯的肋骨骨折，因有肋间肌固定，骨折端很少发生移位，可用胶布外固定胸廓，并限制胸壁呼吸运动，让骨折端减少移位。肋骨骨折后出现反常呼吸、胸闷、气急、呼吸短浅、咯血、皮下气肿时，应考虑肋骨骨折胸部并发症，要及时转科会诊治疗。

3.寰枢关节脱位

第1颈椎，又称寰椎，无椎体、棘突和关节突，由前弓、后弓和两个侧块构成；第2颈椎，又称枢椎，椎体小而棘突大，椎体向上伸出一指状突起，称齿突。寰枢关节是由两侧的寰枢外侧关节和寰枢正中关节构成，可围绕齿突做旋转运动。寰枢外侧关节由寰椎下关节面和枢椎上关节面组成，寰枢正中关节由齿突、寰椎前弓和寰椎横韧带组成正常情况下，进行颈部旋转、侧屈或前俯后仰的运动类推拿手法，一般不会出现寰枢关节脱位。当上段颈椎有炎症或遭受肿瘤组织破坏后，在没有明确诊断的情况下，操作者盲目地做较大幅度的颈部旋转运动或急剧的前屈运动，可导致寰椎横韧带撕裂、寰枢关节脱位；有齿突发育不良等先天异常者，可因盲目的颈部手法操作，如姿势不当、手法过度等，引起寰枢关节脱位。

预防及处理：寰枢关节脱位可由颈部、咽后部感染引起的寰枢韧带损伤而致，也可因推拿手法的外力作用引起颈椎关节脱位。在颈部手法操作，特别是颈部旋转复位类手法操作之前，应常规摄X线片，检查血常规、红细胞沉降率（简称血沉）等，以排除颈部、咽部及其他感染病灶，了解其疾病的变化和转归，方可行颈部旋转手法，但不宜超过45°，颈部扳法不要强求弹响声。手法不当导致寰枢关节脱位很少见，一旦发生可行牵引复位和固定进行治疗。

4.肩关节脱位

肩关节由肩胛骨关节盂与肱骨头构成。其解剖特点是：肱骨头大，呈半球形，关节盂小而浅，约为肱骨头关节面的1/3，关节囊被韧带和肌肉覆盖，其运动幅度最大，能使上臂前屈、后伸、上举、内收、外展、内旋、外旋。由于肩关节的不稳定性结构和活动度大，所以它是临床最常见的易受损关节之一。推拿治疗肩部疾病时，如果方法掌握不当，或不规范地做肩部被动运动，就可能造成医源性肩关节脱位，甚至并发肱骨大结节撕脱性骨折、肱骨外科颈骨折等。

预防及处理：要求施术者对肩关节的解剖结构和关节正常的活动幅度有深刻的了解，在做被动运动时，双手要相互配合，运动幅度要由小到大，顺势而行，切不可急速、猛烈、强行操作；对于肩部有骨质疏松改变的患者，在推拿治疗时不应使用强刺激手法及进行大幅度的肩关节外展、外旋的被动运动，尤其是操作者的双手不能同时做反方向的猛烈运动。一旦造成单纯性的肩关节脱位，可用手牵足蹬法整复；如肩关节脱位合并肱骨大结节骨折，骨折块无移位者，只要脱位一经整复后，骨折块也随之复位。如造成肱骨外科颈骨折，应分析其骨折类型，再确定整复手法，必要时须转外科进行手术治疗，以免贻误治疗时机。

（三）神经系统损伤

由于推拿手法的使用不当或外力作用，可造成神经系统损伤，包括中枢神经和周围神经损伤两大类。其危害程度，可居推拿意外之首，轻则造成周围神经、内脏神经的损伤，重则造成脑干、脊髓损伤，甚至死亡。

推拿治疗颈部疾患时，如强行做颈椎侧屈被动运动，易导致受牵拉侧的臂丛神经和关节囊损伤，同时对侧关节囊也易受挤压而损伤。一般在行手法治疗后，若立即出现单侧肩、臂部阵发性疼痛、麻木、肩关节外展受限，肩前、外、后侧的皮肤感觉消失，应警惕神经损伤的可能性，日久可出现三角肌、冈上肌失用性肌萎缩。

预防及处理：在行颈部侧屈被动运动时，尤其要注意，颈椎侧屈运动的生理范围只有45°，绝对不可超过此范围，同时切忌做猛烈而急剧的侧屈运动。推拿时一旦发生神经损伤，要停止操作，根据伤情进行相应的处理。

（四）休克

休克是由于感染、过敏、出血、脱水、心功能不全、严重创伤等原因引起的综合征，共同的特征表现为微循环功能障碍，引起组织血流灌注不足，进而导致组织缺氧、酸中毒、血浆成分丢失，器官与组织功能障碍，甚至主要器官损害。临床上根据不同的病因，可将休克分为：心源性休克、低血容量性休克、感染性休克、过敏性休克、神经性休克五类。推拿治疗的过程中，不当的手法持续刺激或在患者空腹、过度疲劳、剧烈运动后行手法治疗，可出现休克反应。休克早期，由于脑缺氧，神经细胞的反应进一步降低，神经细胞功能转为抑制，患者表现为神情淡漠、反应迟钝、嗜睡、意识模糊甚至昏迷，皮肤苍白，口唇、甲床轻度发绀，四肢皮肤湿冷，脉搏细弱而快，血压下降，呼吸深而快，尿量明显减少等各类休克的共同表现。

预防及处理：为了防止推拿治疗诱发休克，使用重手法刺激时，必须在患者能够忍受的范围内，且排除其他器质性疾病。空腹病员不予推拿治疗，剧烈运动后或过度劳累后的病员不予重手法治疗。

推拿治疗中，出现休克症状时应立即停止手法刺激，如仅表现为心慌气短、皮肤苍白、冷汗等症状，应立即让患者平卧，头低足高，口服糖水或静脉注射 50% 葡萄糖。如证情较重应立即予以抗休克治疗，补充血容量，维持水、电解质和酸碱平衡，运用扩血管药，以维护心、脑、肾脏的正常功能，必要时立即请内科会诊治疗。

第二节　推拿的作用原理和治疗原则

一、推拿的作用原理

推拿是通过手法作用于体表的一定穴位和部位，来调节和改善机体的病理和生理状况，从而达到治病和保健的目的。概括起来，推拿具有疏通经络、调和气血，理筋整复、舒筋缓急，滑利关节、松解粘连，平衡阴阳、调整脏腑，增强体质、预防保健等作用。推拿的作用原理是在中医基本理论指导下，通过对推拿手法作用于人体所产生的作用机理进行研究，有利于我们通过对推拿作用原理的了解，更好地指导我们的推拿临床治疗工作。

（一）疏通经络，调和气血

经络既是联系人体脏腑组织器官的网络，又是人体气血运行的通道，它内属于脏腑，外连肢节，通达表里，贯穿上下，行气血而营阴阳，濡筋骨，利关节，经络的这些生理功能主要是靠经气来完成的。当经气的正常生理功能发生障碍时，外则皮、肉、筋、骨、脉失养不荣甚或不用，内则五脏不荣、六腑不运、气血失调，不能正常发挥营内卫外的生理作用，则百病由之而生。经气是脏腑生理功能的动力，推拿手法作用于体表的经络穴位上，引起局部经络反应，起到激发和调整经气的作用，并通过经络影响所连属的脏腑、组织、肢体的功能活动，以调节机体的生理、病理状态，达到百脉疏通，五脏安和，使人体恢复正常生理功能。由于经络的广泛分布和诸多功能，根据"经脉所至，主治所及"的道理，推拿疏通经络的治疗作用也就非常广泛，可用于临床各科疾病，尤其是疼痛性病症的治疗。如推桥弓可平肝阳，降血压；搓摩胁肋可疏肝理气，缓解胁肋胀痛；掐按合谷穴可治牙痛；按揉角孙穴可治偏头痛等。

气血是构成人体和维持人体生命活动的基本物质，是脏腑、经络、组织进行生理活动的基础。人体一切疾病的发生、发展和变化无不与气血相关。气血调和则阳气温煦，阴精滋养；气血失和则皮肉筋骨、五脏六腑失去濡养，人体正常功能活动发生障碍，产生一系列病理变化。正如《素问－调经论》所说："气血不和，百病乃变化而生。"推拿具有调和气血，促进气血运行的作用，可用于气滞血瘀引起的许多病症。推拿的行气活血作用是通过促进气血生成、疏通经络、疏肝理气和直接改善血脉功能等来实现的。

（二）理筋整复，舒筋缓急

推拿的"理筋"作用，是指通过手法使损伤（撕裂、滑脱）的软组织抚顺理直，恢复到原来的正常位置。"舒筋"作用，是指通过手法使痉挛的肌肉组织得到放松，从而减轻或消除痉挛性疼痛。

对筋肉损伤、骨关节错缝或脱位或退变、关节功能紊乱、脊椎滑脱畸形及椎间盘突出等病理变化引起的肢体关节肿胀、疼痛及功能障碍，推拿通过拔伸、屈曲、按、扳、摇、捏、拿、摩等手法在病变局部和远隔部位的经络腧穴进行操作，能使损伤得到修复，错缝或脱位得到复位，椎间盘突出物得到还纳、变位，滑脱畸形得到矫正，从而发挥理筋整复、舒筋缓急的作用，恢复人体正常的生活起居和运动功能。

（三）滑利关节，松解粘连

软组织损伤后，肌肉、肌腱、韧带、关节囊等软组织的裂伤，可因局部出血、充血、水肿等机化而产生粘连。这种粘连常是引起长期疼痛和关节功能受限的原因。推拿可以促进水肿、血肿的吸收、消散，从而使关节恢复正常的活动功能，即具有滑利关节、松解粘连的作用。滑利关节还包括解除某些组织的嵌顿，如半月板软骨或关节滑膜，这些组织一旦形成嵌顿，也明显会影响关节的正常活动，而推拿中很多运动关节类手法，能使嵌顿解除，恢复关节正常活动。

（四）平衡阴阳，调整脏腑

推拿的平衡阴阳，调整脏腑作用，是以疏通经络、调和气血为前提的。阴阳是中医学对人体这一相对协调稳定有机体的高度概括。人体用阴阳学说的语言来表述，即是阴阳的组合。人体只有在阴阳相对平衡，即在功能和物质等保持在相对平衡协调的状态下才会健康。

脏腑是化生气血、通调经络、主持人体生命活动的主要器官。脏腑功能失调就会发生各种疾病，并可通过经络的传递反映到人体体表，出现如精神不振、情志异常、食欲改变、二便失调、汗出异常、寒热、疼痛等各种不同的症状，即所谓"有诸内，必形诸外"。推拿具有调整脏腑功能的作用，通过手法刺激相应的体表穴位、痛点（或疼痛部位），并通过经络的连属与传导作用，调整人体阴阳和脏腑功能，达到治疗疾病的目的。如按揉脾俞、胃俞穴可调理脾胃，缓解胃肠痉挛而止腹痛；一指禅推法施于肺俞、肩中俞穴能调理肺气而止哮喘；用较强的手法刺激内关穴可治疗心动过缓，用较弱的按揉法刺激内关穴可治疗心动过速。临床实践表明，无论是阴虚、阳虚，还是阴盛、阳亢，只要在相宜的穴位、部位上选用恰当的推拿手法进行治疗，均可得到不同程度的调整，如擦命门穴能温补肾阳，点按太冲穴能平肝潜阳，说明推拿不仅可以平衡阴阳，补虚泻实，而且对脏腑功能有良好的双向调节作用。

（五）增强体质，防病保健

推拿有明显的扶正祛邪、防病保健作用。扶正即是扶助人体正气，增强抗病康复能力；祛邪即祛除致病因素。人体疾病的过程也就是邪正斗争的过程，即机体的抗病能力与致病因素的斗争，这种斗争不仅关系着疾病的发生，而且影响着疾病的发展与转归。当人体正气旺盛，邪气则难以入侵，所谓"正气存内，邪不可干"。当人体正气虚弱，则邪气乘虚而入，所谓"邪之所凑，其气必虚"。推拿的扶正祛邪、防病保健作用，一方面由于推拿刺激人体补虚的腧穴，起到补虚强体，防止外邪入侵的作用，如经常按揉足三里、摩腹，能健脾和胃，则气血生化有源，后天之本充足，正气强盛，不易发病。另一方面，推拿能促进气血运行，达到"气脉常通"而强体抗衰。推拿不仅可以通过调整脏腑、疏通经络、理筋整复等作用祛除病邪，恢复人体脏腑、经络、肢体关节的正常生理功能，使机体处于良好的功能状态，而且还具有舒畅筋骨、愉悦心神等作用，使人身心放松，精神焕发。因此从古至今，推拿都被认为用来养生保健、养颜美容、促进发育、预防疾病、延缓衰老，从而提高生命质量，

二、推拿的治疗原则

推拿的治疗原则，是在中医整体观念和辨证论治基本精神指导下，对临床病症制定的具有普遍指导意义的治疗规则。与中医的治疗原则相同，但又具有自身特点。现将推拿的主要治疗原则介绍如下。

（一）整体观念，辨证施术

整体观念和辨证论治是中医学的基本特点，也是中医治病的根本原则。中医学非常重视人体本身的统一完整性，也注意人体与自然环境的相互关系。人体是一个有机的整体，人与外界环境也是一个密切相关的整体。任何局部的病变都可引起整体的病理反应，整体功能失调也可以反映于局部，故应将局部的病理变化和整体病理反应统一起来。此外，由于季节气候、地区环境、昼夜晨昏、职业特点、生活习惯等对人体都有不同的影响，人与自然界存在着既对立又统一的关系，所以推拿治疗疾病时应从整体观念出发，全面考虑，因时、因地、因人制宜，制订详细完善的治疗方案。

推拿临床既重视辨病又重视辨证。推拿的辨病辨证，是通过四诊及必要的物理检查和实验室检查，全面了解患者的全身情况和局部症状，对疾病进行综合分析，先得出正确的诊断（即辨病），再运用八纲、脏腑、气血津液、卫气营血、六经等辨证方法确立证型（即辨证），才能确定适宜的治则治法，选择相应的手法和治疗部位进行治疗。辨证是决定治疗的前提和依据，而施术是治疗疾病的手段和方法。例如肩周炎

发病与气血不足、外感风寒湿邪及外伤劳损有关，故辨证应辨清以何种因素为主，可分别施以补益气血、祛风散寒除湿、行气活血化瘀手法。又如胃脘痛、泄泻、头痛等病，必须辨明证之寒热虚实，分别以散寒、清热、补虚、泻实等手法治疗。总之，如果辨证不清，则施术针对疾病方向不明，疗效必然不能令人满意。

（二）治病求本，标本同治，缓急兼顾

治病求本，就是寻找出疾病的本质，了解并正确辨别疾病的主要矛盾，针对其最根本的病因、病理进行治疗，这是中医推拿辨证施治的一个基本原则。

标和本是一个相对的概念，有多种含义，可用以说明病变过程中各种矛盾的主次关系。如从邪正双方来讲，正气是本，邪气是标；从病因和症状来说，病因是本，症状是标；从病变部位来说，内脏是本，体表是标；从疾病先后来说，旧病是本，新病是标，原发病是本，继发病是标。标与本概括了疾病过程中对立双方的主次关系：标一般属于疾病的现象与次要方面，本一般属于疾病的本质与主要方面。

任何疾病的发生、发展，总是通过若干症状表现出来的，而疾病的症状只是现象，并不完全反映疾病的本质，有些甚或是假象，只有在充分了解疾病的各个方面的前提下，透过症状进行深入的综合分析，才能探求疾病的本质，找出病之所起，从而确定相应的治疗方法。如坐骨神经痛是推拿临床常见病症之一，可由多种原因引起，诸如腰椎间盘突出症、梨状肌综合征、骶髂关节炎、盆腔内肿瘤、髋关节炎、臀部外伤、臀肌注射位置不当、消渴、腰椎关节炎、腰骶部筋膜炎、腰椎管狭窄症、腰椎结核、椎体转移瘤、椎管内肿瘤等，推拿治疗时就不能简单用对症止痛的方法，而应通过全面的综合分析，结合患者的临床表现和相应的理化检查结果，找出疾病发生的真正原因，做出明确诊断。如属推拿适应症，则应视具体情况而分别采取疏经活络、消肿止痛等方法进行治疗，才能取得满意的疗效。这是"治病必求于本"的意义所在。

在临床运用治病求本这一原则的同时，必须正确处理"正治与反治""治标与治本"之间的关系。

正治与反治也是推拿临床中治病求本的关键。所谓正治，就是通过分析临床证候，辨明寒热虚实，分别采用"寒者热之""热者寒之""虚则补之""实则泻之"等不同治法。正治法是推拿临床最常用的治疗方法，例如肩周炎，是以肩关节疼痛和功能障碍为主要症状的常见病，一般认为该病的发生与气血不足、外感风寒湿邪及外伤劳损有关，在辨清病因病机后，就应采取补气生血、祛风寒、除湿邪及疏经通络等正治方法治疗，从而改善肩关节血液循环，加快渗出物吸收，促进病变肌腱及韧带修复，松解粘连，达到治疗的目的。

反治法也是推拿临床不可忽视的治疗方法，它是在一些复杂和严重疾病表现出来的某些证候与病变的性质不符合而表现为假象时使用的方法，常用的有"塞因塞用""通因通用"等，这些方法都是顺从疾病的症候而治的，不同于一般逆着疾病症候的治疗方法，故被称为"反治"或"从治"，但其所从的都是假象，所以实质上还是正

治，仍是在治病求本的原则下，针对疾病本质施治的方法。如便秘，大多数由胃肠燥热、气机郁结引起，推拿治疗时常采用通利的一指禅推法、掌摩法、掌揉法等手法和肠通便。但临床上有的便秘患者，大便不畅或秘结，便后汗出，气短，或面色少华，头晕目眩，小便清长，四肢不温等，如果同样采用泻下通利的推拿治法，只会有"虚虚"之弊，不仅治疗无效，反而加重病情，因而应采用与证候假象一致的治法，即健脾胃、和气血，从而达到通便的目的。同样，因伤食所致的腹泻，不仅不能用止泻的方法来治疗，反而要用消导通下的方法去其积滞，达到止泻的目的。

在复杂多变的病症中，常有标本、主次的不同，因而在治疗上就应有先后、缓急之分。一般情况下，治本是根本原则。但在某些情况下，标症甚急，不及时解决可危及患者生命，或可引起其他严重并发症，就应该采取"急则治标"的原则，先治其标，后治其本。例如大出血的患者，不论属于何种原因引起的出血，均应采取应急措施，先止血以治标，待血止后病情稳定再治其本。再如推拿临床常遇到一些急性痛证，如急性腰痛、牙痛、坐骨神经痛等，疼痛往往是主诉，而这些疼痛又都是由不同原因引起的，但在治疗时，一般不急于治疗引起病症之"本"，而是使用相应的推拿方法先止痛，待疼痛明显减轻，再行四诊和综合辨证治其本。综上所述，可以看出治标只是在应急情况下或为治本创造必要条件时的权宜之计，而治本才是治病的根本之图，所以本质上仍从属于治病求本这一根本原则。

病有标本缓急，治有先后顺序。若标本并重，则应标本同治。如髓骼关节错缝，疼痛剧烈，腰肌有明显的保护性痉挛，治疗时应在放松肌肉、缓解痉挛的前提下，实施整复手法，可使错缝顺利回复，达到治愈的目的，这就是标本兼顾之法。

临床上，疾病的症状是复杂多变的，标本的关系也不是绝对的，而是在一定条件下相互转化，因此临证时还应注意标本转化的规律，不为假象所迷惑，始终抓住疾病的主要矛盾，做到治病求本。

任何疾病的发生、发展，总是通过若干症状表现出来的，而这些症状只是疾病的现象，并不都反映疾病的本质，有的甚至是假象。只有在充分掌握病情资料的前提下，通过综合分析，才能透过现象看到本质，分清标本缓急。

由于推拿学自身的特点，在"治病必求于本"的原则指导下，临床常标本同治，缓急兼顾。既要针对疾病的主要矛盾治疗，又要注重疾病次要矛盾的处理；既要积极治疗疾病的急性症状，又要兼顾疾病慢性症状的处理。如腰部的急性扭伤，疼痛剧烈，腰肌有明显的保护性痉挛，应当放松肌肉、缓解疼痛后立即治病本。此外，在临床中，为了做到标本同治、缓急兼顾，不仅要运用手法，而且也要与其他疗法相结合。

（三）扶正祛邪

疾病的发生和发展过程，在一定意义上可以说是正气与邪气双方斗争的过程。邪胜于正则病进，正胜于邪则病退。因此，治疗疾病就是要扶助正气，祛除邪气，改变邪正双方的力量对比，使之向有利于健康的方向转化。

扶正，就是扶助正气，增强体质，提高机体的抗病能力，达到正复邪自去的目的。祛邪，就是祛除邪气，达到邪去正自安的目的。扶正祛邪两者是密切相关的，扶正有助于祛邪，祛邪也可安正。

"邪气盛则实，精气夺则虚"，邪正盛衰决定病变的虚实。"虚则补之""实则泻之"。补虚泻实是扶正祛邪这一原则的具体应用。一般而言，兴奋生理功能、作用时间长、手法轻柔的推拿具有补的作用；抑制生理功能、作用时间短、重刺激手法推拿具有泻的作用。在临床运用时，要细致观察邪正盛衰的情况，根据正邪在病程中所占的地位，决定扶正与祛邪的主次和先后。扶正适用于正虚而邪不盛的病症；祛邪适用于邪实而正未伤的病症；扶正与祛邪同时进行则适用于正虚邪实的病症。扶正祛邪同时运用时，应分清主次，正虚为主者应扶正为主，祛邪为辅，邪盛为主者则祛邪为主，扶正为辅。当病邪较重，但正气虚弱不耐攻伐时，应先扶正后祛邪；当病邪甚盛，正气虽虚，尚能耐受攻伐时，则应先祛邪后扶正。在扶正祛邪并举时还应遵从扶正而不留邪，祛邪而不伤正的原则。

（四）调整阴阳

人体是一个阴阳平衡的系统，当这种平衡遭到破坏，即阴阳偏盛或阴阳偏衰代替了正常的阴阳消长平衡时，就会发生疾病。调整阴阳，也是推拿临床治疗的基本原则之一。

阴阳偏盛，即阴邪或阳邪的过盛有余。阳盛则阴病，阴盛则阳病。阳热盛易损伤阴液，阴寒盛则易损伤阳气，治疗时可采用"损其有余""实则泻之"的方法，清泻阳热或温散阴寒。临床常使用频率高、压力重、时间较短的抑制类手法。在调整阴或阳的偏盛时，还应注意有无相应的阳或阴偏衰的情况，如相对一方偏衰时，则应兼顾其不足，采取泻热与补阴或散寒与温阳同时进行的方法治疗。

阴阳偏衰，系指人体阴血或阳气的虚损不足。阴虚则不能制阳，常表现为阴虚阳亢的虚热证；阳虚则不能制阴，多表现为阳虚阴盛的虚寒证。治疗时可采用"补其不足""虚则补之"的方法，补阴以制阳或补阳以制阴。常采用频率低、压力轻、时间较长的兴奋类手法。如阴阳两虚，则应阴阳双补。由于阴阳是相互依存的，故在治疗阴阳偏衰的病症时，应该注意"阴中求阳""阳中求阴""从阴引阳，从阳引阴"，也就是在补阴时适当佐以温阳；温阳时适当佐以滋阴，从而使"阳得阴助而生化无穷，阴得阳升而泉源不竭"。

此外，由于阴阳是辨证的总纲，疾病的各种病理变化均可用阴阳失调来概括，故凡表里出入，上下升降，寒热进退，邪正虚实以及营卫不和，气血不和等，无不属于阴阳失调的具体表现。因此，从广义来讲，诸如解表攻里，越上引下、升清降浊、温寒清热、补虚泻实及调和营卫、调理气血等治法，亦都属于调整阴阳的范围。

（五）因时、因地、因人制宜

因时、因地、因人制宜，是指在推拿治疗疾病时要根据季节、地区、年龄及体质等不同而制订相应的治疗方法，全面考虑，综合分析，区别对待，酌情施术。

1.因时制宜

因时制宜是指根据不同的时令、季节、时辰而采取不同的治疗措施。如冬季多寒，易夹风邪，多病关节痹痛，推拿时宜用温热手法治疗；夏季暑热，多夹湿邪，易致脾胃壅塞而发病，推拿时宜用祛暑利湿和健脾和胃手法治之。早晨治疗时手法宜轻忌重，避免导致晕厥；晚间治疗则不宜采用兴奋型手法，避免导致失眠。秋冬季节，肌肤腠理致密，治疗时手法力度应稍重；春夏腠理疏松，手法力度要稍轻。

2.因地制宜

因地制宜是指根据不同的地理环境来制订不同的治疗方法。由于不同的地理环境、气候条件及生活习惯，人的生理活动和病理特点也有区别，所以治疗方法也应有所差异。如北方多寒冷，人们喜食辛辣之品，同时人体为适应寒冷环境而积极运动，故北方人多体格健壮，推拿时手法宜深重；而南方温暖，气候平和，饮食稍甜，人体代谢不如北方人旺盛，体格多娇小，故推拿时宜用温和手法。

3.因人制宜

因人制宜在临床上尤为重要，根据患者的年龄、性别、职业、体质、既往史、家族史等的不同来制订适宜的治疗方法。如老年人和小儿推拿手法宜稍轻，且小儿推拿时多辅用介质，青壮年推拿时手法可稍重；再如性别不同则各有其生理特点，特别是妇女经期、妊娠期及产后等情况，治疗部位和刺激强度都必须加以考虑；在体质方面，有强弱、偏寒偏热以及对手法刺激的耐受性不同，推拿治疗时手法刺激亦明显不同。

（六）以动为主，动静结合

推拿是一种运动疗法。不论是手法对机体的作用方式，还是指导病员所进行的功法训练等，都是在运动。"以动为主"是指在手法操作或指导病员进行功能锻炼时，应在因时、因地、因人制宜的原则指导下，确定手法和功法作用力的强弱、节奏的快慢、动作的徐疾和活动幅度的大小。适宜的操作和运动方式，是取得理想疗效的关键。同时，推拿治疗在"以动为主"时，也必须注意"动静结合"：一是在手法操作时，要求术者和受术者双方都要情志安静，思想集中，动中有静；二是推拿治疗及功法锻炼后，受术者应该注意适当的安静休息，使机体有一个自我调整恢复的过程。医务人员在制订治疗方案时，动和静一定要合理结合，应当根据具体病症而掌握好治疗后病员动与静的相对时间和程度。如肩周炎、落枕等宜较早进行功能锻炼；而急性腰扭伤、腰椎间盘突出症等病的初期要注意让病员卧硬板床、系腰围制动等，就是以动为主、动静结合的具体和灵活运用。

（七） 病治异同

病治异同，包括"同病异治"与"异病同治"两个方面。

同病异治是指同一种疾病，由于发病的时间、地区、患者的体质或疾病所处的阶段不同，所表现出来的症候各异，故治疗方法不同。例如感冒病，由于感受外邪或者内伤等原因不同，因而根据临床表现分为风寒型、风热型、暑湿型、气虚型、血虚型、阴虚型、阳虚型等不同证型。证型不同，推拿方法就有所不同。

异病同治是指不同的疾病，在出现相同证候时，应采用同样的治疗方法。例如冈上肌肌腱炎和冈上肌肌腱钙化症临床表现相似，两者推拿方法相同。再如脾胃虚寒之胃脘痛、脾肾阳虚之泄泻及中气下陷之胃下垂等不同疾病，因其病机都有脾虚气陷，故推拿均可采用健脾和胃、补中益气的手法治疗。

总之，病同证不同则治法不同，病不同而证相同则治法相同。也就是说病治异同是以病机为依据的治疗原则。

第三节　推拿现代医学作用机制

推拿是通过手法作用于人体体表的经络、穴位、特定部位，以调节机体的生理、病理状况，来达到治病和防病的目的。各种手法从表面上看是一种物理力的刺激，但熟练而高超的手法便产生了"功"，这种功是医师根据具体病情，运用各种手法技巧而操作的，一方面直接在人体起着局部治疗作用；另一方面还可以转换成各种不同的能量和信息，通过神经、体液等系统，对人体各大功能系统及镇痛机制产生影响，从而治疗和预防不同系统的疾病。

一、推拿对神经系统的作用机制

（一） 对中枢神经的作用机制

推拿对中枢神经有一定的调节作用。手法刺激可通过反射传导途径来调节中枢神经系统的兴奋和抑制过程。例如较强的手法刺激健康人的合谷和足三里穴后，发现脑电图中的 α 波增强，说明较强刺激手法的经穴推拿能引起大脑皮层的抑制；在颈部施以节律性的轻柔手法也可使脑电图出现以波增强的变化，表明有较好的镇静作用，可缓解大脑的紧张和疲劳状态；有人用肌电图测定颈椎病患者颈部两侧肌肉的放电情况，发现手法治疗后，患者紧张性肌电活动消失或明显较少，感到神清目爽，精神饱满，疲劳消除。

失眠患者接受推拿治疗时，常常在推拿过程中即可以进入睡眠状态；嗜睡患者在推拿治疗后可感头清目明，精力充沛。这种现象与推拿手法对神经系统产生的抑制与兴奋作用是分不开的。各种手法用力的轻重不同，对神经产生强弱不同的作用而引起不同的反应。例如轻缓柔和的手法，可使中枢神经系统产生抑制，具有放松肌肉、缓解痉挛、镇静止痛的作用，使人感到轻松舒适；重度强力的刺激，使中枢神经系统产生兴奋，使人精神振奋、肌肉紧张、呼吸心跳及胃肠蠕动加快、腺体分泌增强。过强过长时间的重度手法虽易使神经兴奋，但很快可以转入抑制状态，故患者可出现疲劳思睡的感觉。

（二）对周围神经的作用机制

各种推拿手法的刺激部位和治疗穴位，大多数分布在周围神经的神经根、神经干、神经节、神经节段或神经通道上。手法的刺激可改善周围神经装置及传导路径，使周围神经产生兴奋，以加速其传导反射。如振颤法可使脊髓前角病变患者对感应电流不产生反应的肌肉重新产生收缩反应，已消失的膝腱反射和跟腱反射重新出现。同时，手法还通过改善局部血液循环来改善局部神经的营养情况，促使神经细胞和神经纤维功能的恢复。

在沿神经走行方向按压时，可使神经暂时失去传导功能，起到局部镇痛和麻醉作用；在缺盆穴处的交感神经星状结处按压，能使瞳孔扩大、血管舒张、同侧肢体皮肤温度升高；按压下腹部和捏拿大腿内侧，可引起膀胱收缩而排尿。

（三）对神经递质的作用和机制

有研究表明，推拿能使血清中内啡肽含量明显升高，提示推拿的镇痛作用可能与内啡肽的升高有关；推拿能够影响调节5-羟色胺的生成、传输、代谢、分解等多种环节，最终使血中5-羟色胺浓度下降而达到镇痛作用；推拿可加速乙酰胆碱酶的回升及升高过程；推拿可使血浆中的儿茶酚胺水平降低，而尿液中的儿茶酚胺水平则有所升高。此外，推拿不仅可以改善失神经支配肌肉的结构和代谢，而且还具有促进神经再生和修复的作用，并且经手法治疗后，神经纤维的发育程度比较均衡，再次发生退变的纤维数量少。可见推拿在神经损伤再生和修复中的独特作用和优势。

二、推拿对循环系统的作用机制

推拿可扩张血管，增强血液循环，改善心肌供氧，加强心脏功能，从而对人体的体温、脉搏、血压等产生一系列的调节作用。

（一）对血管的作用机制

1.扩张毛细血管

实验证明，推拿可引起一部分细胞内的蛋白质分解，产生组胺和类组胺物质，使毛细血管扩张开放。其不仅能使毛细血管的开放数量增加，而且直径和容积也扩大，渗透性能有所增强，增加了血流量，改善了循环，从而改善局部组织的供血和营养。施行大面积的手法治疗可使全身血液得以重新分配，降低血流阻力，减轻内脏瘀血，有助于静脉回流，降低中央动脉的压力，减轻心脏负担。

2.促进血管网重建

将家兔跟腱切断后再缝合，术后进行推拿治疗，发现治疗组跟腱断端有大量的小血管生成，而对照组家兔跟腱组织中仅有一些管壁增厚并塌陷的小血管，血管中还有血栓形成，可见推拿能促进病变组织血管网的重建。

3.恢复血管壁的弹性功能

推拿手法对人体体表组织的压力和产生的摩擦力，可大量消耗和清除血管壁上的脂类物质，减缓血管的硬化，对恢复血管壁的弹性，改善血管的通透性能，降低血液流动的外周摩擦力均有一定作用。

（二）对血液循环的作用机制

1.加速血液流动

推拿手法虽作用于体表，但其压力却能传递到血管壁，使血管壁有节律地被压瘪和复原。当复原后，受阻的血液骤然流动，使血流旺盛而加速，促进微循环的血流，对生命具有重要意义。通过血流动力流变学参数来测定推拿后的作用，发现推拿能使脉率减慢，每搏排出量增加，从而有节省心肌能量消耗、提高心血管功能、改善血循环等作用。

2.降低血液黏稠度

在瘀血状态下，由于血液流速降低而使血液黏稠度增高，黏稠度的增高又进一步使血液流速降低，形成恶性循环，最终使血液凝集、凝固。通过推拿有节律地机械刺激，迫使血液重新流动并提高血液流速，从而降低了血液黏稠度，使流速与黏稠度之间进入良性循环状态。

总之，推拿通过放松肌肉，改变血液高凝、高黏和浓聚状态，可加快血液循环，改善微循环和脑循环。因此，可广泛运用于治疗高血压、冠心病、动脉硬化等疾病。

（三）对血液成分的影响

手法作用于某些穴位后，可使白细胞总数升高，白细胞分类中淋巴细胞百分率升高，中性粒细胞百分率相对降低，血液补体效价增加，红细胞总数相应升高。对贫血患者进行穴位推拿以后，红细胞增加显著。国外学者也发现腹部手法操作后，红细胞和血红蛋白含量增加。另一研究结果显示，较长时间的手法刺激可提高血液中 H^+ 浓度；急性腰扭伤患者经推拿治疗后，其血中嗜酸性粒细胞减少。

（四）对心脏功能的作用机制

推拿手法对心率、心律、心功能都有一定的调节作用。有研究证实，推拿可使冠心病患者的心率减慢，由于心率减慢，心脏做功减轻，氧耗减少，同时还可使左心室收缩力增加，舒张期延长，使冠状动脉的灌注量随之增加，从而改善了冠心病患者的心肌缺血、缺氧状态，缓解了心绞痛的症状。按揉心俞、肺俞、内关、足三里等穴可以治疗心肌炎后遗症，缓解胸闷、心慌等症状；指压阳池穴能治疗房室传导不完全性阻滞引起的心动过缓。

由此可见，推拿对心脏功能的作用，主要与降低外周阻力，改善冠状动脉供血，提高心肌供氧，减轻心脏负担，改善心脏功能有关。

（五）对脑血流的作用机制

对脑动脉硬化患者的脑血流图观察发现，推拿后其波幅增加，流入时间缩短，脑动脉搏动性供血改善。脑部血流来自椎动脉和颈动脉，改善脑部血流的手法又多在颈部操作。在颈部行轻柔手法后，脑血流量显著增加；间歇性多次拔伸颈部，可使左右椎动脉、基底动脉、左右小脑后下动脉的收缩峰血流速度和平均血流速度明显提高；在颈、项、肩、背行揉、按、拿、捏、摩、弹拨、理筋等手法，左右两侧椎动脉的收缩、舒张和平均流速都显著提高。

（六）对血压的作用机制

推拿后人体肌肉放松，紧张缓解，引起周围血管扩张，循环阻力降低，从而减轻了心脏负担，并通过对神经、血管、血流改变的调节作用影响血压。有人曾对46例高血压患者进行推拿后，发现患者的收缩压、舒张压、平均动脉压均有明显下降，与治疗前相比 $P < 0.001$，且外周总阻力下降率达80.43%，血管顺应性改善率达78.2%，心排出量增加，射血分数增加，心肌耗氧量减少率达80.4%，从而达到降低血压和改善临床症状的目的。经多次推拿治疗后，可使血压恒定在一定水平。

另外，推拿合谷穴有明显的升压作用，推拿次数多，其血压上升幅度大且平稳。停止推拿操作，即使血压下降，其速度也较缓慢。

由此可见，推拿手法对血压的影响及其降压作用的机制，与降低周围阻力，改善血管顺应性及通过节段神经的传导反射而起的调节作用等因素有关。

三、推拿对呼吸系统的作用机制

通过对一组急性支气管炎患者和一组健康男性的实验观察发现，推拿能使肺活量明显提高。在对肺气肿患者的推拿后，发现膈肌运动加强，有效肺泡通气量增加，残气量和呼吸无效腔减少，肺功能得到提高，肺活动能力改善；对感冒、急性鼻炎患者推拿，能明显减轻鼻塞、流涕等症状。由此可知，推拿对呼吸系统功能具有良好的调整和显著增强作用。

四、推拿对消化系统的作用机制

（一）对胃肠蠕动的作用机制

推拿的直接和间接作用，都可刺激到胃肠，使平滑肌的张力、弹力和收缩能力增强，促进胃肠蠕动。

推拿手法直接刺激穴位，可增强胃壁的收缩能力，如推拿中脘、脾俞、胃俞等穴位治疗胃下垂，经钡餐检查，大部分轻、中度患者胃下垂程度均有明显改善，有的甚至恢复正常；如持续按压中脘穴，可引起胃壁蠕动的加快甚至痉挛而出现恶心呕吐；直接刺激腹部，可以增加肠蠕动，如持续用力按压气海穴，可引起肠蠕动加快甚至肠痉挛，并使肠中气体和粪便迅速排出体外。此外，在不同的功能状态下，随着施术部位的改变，推拿对胃肠蠕动有双向调节作用，即原来表现为胃肠蠕动次数增多的可以减少，使排空延长；原来表现为胃肠蠕动次数减少的能增加，使排空加速。又如推脾经有明显的促进胃肠蠕动作用，而逆运内八卦，对胃肠蠕动的调节作用往往是双向的，即胃肠蠕动处于亢进状态时（如胃肠痉挛），推拿可使其转入抑制状态（即缓解其痉挛）；而当胃肠蠕动处于抑制状态时，推拿可使其蠕动力加强。

（二）对胃肠分泌吸收功能的作用机制

推拿刺激通过自主神经的反射作用，能使支配内脏器官的神经兴奋，促使胃肠消化液的分泌；同时推拿还能改善胃肠血液、淋巴的循环，从而加强胃肠的吸收功能。如推补脾经后，胃液酸度明显增加，而胃液分泌量的变化则不明显；推拿治疗疳积能明显提高患儿尿淀粉酶；捏脊疗法可以提高对蛋白质、淀粉的消化能力，增加小肠吸收功能，促进食欲，增强脾胃功能。运用捏脊与按揉足三里相结合的方法，可以对脾虚泄泻患儿的小肠功能产生影响，患儿较低的木糖排泄率经推拿后较前增加。

此外，超声波检查证实，推拿可促进胆汁排泄，降低胆囊张力，抑制胆道平滑肌痉挛，从而取得缓解胆绞痛的作用。

五、推拿对泌尿系统的作用机制

推拿可调节膀胱张力和括约肌功能。如按揉肾俞、丹田、龟尾、三阴交等穴位既可治疗小儿遗尿症，又可治疗尿潴留。动物实验证实，按揉半清醒状态下家兔的"膀胱俞"，可使平静状态下的膀胱收缩，内压升高。

六、推拿对免疫系统的作用机制

推拿可以调节免疫功能。如对实验性接种肿瘤的小白鼠的中脘、关元、足三里进行手法治疗，能抑制其肿瘤细胞的增殖，其一般状况明显好于对照组；自然杀伤细胞值也明显高于对照组，说明推拿能提高机体的免疫功能，从而发挥抑制肿瘤细胞的作用。又如对健康者背部足太阳膀胱经施用平推法10分钟，可以使白细胞吞噬能力有不同程度的提高。对苯污染造成的白细胞减少症患者，选用足三里等穴推拿后，白细胞总数升高，吞噬指数增高，临床症状和体征得到改善。此外，推鼻旁、摩面、按揉风池、擦四肢有很好的防治感冒效果，说明能提高人体的免疫能力。

七、推拿对内分泌系统的作用机制

按揉脾俞、膈俞、足三里，擦背部足太阳膀胱经并配合少林内功锻炼后，部分糖尿病患者的胰岛功能增强，血糖不同程度降低，尿糖转阴，症状明显改善；在甲状腺功能亢进患者颈3～5棘突旁敏感点施用一指禅推法，可使其心率明显减慢，其他症状和体征都有一定改善。推拿还能提高血清钙，可治疗因血清钙过低引起的痉挛。对佝偻病患者施用掐揉四缝穴、捏脊等手法后，其血清钙、磷值均有上升，有利于患儿骨骼的生长发育。

八、推拿对运动系统的作用机制

（一）对骨关节功能的影响

大量临床资料证实，推拿手法对矫正解剖位置异常，如关节错位、肌腱滑脱所造成的急性损伤有显著作用。脊柱后关节急性错位，其棘突偏歪引起关节囊和邻近韧带损伤、功能障碍，手法治疗后能迅速矫正错位；脊椎后关节滑膜嵌顿症，用手法治疗也有立竿见影之效。有人用X线观察证实了手法对脊椎椎体偏斜的矫正作用，对寰枢关节半脱位的患者施以拔伸牵引手法后，可以恢复寰枢关节正常的解剖结构；一些腰椎滑脱的患者，经过推拿治疗后其上下椎体的位置异常得到恢复；腰椎间盘突出症经手法治疗后，突出的髓核可部分还纳，或改变突出物与神经根的位置关系。对于关节内软骨损伤导致关节交锁者，通过适当的手法可使嵌顿松解，关节交锁解除，肩、肘、髋关节的脱位和产后耻骨联合分离、骶髂关节排列不整等常见病，用推拿治疗也有良好效果。

（二）对软组织的影响

研究显示，对痉挛的肌肉用拔伸手法持续作用2分钟以上，可刺激肌腱中的高尔基体诱发反射作用，解除痉挛，从而使疼痛减轻或消失。其解除痉挛的机制有三个方面：一是加强局部循环，使局部组织温度升高，致痛物质含量下降；二是在适当手法刺激作用下，局部组织的痛阈提高；三是将紧张或痉挛的肌肉通过手法使其牵张拉长，从而直接解除其紧张或痉挛，也可通过减轻或消除疼痛源而间接解除肌痉挛。手法可刺激肾上腺皮质产生类固醇样物质，对消除局部无菌性炎症有重要意义，实验还证实，手法能促进实验性跟腱（切断动物的跟腱）修复，通过光镜、电镜发现胶原纤维排列方向接近正常跟腱，结构强度亦高。手法治疗后通过神经体液调节，改变了体内生化过程和酶系统的活动，改善了神经根及神经纤维的微循环，从而使局部组织营养代谢得到改善，获得明显的治疗效果。手法可直接或间接地分离粘连，解除疼痛。有人用肩关节造影剂观察到手法对肩关节粘连患者的作用情况，发现手法治疗后，肩关节囊粘连松解，临床体征和症状随之缓解或消失。

九、推拿对皮肤及皮下组织的作用机制

（一）改善皮肤组织的新陈代谢

研究显示，手法可以消除衰老的上皮细胞，改善皮肤呼吸，利于汗腺和皮脂腺分

泌，增加皮肤弹性和组织吸氧量，促进皮下脂肪的消耗和肌肉运动，从而改善皮肤组织的新陈代谢，达到润泽皮肤的作用。

（二）提高皮肤和皮下组织温度

对正常人体和患者进行手法操作前后的皮肤和深层温度测定后发现，手法作用能使局部温度相应提高，血流量同步增多。对手法热能转化的研究显示，手法热能转化与手法技能水平、种类、作用部位和时间等有关。

十、推拿镇痛的作用机制

（一）镇静镇痛

某些疼痛症状，是由于感觉神经受到恶性刺激，这种恶性刺激的信号传入大脑皮层，引起皮层异常兴奋而产生兴奋灶。在某些部位或穴位上运用推拿手法，使其产生一种良性刺激信号，传入大脑皮层的相应部位，产生新的良性兴奋。当新的兴奋灶足以抑制原有的兴奋灶时，便起到镇静镇痛的作用。

（二）解痉镇痛

某些疼痛症状，是由于肌肉遭受到恶性刺激产生痉挛而造成的。推拿手法可以减轻或消除某些恶性刺激，促进肌肉放松，使痉挛得以缓解，从而起到解痉镇痛的作用。

（三）消肿镇痛

某些疾病或损伤，造成一定部位出血或组织液的渗出而发生肿胀。由于肿胀的压迫刺激，局部出现疼痛。推拿在加强血液、淋巴循环的基础上，促使其血肿和水肿的吸收与消散，从而达到消肿镇痛的作用。

（四）活血镇痛

某些部位的气滞血瘀是该部位疼痛的重要因素。推拿可促使毛细血管扩张，加速血液循环，改善局部营养供给，加速有害物质的吸收、排泄等，起到活血镇痛的作用。

推拿镇痛机制是多方面的，以上几方面很难截然分开，往往是几种镇痛机制相互协同而发挥作用，尤其是推拿对体内镇痛、致痛物质的调节是推拿镇痛的重要内在机制。大量实验表明，推拿能使体内镇痛物质内啡肽增加，使体内致痛物质 5-羟色胺、儿茶酚胺等减少或失活，并能恢复细胞膜巯基及钾离子通道结构的稳定性，加之对神经系统的抑制调节作用，提示推拿能引起和激发神经体液等调节功能，影响体内与疼痛相关的神经介质、激素的分泌代谢和化学物质的衍化释放过程，并能提高痛阈，从而起到镇痛作用。

第十二章　常用推拿手法与保健推拿

第一节　推拿手法

　　推拿手法是指术者用手或肢体的其他部位，按照各自特定的技巧动作，作用于受术者体表，从而实现其防病治病目的的方法。手法是推拿防治疾病的主要手段，其操作的规范性、准确性、熟练程度、功力深浅和如何恰当地运用，对治疗效果有直接的影响。因此，只有规范地掌握手法要领，娴熟地操作并经由后期的功法训练和临床实践，才能极尽手法运用之妙，正所谓"一旦临症，机触于外，巧生于内，手随心转，法从手出"。

　　熟练的手法应具备持久、有力、均匀、柔和的基本技术要求，从而达到"深透"的作用效果。所谓"持久"，是指手法能够严格按照技术要求和操作规范，根据治疗的需要持续操作一定时间；所谓"有力"，是指手法必须具备一定的力量，力的具体运用应根据患者的体质、病情和部位等不同而酌情增减；所谓"均匀"，是指手法操作要注意动作的节奏性和用力的平稳性，即动作不能时快时慢，用力不能时轻时重；所谓"柔和"，是指手法要轻而不浮，重而不滞，用力宜缓和、灵活，不可生硬、粗暴，手法变换应自然协调；所谓"深透"，是指手法在应用过程中所产生的功力不能局限于体表，必须内达深层组织及脏腑，起到祛除病邪，调节功能的作用。

　　以上对手法的基本要求，主要是针对基本手法的操作而言的，而对运动关节类手法来说，除基本要求外，应主要体现为"稳、准、巧、快"等要求。即手法操作要平稳自然，因势利导；手法选择要有针对性，定位准确；手法施术时要使用技巧力，不可使用蛮力、暴力；手法用力时要疾发疾收，即用所谓的"寸劲"。

　　手法在临床应用中，同样要贯彻辨证论治的精神，才能更好地发挥手法的临床作用。人有老少，体有强弱，证有虚实，治疗部位有大小，肌肉有厚薄，因此，手法的选择和力量的运用都必须与之相适应，过之或不及都会影响治疗效果。

一、基本手法

凡手法动作单一，仅为一种运动形式，且临床起基础治疗作用或主要治疗作用，应用频率较高的一类手法，称为基本手法。

（一）一指禅推法

以拇指端或螺纹面着力，通过腕部的摆动，使其所产生的力通过拇指持续不断地作用于施术部位或穴位上，称为一指禅推法。

【动作要领】

手握空拳，大拇指伸直盖住拳眼，以拇指端或螺纹面着力于体表施术部位或穴位上。沉肩、垂肘、悬腕，前臂主动运动，带动腕关节有节律地左右摆动，使其所产生的功力通过拇指端或螺纹面轻重交替、持续不断地作用于施术部位或穴位上。

【注意事项】

1.一指禅推法在操作时宜姿态端正，心和神宁。姿态端正，有助于一指禅推法的正确把握；心和神宁，则有利于手法的操作功贯拇指。

2.一指禅推法在操作时必须做到沉肩、垂肘、悬腕、指实、掌虚。"沉肩"是指肩部自然放松，不可耸肩；"垂肘"是指肘关节自然下垂、放松；"悬腕"是指腕关节要自然垂屈、放松，不可将腕关节用力屈曲，影响摆动；"指实"是指拇指的着力部位在操作时要固定一点，不能滑动，摩擦或离开治疗部位；"掌虚"是指操作中手掌与手指部位都要放松，不能挺劲。总之，本法的整个动作都要贯穿一个"松"字，只有肩、肘、腕、掌、指各部放松，才能蓄力于掌、发力于指，使手法刚柔相济，形神俱备。

3.一指禅推法应在练好吸定的基础上再进行循经移动练习。在体表移动操作时，前臂应维持较快的摆动频率，即每分钟120～160次，但拇指端或螺纹面在体表的移动宜缓慢，即所谓"紧推慢移"。

4.一指禅推法临床操作有屈伸拇指指间关节和不屈伸拇指指间关节两种术式，前者刺激柔和，后者着力较稳，刺激较强。若术者拇指指间关节较柔软，或治疗时要求较柔和的刺激，宜选用屈伸拇指指间关节的操作；若术者拇指指间关节较硬，或治疗时要求的刺激较强，宜选用不屈伸拇指指间关节的操作。

【临床应用】

本法为一指禅推拿流派的代表手法。其接触面小，刺激偏弱或中等，深透性好，适用于全身各部，以经络、穴位、头面、胸腹部应用较多。其中以指端或螺纹面操作者，多用于躯干或四肢部；以偏峰或屈指推操作者，多用于颜面部或颈项及四肢部。具有舒筋通络、行气活血、祛瘀消积、健脾和胃等作用。临床可用于内、外、妇、儿、伤科诸多病症，尤以治疗头痛、失眠、面神经炎、高血压、近视、月经不调及消化系统疾病见长。

一指禅推法也常用于保健推拿。

（二）　滚法

以小指掌指关节背侧吸附于体表施术部位，通过腕关节的屈伸运动和前臂的旋转运动，使手背尺侧在施术部位上做持续不断地滚动，称为滚法。

【动作要领】

拇指自然伸直，其余四指自然屈曲，无名指与小指的掌指关节屈曲约呈90°，手背沿掌横弓排列呈弧面，以小指掌指关节背侧吸附于体表施术部位上，以肘关节为支点，前臂主动做内外旋转运动，带动腕关节做屈伸和一定的旋转运动，使手背尺侧在施术部位上进行持续不断地滚动。

由滚法变化而来的有掌指关节滚法和小鱼际滚法。

掌指关节滚法以小指、中指、无名指、食指的掌指关节背侧为滚动着力面，腕关节略屈向尺侧，其手法运动过程和基本要求亦同滚法，但屈伸程度明显小于滚法。

【注意事项】

1.在滚法操作时不宜拖动、跳动和摆动。拖动是由于吸定点不牢而形成拖擦；跳动是由于前滚时推旋力过大，回拨时旋力过小而形成跳弹；摆动则是腕关节屈伸幅度过小所致。

2.在滚法移动操作时，移动的速度不宜过快，即在滚动的频率不变的情况下，在操作部位上的移动宜缓慢。

3.操作时压力、频率、摆动幅度要均匀，动作要灵活协调。手法频率为每分钟120～160次。

【临床应用】

本法为滚法推拿流派的代表手法，其着力面积大，压力也大，刺激平和舒适，主要用于颈项、肩背，腰臀、四肢等肌肉丰厚处。具有活血祛瘀、舒筋通络、滑利关节、缓解肌肉痉挛等作用，为伤科、内科、妇科的常用手法。临床主要用于颈椎病、肩周炎、腰椎间盘突出症、各种运动损伤、运动后疲劳、偏瘫、高血压、月经不调等病症的治疗。

滚法也是常用的保健推拿手法之一。

（三）　揉法

以手指螺纹面、手掌大鱼际、掌根或全掌着力，吸定于体表施术部位或穴位上，做轻柔缓和的环旋转动，且带动吸定部位的组织一起运动，称为揉法。

揉法是推拿常用手法之一，操作时根据着力部的不同可分为掌揉法和指揉法。掌揉法又可分为大鱼际揉法；掌根揉法和全掌揉法，指揉法又可分为拇指揉法、中指揉法和三指揉法。

【动作要领】

1.掌揉法

用手掌大鱼际、掌根部或全掌吸定于体表施术部位或穴位上，沉肩、垂肘、腕关节放松，以肘关节为支点，前臂做主动运动，带动腕部摆动，使手掌着力部在施术部位或穴位上做轻柔缓和的环形转动。

2.指揉法

用拇指、中指或食中环三指指腹吸定于体表施术部位或穴位上，腕关节微屈，以肘关节为支点，前臂做主动运动，带动腕和掌指摆动，使着力的指腹在施术部位或穴位上做轻柔缓和的环形转动。

【注意事项】

1.揉法操作时压力要适中，且注意固定于施术部位，带动固定部位的组织一起运动，不能在体表形成摩擦。

2.大鱼际揉法操作时前臂应有推旋动作，且腕部宜放松；掌根揉法操作时腕关节略有背伸，松紧适度，压力可稍重些；指揉法操作时，腕关节要保持一定的紧张度，且轻快。

3.揉法操作动作要灵活，有节律性，频率一般为每分钟120～160次左右。

【临床应用】

本法轻柔缓和，刺激平和舒适，接触面可大可小，适用于全身各部位。其中，大鱼际揉法主要用于头面、胸胁等肌肉浅薄或骨突比较明显的部位；掌根揉法主要用于腰背及四肢等骨肉丰厚或耐受力较大的部位；全掌揉法常用于脘腹部及腰背等面积较大且较平坦的部位；指揉法多用于全身各部穴位。本法具有醒神明目、消积导滞、宽胸理气、健脾和胃、活血祛瘀、缓急止痛、调节胃肠功能等作用。临床主要用于头痛、头昏、口眼㖞斜、胸闷胁痛、便秘、泄泻、软组织损伤等病症治疗。

揉法也是保健推拿常用手法之一。

（四）摩法

用指或掌附着在体表施术部位上做环形摩动，称为摩法。

操作时根据着力部的不同可分为指摩法和掌摩法。

【动作要领】

1.指摩法

用食、中、无名指指面附着于施术部位上，沉肩、垂肘，腕关节微屈，指掌部自然并拢伸直。以肘关节为支点，前臂主动运动，使指面随同腕关节做环形摩动。

2.掌摩法

用手掌附着于施术部位上，沉肩、垂肘，腕关节放松并略背伸，手掌自然伸直，将手掌平放于体表施术部位上。以肘关节为支点，前臂主动运动，使手掌连同腕关节一起做环形摩动。

【注意事项】

1.指摩法力量较轻，腕关节自然屈曲在30°左右，形成摩动的力量主要源于前臂，且速度宜稍快；掌摩法腕关节微背伸，主要以掌心、掌根部接触施术部位皮肤，摩法操作时肩、肘、腕关节动作要协调，且力量和速度宜稍重缓。

2.摩法操作时，速度不宜过快，也不宜过慢；压力不宜过轻，也不宜过重。

3.摩法要根据病情的虚实来决定手法的摩动方向，传统以"顺摩为补，逆摩为泻"。现代应用时，常以摩动部位的解剖结构及病理状况决定顺逆摩的方向。

【临床应用】

本法刺激量较小，轻柔而舒适，适用于全身各部，尤以腹部、胸胁部应用较多。具有和中理气、消积导滞、宽胸理气、疏通经络、行气活血、舒筋缓急等作用。临床主要用于脘腹胀满、消化不良、泄泻、便秘、咳嗽、气喘、月经不调、痛经、阳痿、遗精、软组织损伤等病症的治疗。

摩法也为保健推拿常用手法之一。

（五）擦法

用手掌掌面、大鱼际或小鱼际贴附于体表一定部位，做较快速的直线往返运动，使之摩擦生热，称为擦法。

【动作要领】

以手掌掌面、大鱼际或小鱼际置于体表施术部位。沉肩，屈肘，腕伸平，指掌伸直。以肘或肩关节为支点，前臂或上臂做主动运动，使手的着力部分在体表做均匀的上下或左右直线往返摩擦移动，使施术部位产生一定的热量。用全掌面着力称掌擦法；用大鱼际着力称大鱼际擦法；用小鱼际着力称小鱼际擦法。

【注意事项】

1.擦法操作时，腕关节不能活动，以保持手掌面的稳定。掌擦法和大、小鱼际擦法均以肩关节为支点，上臂为动力源。

2.着力部分要紧贴皮肤，压力适度。往返摩擦线路要直，每次擦的路线重叠，往返距离要尽量拉长，操作连续不断。呼吸宜自然，不可屏气操作。

3.擦法操作时施术部位应充分暴露，擦时速度宜先慢后快，并涂少许润滑剂。

4.擦法操作时，以局部深层组织得热为度，即所谓"透热"。

5.擦法运用后，皮肤潮红，不宜在被擦部位再施用其他手法，以免损伤皮肤。

【临床应用】

本法适用于全身各部，其中掌擦法主要用于肩、胸腹部；大鱼际擦法主要用于四肢部；小鱼际擦法主要用于肩背、脊柱两侧及腰骶部。肋间擦法可用指擦法。本法具有温经通络、祛风除湿、行气活血、消肿止痛、宽胸理气、调理脾胃、温肾壮阳等作用。临床主要用于消化系统、呼吸系统及运动系统疾病的治疗。

（六）推法

以指、掌、拳或肘部着力于体表一定部位或穴位上，做单方向的直线或弧形推移，称为推法。

【动作要领】

1.拇指平推法

以拇指螺纹面着力于施术部位或穴位上，余四指置于其前外方以助力，腕关节略屈曲，拇指及腕部主动施力，向食指方向呈单方向直线推移。在推移的过程中，拇指螺纹面的着力部逐渐偏向桡侧，随拇指的推移腕关节也逐渐伸直。

2.掌推法

以全掌或掌根部着力于施术部位，全掌推时腕掌部伸直，掌根推时腕关节略背伸，肘关节伸直。以肩关节为支点，上臂部主动施力，通过肘、前臂、腕、掌，使全掌或掌根部向前方做单方向直线推移。

3.拳推法

手握实拳，以食、中、无名及小指四指的第一指间关节突起部着力于施术部位，腕关节挺劲伸直，肘关节略屈。以肘关节为支点，前臂主动施力，向前呈单方向直线推移。

4.肘推法

屈肘，以肘关节尺骨鹰嘴突起部着力于施术部位，可用另一手掌部扶握屈肘侧拳顶以固定助力。以肩关节为支点，上臂部主动施力，做较缓慢的单方向直线推移。

另有拇指推法、分推法及食中无名指推法，为小儿推拿常用推法，故于小儿推拿基本手法中予以介绍。

【注意事项】

1.施用推法时，为了防止推破皮肤，一般要使用润滑剂，成人多用冬青膏、凡士林，儿童多用凉水、稀释乙醇溶液、滑石粉。

2.推法操作时着力部要紧贴体表，呈单方向直线推移。不可耸肩，不可左右滑动，忽快忽慢。压力要平稳适中，成人推时，速度宜缓慢，小儿推时，速度宜快。

【临床应用】

本法是临床常用手法之一，适用于全身各部，其中指推法多用于头面、颈项、手足部；掌推法多用于胸腹、背腰、四肢部；拳推法多用于背腰、四肢部；肘推法多用于背腰、脊椎部。本法具有疏通经络、行气活血、消肿止痛、舒筋缓急、调和营卫、宽胸理气等作用。临床主要用于头痛、头晕、失眠、腰腿痛、项强、肌肉痉挛、风湿痹痛、腰腹胀满、胸胁胀痛、痛经、软组织损伤等病症治疗。

推法也是保健推拿常用手法之一。

（七）搓法

用双手掌面对称地夹住肢体的一定部位，做相反方向的快速搓动，称为搓法。

【动作要领】

沉肩、垂肘，腕部微背伸，手指自然伸直，以双手掌面夹住施术部位，令受术者肢体放松。以肘关节和肩关节为支点，前臂与上臂部主动施力，做相反方向的较快速搓动，并同时缓慢地做上下往返移动。

【注意事项】

1.搓法操作时两手夹持不宜太紧，避免造成手法呆滞。

2.两手用力要对称，动作要协调、连贯，搓动速度应快，移动速度宜慢。

3.操作过程中要气沉丹田，呼吸自然，不可屏气发力。

【临床应用】

搓法是一种刺激较为温和的手法，适用于四肢、胸胁等部位，以上肢部最为常用。具有滑利关节、舒筋通络、调和气血、疏肝理气、消除疲劳等作用。临床常用于肢体酸痛、关节活动不利及胸胁屏伤等病症治疗。

搓法常作为推拿的结束手法使用。

（八）抹法

以拇指螺纹面或掌面着力，紧贴于体表一定部位，做上下或左右直线往返或弧形曲线的抹动，称为抹法。

【动作要领】

1.指抹法

以单手或双手拇指螺纹面置于一定的施术部位，余指置于相应的位置以固定助力。以拇指的掌指关节为支点，拇指主动施力，做上下或左右直线往返或弧形曲线的抹动。

2.掌抹法

以单手或双手掌面置于一定的施术部位。以肘关节为支点，前臂部主动施力，腕关节放松，做上下或左右直线往返或弧形曲线的抹动。

【注意事项】

1.注意抹法与推法相区别。通常所说的推法是指平推法，其运动是单向、直线，而抹法则是或上或下，或左或右，或直线往来，或曲线运转，可根据不同的部位灵活变化运用。

2.抹法操作时压力要均匀，动作应和缓，即重而不滞，轻而不浮，连贯性要强。抹动时，不宜带动深部组织。

【临床应用】

指抹法适用于面部、手足部；掌抹法适用于背腰、四肢部。抹法具有清醒头目、疏肝理气、消食导滞、活血通络、解除痉挛等作用。临床主要用于感冒、头痛、面瘫及肢体酸痛等病症治疗。

抹法常用于手足保健及面部保健推拿。

（九）按法

以指或掌按压体表一定部位或穴位，逐渐用力，按而留之，称按法。

【动作要领】

1.指按法

以拇指螺纹面着力于受术部位，余四指张开，置于相应部位以支撑助力，腕关节屈曲约 40°～60°。以腕关节为支点，掌指部主动施力，垂直向下按压。当按压力达到所需的力度后，稍停片刻，即所谓的"按而留之"，然后松劲撤力，再做重复按压，使按压动作既平稳又有节奏性。

2.掌按法

以单手或双手掌面重叠置于施术部位。以肩关节为支点，利用身体上半部的重量，通过上、前臂及腕关节传至手掌部，垂直向下按压，用力原则同指按法。

【注意事项】

1.按压部位要准确，着力部紧贴体表，按压的用力方向多为垂直向下或与受力面相垂直。指按法接触面积小，刺激较强，常在按后施以揉法，组成"按揉"复合手法，有"按一揉三"之说。

2.不可突施暴力，不论指按法还是掌按法，其用力原则均是由轻而重，再由重而轻，按压到一定深度后，需在受术部位停留一定时间，结束时，指、掌应慢慢撤力，

【临床应用】

指按法适用于全身各部，尤以经络、穴位常用；掌按法适于背部、腰部、下肢后侧及胸、腹部。本法具有活血止痛、疏通经络、调节脏腑、开通闭塞、解痉散结、矫正畸形等作用。临床常用于头痛、腰背痛、下肢痛等各种痛证及软组织损伤等病症的治疗。

（十）点法

指端或屈曲的指间关节突起部着力于施术部位或穴位，持续地进行点压，称为点法。

屈指点法有屈拇指点法和屈食指点法，临床常用屈食指点法。

【动作要领】

1.拇指端点法

手握空拳，拇指伸直并紧靠于食指中节，以拇指端着力于施术部位或穴位上。前臂与拇指主动静止性发力，进行持续点压。

2.屈食指点法

屈食指，其他手指相握，以食指第1指间关节突起部着力于施术部位或穴位上，拇指末节尺侧缘紧压食指指甲部以助力。前臂与食指主动静止性发力，进行持续点压。

【注意事项】

1.点法操作时，用力方向宜与受力面垂直，点取部位、穴位要准确，用力平稳，由轻到重，以"得气"或患者能耐受为度，不可久点。点后宜加揉，以免造成局部软组织损伤。

2.点法操作时，术者要呼吸自然，不可屏气发力，也不可施用暴力或蛮力。

3.年老体弱、久病虚衰的患者点法要慎用，心功能较弱者忌用。

【临床应用】

本法从按法演变而来，它较之按法，作用面更小，刺激量更大。适用于全身各部穴位。具有解痉止痛、开通闭塞、舒筋活络、补泻经气、调整脏腑功能等作用。临床主要应用于各种痛证的治疗。

（十一）捏法

用拇指和其余手指在施术部位做对称性的挤压，称为捏法。

【动作要领】

用拇指和食、中指指面，或用拇指和其余四指指面夹住施术部位肢体或肌肤，相对用力挤压，随即放松，再用力挤压、放松，重复以上挤压、放松动作，并循序移动。

【注意事项】

1.捏法操作时拇指与其余手指用力要对称，宜由轻到重，动作要连贯而有节奏性。

2.捏法操作时尽量以拇指指腹接触被治疗部位，以增强柔和感。

3.挤捏时沿肌纤维方向对称移动，一般由近端向远端。

【临床应用】

本法主要适用于头、颈项、四肢部。具有舒筋通络、行气活血等作用。临床常用于疲劳性四肢酸痛、颈椎病等病症治疗。

（十二）拿法

用拇指和其余手指相对用力，有节律性地提捏或揉捏肌肤，称为拿法。

【动作要领】

以拇指与其余手指的指掌面相对用力，在腕关节与掌指关节的协调活动下，捏住施术部位的肌肤并逐渐收紧挤压、提起，以拇指同其他手指的对合力进行轻重交替、连续不断有节奏的提捏，并施以揉动。

以拇指与食、中指指面为着力部的称三指拿法；以拇指与食、中、无名指面为着力部的称四指拿法；以拇指与其余四指为着力部的称五指拿法。

【注意事项】

1.拿法操作时宜用拇指与其余手指的指掌面着力，不能用指端内扣施力。

2.拿法含有捏、提、揉三种手法术式，或捏而提起，或捏而揉之，或捏而既提且揉，实则为一复合手法。

3.拿法操作时腕关节要放松，动作柔和而灵活，连绵不断，富有节奏性。拿法同捏法一样，用力要由轻渐重。

【临床应用】

本法主要用于颈肩、四肢及头部，具有舒筋通络，行气活血，祛风散寒，解痉止痛等作用。临床常用于颈椎病、落枕、肩周炎、肢体酸痛等病症治疗。

拿法也常用于穴位的操作，称拿穴位。

（十三）捻法

用拇、食指夹住治疗部位进行捏揉捻动，称为捻法。

【动作要领】

用拇指螺纹面与食指桡侧缘或螺纹面相对捏住施术部位，拇指与食指做相反方向主动运动，稍用力做较快速的捏、揉捻动，如捻线状。

【注意事项】

1.捻法操作时以揉动为主，搓动为辅。

2.捻动动作要柔和有力，灵活连贯；捻动的速度宜稍快，而在施术部位上的移动宜缓慢。

【临床应用】

本法主要适用于四肢小关节。具有理筋通络的作用。临床常配合其他手法用于指（趾）关节疼痛、肿胀或屈伸不利等病症的治疗。

（十四）拍法

用虚掌有节奏地拍打体表，称拍法。

【动作要领】

五指并拢，掌指关节微屈，使掌心空虚。腕部放松，前臂主动运动，上下挥臂平稳而有节奏地用虚掌拍击施术部位。拍法可单手操作，亦可双手同时操作。

【注意事项】

1.拍打时要使掌、指周边同时接触施术部位，使掌内空气压缩形成较清脆的震空声。

2.腕关节要放松，上下挥臂时，力量通过放松的腕关节，传递到掌部，使刚劲化为柔和。拍打后虚掌应迅速提起，不要在拍打部位停顿，用力宜先轻后重。

3.两手操作时，应有节奏地交替拍打。

【临床应用】

本法主要适用于肩背、腰骶及下肢部。具有消除疲劳、解痉止痛、活血通络等作用。临床上常用于治疗慢性劳损、急性损伤、腰椎间盘突出症等病症。

拍法常作为推拿结束手法使用，也是保健推拿常用手法之一。

（十五）击法

用拳背、掌根、掌侧小鱼际、指尖或桑枝棒击打体表一定部位，称为击法。

【动作要领】

1.拳击法

手握空拳，肘关节屈曲，腕关节微屈，前臂主动施力，用拳背节律性平击施术部位。

2.掌击法

手指自然松开，腕关节略背伸。前臂主动施力，用掌根节律性击打施术部位。

3.侧击法

掌指部伸直，腕关节略背伸，前臂主动运动，用小鱼际部节律性击打施术部位。

4.指尖击法

手指半屈，腕关节放松。前臂主动运动，以指端节律性击打施术部位。

5.棒击法

手握桑枝棒一端。前臂主动运动，用棒体节律性击打施术部位。

【注意事项】

1.击打时，要含力蓄劲，收发自如，力量由轻到重，适可而止，动作要连续而有节奏，快慢适中。当击打至胸背部时，宜嘱患者张口呼吸。

2.击打时要有反弹感，当一触及受术部位后即迅速弹起，不可停顿或拖拉。

3.棒击时，棒体与施术部位面接近平行，不宜形成角度。为防止给受术者产生突然击打感，棒击前应给以"信棒"。

4.本法在应用时，要根据患者体质、耐受力等具体情况审慎使用。对久病体虚、年老体弱者慎用。

【临床应用】

拳击法适用于腰骶部；掌击法适用于腰骶及下肢肌肉丰厚处；侧击法适用于肩背、四肢部；指击法适用于头部；棒击法适用于背腰、下肢部。本法具有舒筋通络、调和气血、缓解痉挛、祛瘀止痛、兴奋元阳等作用。临床主要用于颈、腰椎疾患引起的脊背疼痛、肢体酸痛麻木，头痛，风湿痹痛，肌肉萎缩等病症治疗。

击法也是保健推拿常用手法之一。

（十六）抖法

用双手或单手握住受术者肢体远端，用力做缓缓的、连续不断的、小幅度的上下抖动，称为抖法。

本法适用于四肢部及腰部，但以上肢最为常用。

【动作要领】

1.抖上肢法

受术者取坐位或站立位，肩臂部放松。术者站在其前外侧，取马步势，身体略为前倾。沉肩、垂肘，肘关节屈曲约50°，腕部自然伸直，术者用双手握住受术者腕部，慢慢将被抖动的上肢向前外方抬起至60°左右，然后两前臂微用力做连续的小幅度的上下抖动，使抖动所产生的抖动波似波浪般地传递到肩部。

2.抖下肢法

受术者仰卧位，下肢放松。术者站立其足端，准备姿势同抖上肢，用双手握住受术者足踝部，将下肢抬起，离开床面约30cm左右，然后上、前臂部同时施力，做连续的小幅度的上下抖动，使其下肢及髋部有舒松感。

【注意事项】

1.抖法操作时，被抖动的肢体要自然伸直，并嘱受术者放松患肢，操作者不可屏气，抖动的幅度要由小缓慢增大，频率要快，抖动所产生的抖动波应从肢体远端传向近端。

2.受术者肩、肘、腕有习惯性脱位者禁用此法。

【临床应用】

本法具有调和气血、舒筋活络、放松肌肉、滑利关节等作用。临床常作为肩周炎、颈椎病、髋部伤筋、腰椎间盘突出症等病症的辅助治疗手法。

（十七）振法

以掌或指为着力部位，在人体某一部位或穴位上做连续不断振动，称为振法。根据着力部不同，分为掌振法和指振法两种。

【动作要领】

指振法以中指指面着力，食指置于中指背面；掌振法以手掌面着力。

术者沉肩、垂肘，肘关节微屈曲，腕部放松，以中指指面或手掌面置于施术部位或穴位上，注意力集中于掌或指部，前臂和手部的肌肉做强有力的静止性发力，产生快速而强烈的振动，使受术部位或穴位产生温热感或疏松感。

【注意事项】

1.操作时手掌或手指轻按于施术部位，注意力高度集中于手掌或指部，在意念和静止力的结合下，前臂和手部肌肉收缩形成振动。不可故意摆动，也不要向受术部位施压。

2.操作中，术者其他部位要尽量放松，呼吸自然，不可屏气发力。

3.振动的幅度要小，频率要快，振动时不可断断续续。

【临床应用】

指振法适用于全身各部穴位；掌振法多用于胸腹部。本法具有镇静安神、行气活血，温中散寒、消食导滞，宽胸理气，止咳平喘，舒筋通络、祛瘀消积等作用。临床主要用于头痛、失眠、胃下垂、胃脘痛、咳嗽、气喘、月经不调等病症的治疗。

二、运动关节类手法

术者对受术者的关节做摇转、扳动或拔伸等被动活动的一类手法，称之为运动关节类手法。

主要包括摇法、扳法和拔伸法。

（一）摇 法

用一手握住或扶住关节近端肢体，另一手握住关节远端肢体，做缓和回旋转动的一种手法，称为摇法。

本法因施术部位不同，动作要领、名称各异，下面按部位进行动作要领的介绍。

【动作要领】

1.颈项部摇法

受术者取坐位，颈项部放松。术者立于其背后或侧后方，以一手扶按其头顶后部，另一手托扶于下颌部，两手臂协调运动，以相反的方向施力缓缓地使头颈部按顺时针或逆时针方向进行环形摇转，可反复摇转数次。

2.肩关节摇法

（1）握手摇肩法

受术者取坐位，肩关节放松，术者位于其侧方，以一手扶住其肩关节上部，另一手握住腕部，做肩关节顺时针或逆时针方向的环转摇动为握手摇肩法。

（2）托肘摇肩法

准备势同上，术者一手扶住受术者肩关节上部，另一手托其肘部，使其前臂放在术者前臂上，做肩关节顺时针或逆时针方向的环转摇动为托肘摇肩法。

（3）大幅度摇肩法

术者两掌相对，夹持住受术者上肢的腕部，牵伸并抬高其上肢至其前外方约45°时，将其上肢慢慢向前外上方托起。位于下方的一手逐渐翻掌，当上举至时，即可虎口向下握住其腕部。另一手随其上举之势由腕部沿前臂滑移至肩关节上部。两手再协同用力，即按于肩部的一手将肩关节略向下按并固定之，握腕一手则略上提，使肩关节伸展。随即握腕一手握腕摇向后下方，经下方复于原位，此时扶按肩部手已随势沿上臂、前臂滑落于腕部，呈动作初始时两掌夹持腕部状，为大幅度摇肩法。

3.腕关节摇法

受术者取坐位，掌心朝下。术者双手合握其上掌，以两手拇指扶按于腕背侧，余指端扣于大小鱼际部，两手协同用力，在微拔伸下做腕关节顺时针或逆时针方向摇转运动。

4.腰部摇法

（1）仰卧位摇腰法

受术者取仰卧位，两下肢并拢，屈髋屈膝。术者双手分按其两膝部或一手按膝，另一手按于足踝部，协调用力，做顺时针或逆时针方向的摇转运动。

（2）俯卧位摇腰法

受术者取俯卧位，两下肢伸直。术者一手按压其腰部，另一手托住双下肢膝关节上方，协调用力，做顺时针或逆时针方向的摇转。

5.髋关节摇法

受术者取仰卧位，一侧屈髋屈膝。术者一手按其膝部，另一手握其足踝部或足跟部，将其髋、膝屈曲的角度均调整到90°左右，双手协同用力，做髋关节顺时针或逆时针方向的摇转运动。

6.踝关节摇法

受术者取仰卧位，下肢自然伸直。术者取坐位于其足端，用一手托住足跟，另一手握住足趾部，在稍用力拔伸的情况下做环转摇动。

【注意事项】

（1）被摇的关节要放松，运摇的力量应直接作用于被摇关节。摇转的方向可顺时针，亦可逆时针，一般以顺、逆方向各半为宜。

（2）摇转的幅度应控制在人体生理活动范围内进行，力量由轻到重，幅度由小到大，速度由慢到快，做到因势利导，适可而止，切忌使用暴力。

（3）对习惯性关节脱位及椎动脉型、脊髓型颈椎病、颈部外伤、颈椎骨折等病症应慎用或禁用摇法。

【临床应用】

本法适于全身各关节部。具有舒筋活血、松解粘连、滑利关节等作用，临床主要适用于各种软组织损伤及运动功能障碍等病症的治疗。

摇法也是保健推拿的常用手法之一。

（二）扳法

用两手分别固定关节的远、近端或肢体的一定部位，做相反方向或同一方向的用力扳动的一种手法，称为扳法。

本法因施术部位不同，动作要领、名称各异，下面按部位进行动作要领的介绍。

【动作要领】

1.颈项部扳法

（1）颈项部斜扳法

受术者取坐位，颈项部放松，头颈略前倾。术者位于其侧后方，以一手扶头顶后部，另一手扶托其下颌部，两手协同用力使其头部向侧方旋转，当旋转至最大限度时，随即做一突然的稍大幅度的快速扳动，常可听到"喀"的弹响声，之后可按同法向另一侧方向扳动。

（2）颈项部旋转定位扳法

受术者取坐位或低坐位，颈部放松，术者位于其侧后方。术者以一手拇指顶按其病变颈椎棘突旁，另一手以肘弯部托住其下颌。肘臂部协调用力，缓慢地将颈椎向上拔伸。同时使头部向患侧旋转，当旋转到最大限度的位置时，随即做一突然的稍大幅度的快速扳动，而顶住棘突的拇指亦同时施力推按。此时常可听到"喀"的弹响声，拇指下亦有棘突跳动感，表明手法复位成功。

2.胸背部扳法

（1）扩胸牵引扳法

受术者取坐位，两手十指交叉扣住并抱于枕后部。术者位于其后方，以一侧膝关节抵住其背部病变处，两手分别握扶住受术者的两肘部。嘱受术者做前俯后仰运动，并配合深呼吸。如此活动数遍，待患者身体后仰至最大限度时，术者将其肘部向后方突然拉动，与此同时膝部向前顶抵，常可听到"喀"的弹响声。

（2）胸椎对抗复位法

受术者取坐位，两手交叉扣住并抱于枕后部。术者位于其后方，两手臂自其两腋下伸入，并握住其两前臂下段，一侧膝部顶压住病变胸椎处。握住前臂的两手用力下压，而两前臂则用力上抬，将其脊柱向上向后牵引，顶压患椎的膝部也同时向前向下用力，与前臂的上抬形成对抗牵引。持续牵引片刻后，两手、两臂与膝部协同用力，做一突然的稍大幅度的快速扳动，常可听到"喀"的弹响声。

3.腰部扳法

（1）腰部斜扳法

受术者取侧卧位，近床面的下肢自然伸直，上面的下肢屈髋屈膝。术者面向受术者站立，以一手或肘抵住其肩前部，另一肘或手按于臀部。两手、肘协同用力，先做数次扭转活动以放松腰部，当腰部扭转至最大限度有明显阻力时，随即做一突然的稍大幅度的快速扳动（推肩，压臀），常可听到"喀"的弹响声，

（2）腰部旋转复位法

受术者取坐位，腰部放松，两臂自然下垂。以右侧为患侧为例。助手位于受术者左前方，用两下肢夹住其左小腿部，双手按压于左大腿部以固定左侧肢体。无助手亦可令患者双腿夹住按摩床床脚部。术者位于受术者右后方，以左手拇指端或螺纹面顶按于腰椎偏歪的棘突侧方，右手臂从患者右腋下穿过并以右掌按于对侧颈肩部。嘱患者向前做弯腰活动至最大限度后，再向右侧侧屈至一定幅度有阻力时，两手协同用力，术者按于颈肩部的手压肩部，同时肘部上抬（即抬肩压肘），按于棘突旁的拇指同时推按棘突，常可听到"喀"的弹响声。

（3）直腰旋转扳法

受术者取坐位，两下肢分开，与肩同宽，腰部放松。以向右侧旋转扳动为例。术者位于受术者的左侧后方，以两下肢夹住患者的左下肢以固定。术者左手抵住其左肩后部，右臂从其右腋下伸入并以右手抵住肩前部。然后两手协调用力，以左手前推其左肩后部，右手向后拉其右肩，且右臂部同时施以上提之力，至最大限度时，随即做一突然的稍大幅度的快速扳动，常可听到"喀"的弹响声。

（4）腰部后伸扳法

受术者取俯卧位，两下肢并拢。术者一手按压于腰部，另一手臂托抱住其两下肢膝关节上方并缓缓上抬，使其腰部后伸。当后伸至最大限度时，两手协同用力，做一增大幅度的下按腰部与上抬下肢的相反方向的用力扳动。

4.肩关节扳法

（1）肩关节前屈扳法

受术者取坐位，患侧肩关节前屈30°～50°。术者半蹲于患肩前外侧，以两手自前后方向将其患肩锁紧、扣住，患侧上臂置于术者内侧的前臂上。手臂部协调用力，将其患臂缓缓上抬，至肩关节前屈至最大限度时，做增大幅度的快速扳动。

（2）肩关节外展扳法

受术者取坐位，患侧手臂外展45°左右。术者半蹲于其患肩的外侧，将其患侧上臂的肘关节上部置于一侧肩上，以两手从前后方向将患肩扣住、锁紧。然后术者缓缓立起，使其肩关节外展，至有阻力时，略停片刻，双手与肩部协同施力，做一肩关节外展位增大幅度的快速扳动，如粘连得到分解，可听到"嘶嘶"声或"咯咯"声。

（3）肩关节内收扳法

受术者取坐位，患侧上肢屈肘置于胸前，手搭扶于对侧肩部。术者立于其身体后侧。以一手扶按于患侧肩部以固定，另一手托握其肘部并缓慢向对侧胸前上托，至最大限度时，做一增大幅度的快速扳动。

（4）肩关节旋内扳法

受术者取坐位，患侧上肢的手与前臂置于腰部后侧。术者立于其患侧的侧后方。以一手扶按其患侧肩部以固定，另一手握住其腕部将患肢前臂沿其腰背部缓缓上抬，以使其肩关节逐渐内旋，至最大限度时，随即做一较快速的小幅度的上抬其前臂动作，以使其肩关节旋转至极限。如有粘连分解时，可听到"嘶嘶"声。

（5）肩关节上举扳法

受术者取坐位，两臂自然下垂。术者立于其身体后方，以一手托握住患肩侧上臂下段，并自前屈位或外展位缓缓向上抬起至120°～140°时，以另一手握住其前臂近腕关节处。两手协同用力，向上逐渐拔伸牵引，至最大限度时，随即做一较快速的小幅度的向上拉扳。

【注意事项】

1.扳法操作时，应因势利导，不可逾越各关节的正常生理活动范围；更不可使用暴力及蛮力，以免造成不良后果。

2.扳法操作要分阶段进行。第一步是通过做关节小范围的活动或摇动使关节放松；第二步是将关节极度地伸展或屈曲、旋转，使其达到明显的阻力位，在保持这一位置的基础上，再实施第三步扳法。

（1）在实施扳动时，所施之力须用"巧力寸劲"。"巧力"即指手法的技巧力，需经过长期的练习和实践才能获得；"寸劲"即指短促之力，所施之力比较快速，且能充分地控制扳动幅度，作用得快，消失得也迅速，做到中病即止。

（2）扳动时不可强求关节弹响，若反复扳动，易使关节紧张度增大，有可能造成不良后果。

（3）诊断不明的脊柱外伤及老年人伴有较严重的骨质增生、骨质疏松、骨关节结核、骨肿瘤者禁用扳法。

【临床应用】

本法适于全身各关节部。具有舒筋通络、理筋整复、松解粘连、滑利关节等作用。临床常用于颈椎病、落枕、肩周炎、腰椎间盘突出症、脊椎小关节紊乱等病症的治疗。

（三）拔伸法

用两手分别握住肢体的远近端，做相反方向的用力牵拉；或利用肢体自身的重量做反牵拉力，两手握住肢体远端，向上或向前牵拉，利用对抗的力量使关节或半关节得到伸展的一种手法，称为拔伸法。

【动作要领】

1.颈椎拔伸法

（1）掌托拔伸法

受术者取坐位，术者站于其后方，以双手拇指端和螺纹面分别顶按住其两侧枕骨下方风池穴处，两掌分置于两侧下颌部以托夹助力。然后掌指及臂部同时协调用力，拇指上顶，双掌上托，缓慢地持续向上拔伸1~2分钟。以使颈椎在较短时间内得到持续牵引。

（2）肘托拔伸法

受术者取坐位，术者站于其后方。一手扶其枕后以固定助力，另一侧上肢的肘弯部托住其下颌部，手掌侧扶住对侧头部以加强固定。托住其下颌部的肘臂与扶枕后部一手协同用力，缓慢地持续向上拔伸1分钟，以使颈椎在较短时间内得到持续的牵引。

2.肩关节拔伸法

（1）肩关节上举拔伸法

受术者取低坐位，术者立于其身后。一手托住其患肩侧上臂下段，并自前屈位或外展位将其手臂缓慢抬起，另一手握住其前臂近腕关节处，同时握上臂一手上移。两手协同用力，向上缓慢持续进行牵拉。

（2）肩关节对抗拔伸法

受术者取坐位。术者立于其患侧，以两手分别握住其腕部和肘部，于肩关节外展位逐渐用力牵拉。同时嘱患者身体向另一侧倾斜，或请助手协助固定其身体上半部，与牵拉之力相对抗，持续拔伸1~2分钟。

3.腕关节拔伸法

受术者取坐位，术者立于其侧方。一手握住其前臂中端，另一手握住其手掌部。双手同时反方向用力，缓慢持续地进行拔伸。

4.指间关节拔伸法

术者以一手握住患者腕部，另一手捏住患指末节，两手同时用力，做相反方向持续拔伸。

5.腰部拔伸法

受术者俯卧，以双手抓住床头。术者立于其足端，两手分别握住其两踝部，两手同时用力，向下逐渐用力持续牵引。

6.踝关节拔伸法

受术者仰卧位，术者以一手握住其患侧的小腿下段，另一手握住其足掌前部。两手协同用力，向相反方向牵拉拔伸。或术者一手托握受术者的足跟部，一手拇指和余四指分握其足之掌背部，利用受术者自身的重量做反牵拉力，双手同时用力向下持续牵拉。在拔伸过程中，可配合进行踝关节的屈伸活动。

【注意事项】

1.拔伸力量宜由小到大，不可用猛力、蛮力拔伸，以免造成牵拉损伤。

2.拔伸动作要稳而缓，用力要均匀而持续，当拔伸到一定程度后，需要一个稳定的持续牵引力。

3.拔伸方向和力量以患者的关节生理活动范围或耐受程度而定。

【临床应用】

本法主要适用于全身各关节部，具有舒筋活血、理筋整复、松解粘连、滑利关节等作用。临床主要用于软组织损伤、骨折及关节脱位等病症的治疗。

第二节　全身保健推拿法

全身保健推拿是通过对全身各部的推拿，达到调节精神、放松肌体、解除劳累、恢复体能、改善肌肉的弹性、促进新陈代谢、帮助慢性疾病康复等目的的一种常用保健方法。包括目前俗称的"保健按摩""沐浴按摩""旅游按摩"等。

以下将分部位对全身保健推拿进行描述。

一、头面部推拿

头面部推拿具有缓解疲劳、调节神志、治疗或缓解头部症状和治疗眼疾等作用。

1.体位

受术者仰卧位，施术者坐在受术者头前。

2.操作步骤

（1）开天门、分阴阳、揉太阳法

术者以中指指面揉按印堂穴10～20次，然后以双手拇指指面开天门（从印堂穴直推至神庭穴），分阴阳（沿眉弓从攒竹穴推至太阳穴），反复操作5～10次，分阴阳时，顺势在太阳穴上按揉数次，力量不宜过重。

（2）揉按、分推前额法

术者以双手拇指、中指指面或大鱼际按揉前额，小鱼际援前额各半分钟，然后以双手拇指桡侧缘沿前额经耳后推至缺盆3～5次。

（3）分抹眼周、揉七穴法

术者以双手拇指桡侧缘分抹上下眼眶及鱼尾纹，反复操作5～10次，再以双手拇指或中指指面按揉眼眶七穴（晴明、攒竹、鱼腰、丝竹空、承泣、四白、瞳子髎），每穴各半分钟。

（4）按迎香、推擦鼻翼法

术者以一手食指、中指置于鼻旁，上下反复推擦5～10次，然后用双手中指或拇指指面按揉迎香、鼻通穴各半分钟。

（5）捏面颊三线、按揉诸穴法

术者以双手拇指与食、中指相对用力捏面部三线（迎香——耳门；地仓——听宫；承浆——听会），然后以双手中指指面按揉巨髎、颧髎、下关、承浆、地仓、大迎至颊车，每穴按揉半分钟。

（6）拍前额及面颊法

以五指指面轻拍前额及面颊部3～5遍。

（7）搓掌浴面法

术者以两手掌相搓至热，迅速置于面部，由额面部向下，经眉、目、鼻、额、口等，掌摩面部10～20次。

（8）揉耳郭、擦耳根法

术者用双手拇指与食、中指相对用力揉捏耳郭至发红，再以中指指面按揉耳前三穴（耳门、听宫、听会）、角孙、翳风，然后以拇、食指推擦耳背降压沟、外耳道，食、中指夹住耳郭，推擦耳根，各操作3～5次。

（9）按五经、振百会法

术者以双手拇指指面按压头部五经（督脉及头部两侧的膀胱经、胆经）3～5遍，然后掌振百会穴1～2分钟。

（10）击头部、拉头皮法

术者双手十指微微分开，手指微屈，以十指端交替叩击整个头部，连续叩击10-20次，然后双手十指夹头发，轻拉头皮，各操作3～5遍，手法力度宜适中。

（11）干洗头法

术者双手十指略分开，自然屈曲以指端及指腹着力于头部两侧耳上的发际处，对称进行挠抓搓动，由头两侧缓慢移到头顶正中线，双手十指交叉搓动，如洗头状，搓而不滞，动而不浮，反复操作数次。

（12）揉风池、拿颈项法

术者以双手中指端勾揉风池穴半分钟，然后以一手拇指与其余四指对称拿捏颈肌，上下往返3～5遍，拿揉肩井3～5次。

二、上肢部推拿

上肢部推拿具有缓解疲劳、解除部分症状、改善运动功能和改善末梢血液循环等作用。

1.体位

受术者仰卧位，施术者站其一侧。

2.操作步骤

（1）按揉肩及上肢法

受术者上肢自然外展置于按摩床上，掌心朝下，术者以掌按揉肩部及上肢，肩部按揉半分钟，上肢往返操作3～5次。再以拇指按揉肩髃、臂臑、曲池、手三里、内关、神门、合谷、内劳宫等穴，每穴约30秒。

（2）揉或拿揉肩及上肢法

术者擦或拿揉肩及上肢的前、外、后侧，往返操作3～5遍。

（3）按压极泉法

将受术者手上举，术者用小鱼际按压腋下极泉1分钟，然后缓慢放开，使受术者感觉上肢有一股热流流向手指端。

（4）摇关节、抖上肢法

摇肩、肘、腕关节，顺、逆各3～5圈。然后抖上肢0.5～1分钟。

（5）推按手掌及捻、拔指关节法

推按手掌、按揉手背各半分钟，推按时由掌根向手指方向推。捻搓、摇扳、拔伸手指各1～3遍。

（6）拍打舒搓上肢法

术者用双掌或双拳由肩部到手部往返拍打，然后双掌相对往返舒搓上肢，各操作3～5遍。

同法操作另一侧上肢。

三、胸腹部推拿

胸腹部推拿具有宽胸理气、调理脾胃、疏肝理气和温暖下元等作用。

1.体位

受术者仰卧位，施术者站其一侧。

2.操作步骤

（1）按膻中、分推胸廓法

术者以拇指或中指按揉膻中穴30秒，双手大鱼际或双手拇指指腹或双手五指沿肋间隙由胸骨柄向两侧腋中线分推，自上而下，反复分推3～5遍。

（2）按压双肩及缺盆法

术者以双手掌根同时按压双肩 3～5 次，再以双手中指按压双侧缺盆穴 30 秒。

（3）按揉胸胁法

术者以单手或双手全掌按揉胸胁部，自上而下，由内向外各 3～5 遍。

（4）分推、揉腹法

受术者双下肢微屈，腹部放松，术者两手拇指和大鱼际从腹部正中线沿肋弓向两侧分推，时间大约 1 分钟；然后以双手叠掌轻揉腹部，先揉脐周，然后顺时针揉全腹，操作约 2～3 分钟。

（5）按揉腹部诸穴法

以拇指按揉腹部中脘、梁门、神阙、天枢、气海、关元、归来等穴，操作时宜随着受术者的腹式呼吸来进行操作，即呼气时随腹部的凹陷进行按揉，吸气时手指随腹部的隆起而放松按压，每穴按揉 30 秒。

（6）摩腹法

术者以掌心先置于脐部，以脐为中心，然后缓慢至全腹，先顺时针后逆进针方向旋转轻摩腹部 30 次，或以腹部发热内透为度。

（7）提拿腹直肌法

术者用拇指与其余四指相对用力自上而下提拿腹直肌 3～5 次。

（8）振腹法

以脐为中心掌振 1～2 分钟。

四、下肢前、内、外侧推拿

下肢部推拿具有缓解疲劳、加快静脉血液回流速度、改善远端血液循环和缓解不适症状等作用。

1.体位

受术者仰卧位，术者站其一侧。

2.操作步骤

（1）推下肢法

术者以单手手掌由大腿根部直推至踝关节 3～5 遍；或者用双手手掌以膝关节为中心，分别向大腿根部及踝关节进行分推 3～5 遍。

（2）点按揉援下肢法

术者以手掌按揉、滚下肢大腿前侧、内侧、外侧及小腿外侧，上下往返 3～5 遍，再以拇指按揉血海、梁丘、膝眼、足三里、三阴交、解溪等穴，每穴按揉 30 秒。

（3）拿揉下肢法

术者以双手拿揉大腿的前、内、外侧及小腿外侧，上下往返 3～5 遍。

（4）按压腹股沟法

将受术者下肢外展，术者以小鱼际按压腹股沟处动脉 1 分钟，然后放松，使受术者感觉一股热流流向小腿。

（5）搓下肢、摇髋法

术者以双手掌搓下肢，上下往返3～5遍，然后在一手托足跟，一手握足掌，先使受术者屈髋屈膝，之后顺、逆时针环转摇髋关节各3～5遍。

（6）伸下肢、摇踝法

术者一手托足跟，一手握足掌，顺摇髋势将受术者屈髋屈膝，然后迅速拔伸，使膝关节伸直，如此反复操作3～5遍；再托起踝关节顺、逆时针环转摇踝关节各3～5遍。

（7）揉捏牵伸足趾法

术者用拇指和其余四指依次揉捏其足趾，揉捏的顺序为大趾→第2趾→第3趾→第4趾→第5趾。然后再以此顺序牵伸足趾一遍。亦可在揉捏完某一个足趾后接着牵伸某一足趾，然后再同法作用于每一个足趾。

（8）叩击下肢法

术者以双手手掌及小鱼际叩击大腿前、内、外侧及小腿外侧，上下往返3～5遍。同法操作另一侧下肢。

五、腰背部推拿

腰背部推拿具有解除疲劳、缓解与预防腰背肌的劳损、强腰壮肾、调节脏腑功能和缓解妇科病症状等作用。

1.体位

受术者俯卧位，术者站其一侧。

2.操作步骤

（1）推背部法

术者用掌根或全掌或大、小鱼际分别推背部督脉、两侧夹脊线、足太阳膀胱经的第一、二侧线，每条线推3～5遍，再以督脉为中心，两手拇指指腹分置脊椎两旁的大杼穴平高处，余指置其两侧，自内向外下方沿背部肋间隙，自上而下分推背部，分推至左右腋中线止。推法操作时着力部宜紧贴皮肤，推动时宜轻而不浮，重而不滞。

（2）揉腰背法

术者以单手或双手全掌或掌根揉腰背部脊柱两侧的腰背肌，自上而下，反复1～3遍。

（3）按揉背部诸穴法

术者以双手拇指按揉肩中俞、肩外俞、天宗等及督脉和两侧膀胱经上的穴位，每穴30秒。然后可叠掌按压脊柱正中，自上而下1～2遍，在胸背部按压时宜嘱受术者张口呼吸。

（4）援背部法

术者援背部脊柱两侧膀胱经，上下往返操作3～5遍。

（5）弹拨膀胱经法

术者以双手拇指从肩部开始按压竖脊肌外侧，由外向内弹拨竖脊肌至腰骶部3～5遍，弹拨后轻揉弹拨部1～2遍。

（6）捏脊法

术者用双手沿膀胱经第一侧线从尾髎部至大椎穴水平进行捏脊，反复操作1～3遍，可采用捏三提一法，然后拿捏肩井30秒。

（7）擦腰背法

以全掌或大、小鱼际先直擦腰背部脊柱、华佗夹脊及膀胱经的第一、二侧线，然后横擦腰骶部，以被擦的部位发热为度。

（8）拍打腰背法

以双手空拳或虚掌叩击、拍打腰背部1～2分钟，拍击的力度宜由轻到重。叩击或拍打至胸背部时嘱受术者张口呼吸。

六、臀及下肢后侧推拿

推拿作用同下肢前、内、外侧的推拿作用。

1.体位

受术者俯卧位，术者站其一侧。

2.操作步骤

（1）推下肢后侧法

术者用掌推法施术于下肢的后侧1～3遍。

（2）拿揉臀部及下肢后侧法

以双手拇指与四指相合拿揉臀部及下肢后侧，上下往返3～5遍。

（3）按揉臀及下肢后侧诸穴法

以拇指按揉环跳、承扶、殷门、委中、承山、太溪、昆仑、涌泉等穴，每穴按揉30秒。

（4）㨰臀部及下肢后侧

以掌背㨰臀部及下肢后侧，上下往返3～5遍。

（5）击打臀部及下肢后侧

以双手小鱼际击打臀及下肢后侧，上下往返3～5遍。

同法操作另一侧下肢。

以上的操作手法仅为人体各部保健的基本手法，施用时应根据具体情况对重点部位、重点手法以及手法的力量、速度、幅度进行调整。手法的力量、作用时间可作为一般保健时的参考。一般说来，治病时操作力量应大，且时间亦长；防病保健时操作力量不宜太大，时间也不宜太长。

第三节 足部保健推拿法

足对人体的保健作用是因为足病不仅涉及人体局部的健康，而且还关系到整个人体的健康，医学典籍记载："人之有脚，犹似树之有根，树枯根先竭，人老脚先衰。"因此人们都应重视对双脚的保养和足部推拿。

足部保健推拿法是运用物理手法（如手指、按摩工具）在人体双足部相应的反射区上施以按、压、刮等手法，调节人体各脏腑器官的生理功能，从而达到诊断疾病、治疗疾病、自我保健目的的一种物理疗法。又称"足反射疗法""脚部反射区病理按摩法""脚部反射带刺激疗法""足底按摩""足部按摩""足道养生"等。

所谓"反射"，并不是指神经学说的反射，而是指将人的整体缩小、投影"反射"到人的足部，是以局部反映整体的一种理论，人体的双足合起来恰像人体的整体缩影，人体的各组织器官在人体双足都有其对应的解剖部位，其所相配的部位称为"反射区"。

足部保健推拿法具有简单易行、操作方便等特点，一般不需要任何器械，只要加以学习、练习就能掌握，现已作为治疗、保健和辅助诊断的一种方法，备受全世界各国人们的广泛关注，并已在世界各国广泛运用。

一、足部保健推拿须知

足部保健推拿虽然是一种安全、简便、行之有效的治疗保健方法，但在操作过程中为了杜绝意外事故的发生，掌握本法应用后的反应、操作时间、足部推拿禁忌症和注意事项仍是十分重要的。

（一）推拿后的反应

在足部推拿10～20次后，有些受术者会产生一些反应，大部分属正常反应或是一种好的征兆，在短时间内会自行消失，仍可继续推拿，可能出现的反应常见的有：

1.肿胀

如踝部出现肿胀，淋巴回流有障碍者更易出现；或曲张的静脉肿得更明显，这是机体循环增强的正常反应。

2.睡眠增加或睡眠时间延长

这是机体得到休整的表现，少数人会出现睡眠时常做梦，均不须担心。

3.分泌物增加

如出汗增多；鼻腔、咽喉、气管分泌物增加；排尿量增加，小便变黄且臭，有时可出现絮状物，肾病患者短时间内可能出现黑色或红色尿；女性白带增多，或有异味。这些均是机体功能得到改善，代谢增强，毒物排出的表现。

4.发热

这是机体与病邪抗争，消除潜在炎症，增强机体免疫力的表现。

5.痛觉迟钝

长期接受足底按摩的患者，双脚常出现痛觉迟钝现象用盐水浸泡双脚半小时，可使痛觉敏感度增强，治疗效果可以提高。

（二）推拿操作时间

根据受术者体质或病症确定推拿时间。一般足部反射区保健推拿时间为45分钟左右。单一反射区推拿3～5分钟，对肾上腺、肾、输尿管和膀胱反射区各推拿5分钟，以利于体内物质排出体外。对严重心脏病患者，在心脏反射区推拿1分钟即可，加上其他反射区，总时间不超过10分钟。

每天推拿1～2次均可，或每天一次或隔天一次，每天推拿时间可在上午、下午或晚上。10次为一疗程，疗程之间不用间歇。

（三）足部推拿禁忌症

足部保健推拿虽然已广泛应用，无副作用，但对有些病症是不宜使用的。以下禁忌症不宜采取足部保健推拿疗法。

1.足部严重溃烂、出血及传染性皮肤病等，宜先行治疗，病愈后方可推拿。

2.各种急性传染病。

3.各种其他严重出血性疾病。

4.急性高热病症。

5.急性中毒。

6.急性腹膜炎、肠穿孔、急性阑尾炎等外科疾病。

7.骨折、关节脱位。

8.急性心肌梗死、严重肾衰、心衰等。

9.妇女月经期及妊娠期。

10.空腹、暴饮暴食、洗澡后1小时内，以及极度疲劳均不宜做足部推拿。

（四）注意事项

1.术者在施术前应详细了解受术者的全身情况，排除禁忌症，制订合适的推拿方案。

2.操作前宜做好推拿的各项准备工作，包括术者的个人卫生，修剪指甲等；在推拿足反射区前，先将受术者的双足用热水浸泡、清洗，然后在施术部位上涂以按摩膏或医用凡士林等润滑剂，以减轻操作时造成的疼痛，防止对受术者和术者造成损伤。足部皮肤有轻度外伤、溃疡时，推拿时应避开患处，对患有脚气病者，应用其他疗法将脚气病治愈后，再行足部推拿操作：按摩室要空气新鲜，温度适宜，避免受术者受风着凉。夏天按摩时不可用风扇吹受术者双足。

3.施术时，必须先探查心脏反射区，并按轻、中、重3种手法力度进行。在了解心脏是否正常的情况下，再决定按摩力度及施术方案，以免发生意外。操作中宜集中精力，随时观察受术者的反应，及时调整力度或手法，以防出现意外。若手法施力不当造成局部红肿、瘀血应停止推拿操作，对症处理。

4.推拿后半小时内，尽量多饮温开水，水量宜在300～500ml以上，有利于代谢废物排出体外。严重肾脏病患者，喝水不能超过150ml。

5.如推拿后有不良反应，应查明原因，及时处理。

二、足部保健推拿手法

足部推拿手法的基本操作要领同手法学部分所述，但由于足部的面积相对较小，足部肌肉组织坚实松软程度不一，操作上有其特点，常用手法也与传统的推拿手法不尽相同，故在此将特殊的足部推拿手法作一简单介绍。

1.单食指扣拳法

着力点在食指第1指间关节背面。操作时食指第1、2指间关节弯曲扣紧，其余四指握拳，以中指及拇指为基垫于食指的第2指间关节处固定之。

适用反射区：头、额窦、脑下垂体、眼、耳、斜方肌、肺、胃、十二指肠、胰腺、肝脏、胆囊、腹腔神经丛、输尿管、膀胱、大肠、心脏、脾脏、生殖腺等反射区。

2.拇指推掌法

着力点在拇指指腹处。操作时拇指与四指分开约60°（视反射区而定），适用反射区：横膈膜、肩胛骨、内外侧肋骨等反射区。

3.扣指法

着力点在拇指指尖。操作时拇指与四指分开成圆弧状，四指为固定点。

适用反射区：小脑、三叉神经、鼻、颈项、扁桃体、上腭、下腭等反射区。

4.捏指法着力点在拇指指腹，操作时拇指伸直与四指分开固定。

适用反射区：髋关节、腹股沟、内侧肋骨、脊椎等反射区。

5.双指钳法

着力点为食、中指第2节指骨尺、桡侧缘。操作时食指、中指弯曲成钳状着力于足部反射区钳夹捏拿或做均匀滑动，拇指指腹辅助加压。

适用反射区：副甲状腺、颈椎等反射区。

6.握足扣指法

着力点为食指第2指关节。操作时食指第1、2节弯曲，四指握拳如单食指扣拳法，另一手拇指伸入食指中，其余四指为握足之固定点。

适用反射区：肾上腺、肾脏等反射区。

7.单食指钩掌法

着力点为食指桡侧缘。操作时食指、拇指张开，拇指固定，其余三指成半握拳状辅助手掌用力。

适用反射区：甲状腺、内耳迷路、胸部淋巴结、喉头（气管）、内尾骨、外尾骨、卵巢、睾丸等反射区。

8.拇食指扣拳法

着力点为食指第2节关节处：操作时双手拇指、食指张开，食指第1、2节弯曲，拇指固定，另三指握拳。

适用反射区：上身淋巴结、下身淋巴结、横膈膜等反射区。

9.双掌握推法

着力点为拇指的指腹。操作时主手（施力之手）四指与拇指张开，四指扣紧，辅助之手紧握脚掌，主手以施力方向顺手上推。

适用反射区：卵巢、睾丸、下腹部、子宫、尿道、直肠、内外侧坐骨神经等反射区。

10.双指拳法

着力点为中指、食指之凸出关节。操作时手握拳，中指、食指弯曲，均以第1指间关节凸出，拇指与其余二指握拳固定。

适用反射区：小肠、胸、脑、结肠、直肠等反射区。

11.双拇指扣掌法

着力点为拇指重叠处的指腹：操作时双手张开成掌，拇指与四指分开，两拇指相互重叠，并以四指紧扣脚掌。

适用反射区：肩、肘、子宫、前列腺等反射区。

12.推掌加压法

着力点为拇指指腹。操作时一手拇指与四指分开，余四指为其支点，另一手掌加压其拇指上。

适用反射区：胸椎、腰椎、骶骨、尾骨、内外侧坐骨神经、尿道等反射区。

三、足部反射区的位置

双脚并拢一起，从后上方向下看，就像看到一个屈膝盘坐并向前俯伏的投影人形，脚的踇趾，形似人的头部；脚底的前半部，形似人的胸部（有肺及心脏）；脚底的外侧，自上而下是肩、肘、膝等部位；脚底的中部，形似人的腹部，有胃、肠、胰、肝、胆（右侧）、脾（左侧）、肾等器官；脚跟部位，有生殖器官（子宫、卵巢、前列腺等）、膀胱、尿道及阴道、肛门等；脚的内侧，构成足弓的一条线，形似人的脊椎（颈椎-胸椎-腰椎-髓椎）。

为便于集中掌握、查阅足部反射区的定位、主治功效和临床适应症，特列表如下（表12-1）。

表 12-1 足部反射区定位、功效表

反射区	定位	功效	适应症
头（脑）	位于双足蹬趾腹全部。左半球大脑的反射区在右足，右半球的大脑反射区在左足	平肝潜阳、镇静明目、宁心安神、疏经通络、提高智商	高血压、低血压、中风、脑震荡、眩晕、头痛、失眠、老年痴呆症、脑外伤后遗症
额窦	位于双足十个足趾顶端。右边额窦在左足，左边额窦在右足	清热疏风、消炎止痛、通络宁神	中风、头痛、头晕、失眠、鼻窦炎、发热及眼、耳、鼻、口腔等疾患
脑干、小脑	位于双蹬趾根部靠近第二节趾骨处，右半部小脑及脑干的反射区在左足，左半部小脑及脑干的反射区在右足	调节身体平衡，疏经通络、镇静止痛、解除紧张	小脑疾病、脑震荡、脑肿瘤、高血压、失眠、眩晕、头痛、各种原因引起的肌肉紧张及肌腱关节疾患
脑垂体	双蹬趾趾腹中央隆起部位	调节内分泌、抗衰老	甲状腺功能亢进、肾病性高血压、小儿发育不良、糖尿病、其他内分泌疾患、遗尿、更年期综合征、抗衰老、预防和治疗中风等
三叉神经	位于双足蹬趾近第二趾的外侧反射区在右足。右侧三叉神经反射区在左足，左侧三叉神经反射区在右足	消炎止痛、祛风清热、疏经通络	三叉神经痛、牙痛、偏头痛、面神经炎、腮腺炎、失眠、牙龈炎、头面部及眼、耳、鼻疾患
鼻	位于双蹬趾关节趾骨内侧、自趾腹边缘延伸到蹬趾甲根部呈"L"形，鼻中隔左侧的反射区在右足，鼻中隔右侧反射区在左足	消炎止痛、疏风清热、通利鼻窍	各种鼻炎、鼻窦炎及上呼吸道感染、鼻塞、流涕、鼻渊等
颈项	位于双足蹬趾根部横纹处。左侧颈项反射区在右足，右侧颈项反射区在左足	活血祛瘀、疏经通络、解痉镇痛、恢复平衡	颈椎病、颈部酸痛、颈部僵硬、颈椎骨质增生、高血压、颈部软组织损伤等颈部疾患
眼	位于双足第二、三趾根部，包括六个面五个点。左眼反射区在右足，右眼反射区在左足	清肝明目、消炎止痛、养肝荣目	青少年近视、远视、结膜炎、角膜炎、老花眼、青光眼、白内障、眼底出血等
耳	位于双足第四趾与第五趾额窦反射区至趾骨根部，包括足底和足背五面四点。右耳反射区在左足，左耳反射区在右足	补肾充耳、通窍止痛	耳鸣、耳聋、中耳炎、重听、美尼尔综合征及鼻咽癌等

续表

反射区	定位	功效	适应症
肩	位于双足足底外侧第五跖趾关节后方凹陷中	活血通络、消炎止痛、祛风除湿	肩周炎、颈椎病、肩背酸痛、手臂无力、手臂麻木、风湿性关节炎等
斜方肌	位于双足眼、耳反射区的近心端，呈一横指宽的带状区	疏通经络、镇静止痛	颈椎病、落枕、斜方肌综合征、肩背劳损、手臂无力等
甲状腺	位于双足足底第一跖骨与第二跖骨之间，呈"L"形	平衡阴阳、调节激素分泌、消炎止痛	甲状腺功能亢进或低下，甲状腺炎、甲状腺肿大及肥胖症、糖尿病
甲状旁腺	位于双足第一跖趾关节内侧	补肾益肝，强筋壮骨	甲状腺功能低下引起缺钙症，如筋骨酸痛、手足抽搐、麻痹或痉挛、指甲脆弱、白内障、癫痫、骨质疏松；加强胃肠功能
肺及支气管	位于双足斜方肌反射区的近心端，自甲状腺反射区向外到第四跖骨头处约一横指宽的带状区。支气管敏感带自肺反射区向第三趾中节趾骨延伸	补肺益气、消炎清热	肺部及支气管疾患，如肺炎、支气管炎、哮喘、咳嗽、肺结核、肺气肿、胸闷等
胃	位于双足足掌第一跖趾关节后方与甲状腺反射区之间约一横指宽	益气和胃、降逆止呕，消炎止痛	恶心、呕吐、胃痛、胃胀、消化不良、胃酸过多，急、慢性胃炎、胃溃疡、胃下垂
十二指肠	位于双足足底第一跖骨底处，胰反射区的下方	健脾益胃，消食化积	消化不良、腹痛、腹胀、十二指肠溃疡、食欲不振、食物中毒等
胰	位于双足足底内侧胃反射区与十二指肠反射区之间	降糖消炎，促进胰岛素的分泌	消化系统及胰脏本身疾患，消化不良、糖尿病、胰腺炎等
肝	位于右足底第四、五跖骨头外侧，在肺反射区的后方，即足跟方向	平肝潜阳、补益肝血、柔肝利胆、清热解毒	甲型肝炎、乙型肝炎、肝硬化、肝肿大、门脉高压、胆道蛔虫、胆石症等
胆	位于右足底第三、四跖骨间，在肝反射区的内下方	消炎止痛、疏肝利胆	胆囊炎、胆石症、黄疸性肝炎、胆道蛔虫等
腹腔神经丛	位于双足足底第三、四跖骨体处，分布在肾反射区与胃反射区附近的椭圆形区域	解痉止痛，和胃降逆，涩肠止泻	胃痉挛、腹胀、腹痛、胸闷、呃气泛酸、腹泻等

反射区	定位	功效	适应症
肾上腺	位于双足掌第一跖骨与趾骨关节所形成的"人"字形交叉点稍外侧	补肾填精、活血祛风、抗休克、抗过敏、宁心安神	腰膝酸软、下肢无力、阳痿早泄、遗精、昏厥、休克、高血压、低血压、过敏、发热、风湿症、关节炎
肾	位于双足掌第一跖骨与趾骨关节所形成的"人"字形交叉后方中央凹陷处	补肾填精、温经通脉、清热利湿、利便通淋、醒神开窍	阳痿、遗精、早泄、不育、不孕、性欲冷淡，小便不畅、肾结石、前列腺炎、水肿、风湿症、关节炎、高血压
输尿管	位于双足底自肾脏反射区斜向内后方至足舟状骨内下方，呈弧形带状区	泻火解毒、清热利湿、通淋排石	输尿管结石、急慢性前列腺炎、排尿困难、泌尿系感染、各种药物中毒、保健
膀胱	位于内踝前下方双足掌内侧足舟状骨下方、跨展肌内侧缘处	清热利湿、通利小便、泻火解毒	泌尿系结石、膀胱炎、尿急、尿频、尿痛、小便不利、尿潴留、食物及药物中毒
小肠	位于双足足底中部凹入区域，被升结肠、横结肠、降结肠、乙状结肠及直肠等反射区所包围	行气健脾、消食导滞、消炎止痛	腹胀、腹痛、腹泻、便秘、肠扭转、肠套叠、急慢性肠炎等
盲肠（及阑尾）	位于右足足底跟骨前缘靠近外侧，与小肠及升结肠反射区连接	消炎止痛	腹胀、阑尾炎
回盲瓣	位于右足足底跟骨前缘靠近外侧，在盲肠反射区上方	健脾和胃、增强回盲瓣的功能	消化系统吸收障碍性疾病，增强回盲瓣的功能
升结肠	位于右足足底从跟骨前缘，沿骰骨外侧至第五跖骨底部，在小肠反射区的外侧与足外侧平行的带状区域	行气导滞、消食和胃、涩肠止痛	消化系统疾病如腹胀、泄泻、便秘、腹痛、肠炎等
横结肠	位于双足足底一至五跖骨底部与一至三楔骨、骰骨交界处，横越足底中部的带状区	行气导滞、润肠通便、涩肠止泻	消化系统疾患如腹泻、腹痛、便秘、肠炎等
降结肠	位于左足足底中部第五跖骨底沿骰骨外缘至跟骨前缘，与足外侧平行的竖条状区	行气导滞、润肠通便、涩肠止泻	消化系统疾患如腹胀、便秘、腹痛、腹泻等
乙状结肠及直肠	位于双足足底跟骨前缘呈一横带状区	清热通便、益气补虚、消痔止痛	腹泻、便秘、便血、痔疮、直肠息肉、直肠癌

反射区	定位	功效	适应症
肛门	位于左足足底跟骨前缘乙状结肠及直肠反射区的末端	消痔止痛、通便止脱	痔疮、肛门脓肿、肛瘘、便秘、脱肛等
心	位于左足足底第四趾骨头外侧，在肺反射区后方即向足跟方向	宁心安神、益气养血	冠心病、风心病、肺心病；高血压性心脏病、心律不齐、早搏、阵发性心动过速、心动过缓、心绞痛、心力衰竭
脾	位于左足足掌第四、五趾骨之间，心脏反射区下方约一横指处	健脾益气，和胃化湿，增强机体免疫能力	消化不良、食欲不振、贫血、皮肤病、发热、防治癌症
膝关节	位于双足外侧骰骨与跟骨前缘所形成的凹陷处	活血通络、祛风除湿、消炎止痛	坐骨神经痛、膝关节炎、膝关节骨质增生、风湿性关节炎等
生殖腺（卵巢、睾丸）	位于双足足底跟骨中央处	补肾填精	阳痿、遗精、性功能低下、不孕症、月经不调、痛经、更年期综合征等
下腹部	位于双腿腓骨外侧后方，自足踝骨后方向上延伸四横指的带状区域	补肾益精、消炎止痛	痛经、月经不调、性交后腹痛、附件炎、盆腔炎、性冷
髋关节	位于双足内踝下缘及外侧外踝下缘呈弧形区域	疏经通络、活血止痛	髋关节痛、梨状肌损伤、坐骨神经痛、风湿性关节炎、股外侧皮神经炎等
胸部淋巴结	位于双足足背第一跖骨及第二跖骨间缝处	消炎止痛、扶助正气、增强机体免疫能力	各种炎症、发热、白细胞减少、白细胞增多、再障性贫血、各种癌症、免疫功能低下
上身淋巴结	位于双足足背外侧踝骨前，由距骨外踝构成的凹陷处	消炎止痛、增强机体免疫功能	各种炎症、发热、囊肿、肌纤维瘤、蜂窝织炎、增强免疫抗癌能力
下身淋巴结	位于双足足背内侧足踝骨前，由距骨、内踝间构成的凹陷处	消炎止痛、增强机体免疫能力	各种炎症、水肿发热、囊肿、纤维肌瘤、蜂窝织炎、增强机体抗癌能力
内耳迷路	位于双足足背第四跖骨和第五跖骨骨缝的前端，止于第四、五跖趾关节	平衡阴阳、补肾益肝	头晕、目眩、眼花、高血压、耳鸣、耳聋、晕车、晕船、低血压、昏迷、平衡障碍

反射区	定位	功效	适应症
胸（乳房）	位于双足足背第二、三、四跖骨所形成的区域	清热解毒、消炎止痛、抗癌护胸	急性乳腺炎、乳腺癌、乳腺结核、乳腺增生、乳腺纤维瘤、乳房下坠、胸部肌肉损伤、食管疾患等
膈	位于双足足背跖骨、楔骨、骰骨关节处、横跨足背形成一带状区域	宽胸理气、降逆止呕、和胃止痛	胸闷、膈肌痉挛、呃逆、横膈膜疝气、恶心、呕吐、腹胀、腹痛
扁桃体	位于双足足背踇趾第二节上，肌腱左右两边	消炎止痛、增强免疫能力、抗感染	上呼吸道感染、扁桃体炎症（扁桃体肿大、化脓、肥大等）、易感冒、机体抗病能力低下
上颌	位于双足足背间关节横纹前方出一条横带状区域	消炎止痛、活血化瘀	牙周炎、口腔炎、牙痛、牙龈炎、味觉障碍、打鼾、颞颌关节紊乱综合征，三叉神经痛
下颌	位于双足足背趾间关节横纹后方一条横带状区域	消炎止痛、活血化瘀	牙周炎、牙龈炎、口腔溃疡、牙痛、三叉神经痛、味觉障碍、打鼾、颞颌关节紊乱综合征
咽喉、气管及食管	位于双足足背第一、第二跖趾关节处	宣肺泻火、消炎止痛	咳嗽、气喘、支气管炎、咽炎、喉痛、上呼吸道感染、声音嘶哑、食管疾患等
腹股沟	位于内踝尖上方二横指胫骨内侧凹陷处	补肾填精、壮阳回疝	遗精、早泄、阳痿、性交后腹痛、不育、痛经、月经不调、性冷淡、子宫脱垂、闭经、疝气等
前列腺、子宫	位于双足足跟骨内侧，内跟后下方的似三角形区域	补肾填精、活血养宫	急慢性前列腺炎、阳痿、早泄、遗精、滑精、不育症、痛经、月经不调、子宫肌瘤、子宫脱垂、性欲冷淡、不孕症及更年期综合征
阴茎、阴道、尿道	位于双足足跟内侧，自膀胱反射区向上斜穿前列腺及子宫反射区的一条带状反射区	清热解毒、消炎止痛、通淋利尿	尿路感染、尿急、尿频、尿痛、阴道炎、排尿困难、白带增多、遗尿、前列腺炎、尿路结石等

续表

反射区	定位	功效	适应症
直肠、肛门	位于双足胫骨内侧后方，趾长屈肌腱间，从踝骨后方向上延伸四横指的一带状区域	清热解毒、润肠通便、消痔止血	脱肛、肛门红肿疼痛、肛裂、痔疮、肛门脓肿、直肠息肉、直肠肿瘤、便秘
颈椎	位于双足蹞趾根部内侧横纹尽头	疏经通络、活血止痛	颈椎病、颈项酸痛、颈项僵硬、头痛、上肢麻木、骨质增生
胸椎	位于双足足弓内侧缘第一跖骨头下方到第一楔骨前	疏经通络、活血止痛	肩背酸痛、腰胸椎骨质增生，腰椎间盘突出症、腰肌劳损、急性腰扭伤等
腰椎	位于双足足弓内侧缘第一楔骨至舟骨前接胸椎反射区，后连骶骨反射区	舒筋通络、活血祛瘀、镇静止痛	急性腰扭伤、慢性腰肌劳损、腰椎骨质增生、腰椎间盘突出症、腰部肌筋膜损伤等
骶椎	位于双足足弓内侧缘，起于舟状骨后方，距骨下方到跟骨前缘	疏经通络、活血祛瘀、镇静止痛	腰5骶1椎间盘突出、坐骨神经痛、腰部慢性劳损、梨状肌损伤等
尾骨内侧	位于双足跟内侧，沿跟骨结节、后内侧呈"L"形区域	活血通络、消痔止痛	梨状肌损伤、坐骨神经痛、痔疮、足跟骨质增生、头痛、失眠等
尾骨外侧	位于双足外侧、沿跟骨结节后方外侧的一带状区域	消痔止痛、活血通络	痔疮、头痛、足跟痛、坐骨神经痛
坐骨神经	位于双腿内踝关节后上方起、沿胫骨后缘上行至胫骨内侧下，称内侧坐骨神经。位于双腿外踝前缘沿腓骨前侧上至腓骨小头处，称外侧坐骨神经	疏经通络、活血化瘀、消炎止痛	坐骨神经痛、腰椎间盘突出、腰椎管狭窄、急性腰扭伤、末梢神经炎、静脉炎、下肢肌肉萎缩、坐骨神经炎、中风后遗症等
肩胛骨	位于双足足背沿第四跖骨与第五跖骨之间延伸到骰骨的一带状区域	疏经通络、消炎止痛	肩周炎、颈椎病、肩背酸痛、肩臂酸胀麻木
肘关节	位于双足外侧第五跖骨粗隆凸起的前后两侧	祛风除湿、消炎止痛、活血通络	风湿性关节炎、肘关节炎、网球肘、肘关节酸痛、肩周炎等
失眠	位于双足足底跟骨中央的前方，生殖腺反射区上方向	宁心安神、镇静止痛	失眠、头痛、眩晕、三叉神经痛等
肋骨	位于双足足背，内侧肋骨反射区足背第一楔骨与舟骨间。外侧肋骨反射区位于骰骨、舟骨和距骨间	平肝育阴、消炎止痛	肋骨各种病变、胸闷、胸膜炎、肋间神经痛
降压区	位于双足足底第一跖骨上端，颈项反射区下方，甲状旁腺反射区外侧	平肝替阳、降压止痛	高血压病、头痛、眩晕、失眠等

四、足部保健推拿的操作顺序

1.整体程序

泡脚→擦抹按摩膏→活动足部→检查心脏→基本反射区→一般反射区→基本反射区→放松疏理足部→结束。

2.足部程序

先心脏反射区→足排泄系统（肾、输尿管、膀胱反射区）→足底（从足趾到足跟）→足内侧→足外侧→足背→足排泄系统，最后放松双足及腿部，先左足后右足。

五、足部保健推拿的操作方法

受术者取坐位或半仰卧位。

足部推拿前，先用药水或热水泡脚10～15分钟，待足泡软后进行足反射区推拿。反射区具体操作顺序及方法如下：

（一）左足顺序

1.用拇指指腹或单食指叩拳以轻、中、重3种不同力度在心脏反射区处定点向足趾方向推按，定点按压3～5次，用于检查心脏功能。

2.用拇指指尖或单食指叩拳在肾上腺反射区处定点向足趾方向按压5～7次。

3.用单食指叩拳在肾反射区处定点按压并由前向后推陈出新按5～7次。

4.用单指在输尿管反射区开始端深压并从肾脏反射区推至膀胱反射区5～7次。

5.用单食指叩拳在膀胱反射区处定点按压并由前向后推按5～7次。

6.用单食指叩拳在足大趾额窦反射区由内向外推压5～7次，其余的趾额窦反射区由前向后推压5～7次。

7.用拇指或单食指叩拳在鼻反射区推压5～7次。

8.用拇指指腹或拇指指间关节背侧屈曲在三叉神经反射区处，由趾端向趾根部方向推按5～7次。

9.用拇指指腹或单食指叩拳在大脑反射区由前向后推压5～7次。

10.用拇指指端或单食指叩拳在小脑反射区定点按压，再由前向后推压5～7次。

11.用双指钳法在颈项反射区由外向内推压5～7次。

12.用拇指指端在颈项反射区由外向内推压5～7次。

13.用单食指叩拳在眼、耳反射区定点按压5～7次，或由趾端向趾根方向推压5～7次。

14.用单食指叩拳在斜方肌反射区由内向外压刮5～7次。

15.用单食指叩拳在肺反射区由外向内压刮5～7次。

16.用拇指桡侧在甲状腺反射区由后向前推按5～7次。

17.用单食指叩拳在食道反射区由前向后推压5～7次。

18.用单食指叩拳在肾脏、胰脏、十二指肠反射区定点按压或由前向后推按5～7次。

19.用单食指叩拳或拇指指腹在横结肠、降结肠、乙状结肠及直肠反射区压刮5～7次。

20.用单食指叩拳在肛门反射区定点按压5～7次。

21.用双食指叩拳在小肠反射区定点按压并前向后刮压5～7次。

22.用单食指叩拳在生殖腺反射区定点按压5～7次。

23.用单食指桡侧在前列腺或子宫反射区由后上向前下方刮推，或用单拇指指推压5～7次。

24.用拇指指腹或拇指指端在胸椎、腰椎、低椎反射区由前向后推压5～7次。

25.用双食指桡侧在横膈反射区由反射区中点向两侧同时刮推5～7次。

26.用单食指叩拳在上身淋巴结反射区定点按压5～7次。

27.用双食指桡侧在生殖腺（输卵管）反射区由反射区中点向两侧同时刮推5～7次。

28.用单食指叩拳在下身淋巴结反射区定点按压5～7次。

29.用食指桡侧在尾骨（外侧）反射区由上而下再向前刮、点、推压5～7次。

30.用单食指叩拳在膝关节反射区定点按压并环绕反射区半月形周边压刮5～7次。

31.用单食指叩拳或双食指叩拳在肘关节反射区第五趾骨基底部从前、后各向中部按压5～7次。

32.用单食指叩拳在肩关节反射区分侧、背、底3个部位由前向后各压刮5～7次，或双指钳夹肩关节反射区的底部5～7次。

33.用拇指指端在躯体淋巴反射区背面点状反射区定点按压和用单食指叩拳在底面状反射区定点按压各5～7次。

34.用双拇指指端或双食指指端在扁桃体反射区同时定点向中点挤按5～7次。

35.用拇指指端或食指指端在喉和气管反射区定点按压或按揉5～7次。

36.用双拇指指腹在胸部反射区由前向后推按，双拇指平推1次，单拇指补推1次，各做5～7次。

37.用单食指桡侧在内耳迷路反射区由后向前刮压5～7次。

38.用拇指指腹在坐骨神经反射区（内、外侧）由下向上推按5～7次。

39.重复肾脏、输尿管、膀胱3个反射区手法操作3～5次。

（二）右足顺序

右足与左足有相同的反射区，也有不同的反射区。相同反射区的按摩方法同左足，不同反射区的按摩方法如下：

1.用单食指叩拳在肝脏反射区由后向前刮5～7次。

2.用单食指叩拳在胆囊反射区定点深压5～7次。

3. 用单食指叩拳在盲肠及阑尾、回盲瓣反射区定点按压 5～7 次。

4. 用单食指叩拳或拇指指腹在升结肠反射区由后向前推按 5～7 次。

实际施术中，可将几个反射区作为一组，一次操作完成。如：肾上腺、肾脏、输尿管、膀胱反射区为一组；胃、胰脏、十二指肠反射区为一组；横结肠、降结肠、乙状结肠及直肠反射区为一组；胸椎、腰椎、骶椎反射区为一组；上身淋巴结反射区、下身淋巴结反射区为一组。

足部完毕，可配合做下肢的捏拿、击拍，运动髋、膝、踝关节等。

第四节　自我保健推拿法

自我保健推拿的方法；就是指自我保健推拿的基本操作技能。

自我保健推拿即操作者自己运用推拿手法对自己进行操作，以达到强身健体目的的一种推拿方式。常结合推拿功法、导引锻炼，为历代医家所推崇。对于年老、小儿不能自行推拿者，亦可借助一些器械，或采取他人保健推拿方法。由于具有操作方便，适应症广，疗效明显，经济安全，容易推广等优点，因此在中医养生保健学中占有重要的地位。

目前，保健养生学家们在继承中医养生康复精华的基础上，结合现代养生之法，形成了多种多样的自我保健推拿操作术式，以下几种，可供参考。

一、固肾益精法

【概述】

肾在人体中是极为重要的脏器，中医学称之为"先天之本"，是人体生命动力源泉。固肾益精法能加强和巩固肾脏功能，并在一定程度上对中医肾系病症有较好的防治作用。

【操作程序】

1. 搓擦涌泉

盘膝而坐，把手掌搓热，先从三阴交过踝关节至足大趾跟一线往返推擦至透热，然后左右手分别搓擦涌泉穴至发热为度。

2. 摩肾俞

双手掌置于肾俞穴，双手同时做环形转动抚摩，共 32 次。如有肾虚腰痛诸症者，可适当增加次数。

3. 揉命门

以两手的食、中两指点按在命门穴上，稍用力做环形揉动，顺、逆方向各 32 次。

4. 擦腰骶

身体微向前倾，屈肘，两手掌置于两侧腰部，以全掌或小鱼际着力，做快速的往返擦动至尾骶部，以透热为度。

5.摩关元

仰卧位，用单掌以关元为中心，做顺、逆时针方向的摩动各32次，配合呼吸，呼气时向内向下按压关元穴1分钟。

6.擦少腹

双手掌分别置于两胁下，同时用力斜向少腹部推擦至耻骨结合部，往返操作，以透热为度。

7.捣双耳

用双手食、中指分别夹住两耳并作上下推擦32次，然后将两中指插入耳孔，作快速振颤数次后拔出，重复操作9次。

8.缩二阴

全身放松，做腹式呼吸（吸气时隆起腹部，呼气时收缩腹部），并在呼气时稍用力收缩前后二阴，吸气时放松，重复32次。

二、健脾益胃法

【概述】

脾胃是营卫气血的发源地，五脏六腑四肢百骸营养均依靠胃所受纳的水谷精微的供养，中医学中有"脾胃为后天之本"说，健脾益胃法对脾胃系病症有良好的防治作用。

【操作程序】

1.搅沧海

口唇轻闭，用舌在齿唇之间用力卷抹，右转、左转各10次，产生津液分3口缓缓咽下。

2.分阴阳

仰卧位，以任脉为中心，两手掌先置于剑突下，稍用力沿肋弓由内向外向胁肋处分推，逐渐向小腹部移动，往返5～8遍，

3.按中脘

左手或右手四指并拢置于中脘穴上，采用腹式呼吸，吸气时稍用力下按，呼气时做轻柔的环形揉动，如此操作2分钟。

4.揉天枢

用双手食、中指同时按揉天枢穴，顺、逆时针各1分钟。

5.摩脘腹

用左手或右手掌置于腹部，分别以中脘穴和脐为中心，各顺、逆时针方向摩运脘腹部2分钟。

6.按揉足三里

取坐位，双手拇指或食、中指置于足三里穴上，稍用力按揉，以出现酸胀感为度。

三、疏肝利胆法

【概述】

肝脏主要具有疏泄的功能，表现在能调畅全身气机，使经络和利，并促进各脏腑器官的生理活动发挥正常，更能推动全身气血和津液的运行及增强脾胃的运化功能。疏肝利胆法，对肝胆系病症有很好的防治作用。

【操作程序】

1.疏肋间

取坐位或仰卧位，先用左手掌横置于胸骨正中，手指分开，指距与肋间隙等宽，从胸骨正中向右侧腋下分推疏理肋间，然后用右手向左疏理肋间，两手交替分推至胁肋，从上至下往返3～5遍。注意手掌应紧贴肋间，用力平稳，动作轻快柔和。

2.摩膻中

用左手或右手的四指并拢置于膻中穴，顺、逆时针方向摩运膻中穴各1分钟。

3.按揉章门、期门

用两手掌掌根或中指端分别置于两侧的章门、期门穴上，稍用力按揉各1分钟。

4.擦胁肋

两手五指并拢置于胸前乳下，沿胁肋方向搓擦并逐渐下移至浮肋，往返操作，以胁肋部有温热感为宜。

5.理三焦

坐或卧位，两手四指相交叉，横置按于膻中穴，两掌根按置两乳内侧，配合呼吸，呼气时自上而下，稍用力推至腹尽处，吸气时双手上移至膻中穴，反复操作20次。

6.运双眼

端坐凝神，头正腰直，两眼球先顺时针方向缓缓转动32次，然后再逆时针方向转动32次。

7.拨阳陵泉

两手拇指或中指分别置于两侧的阳陵泉穴（人体之筋会）上，余四指辅助，先按揉1分钟，再用力横向弹拨该处肌腱5～8次，以出现酸胀感为度。

8.掐太冲

用两手拇指的指尖分别置于两侧的太冲穴上，稍用力按揉1分钟，以出现酸胀感为度。

四、宣肺通气法

【概述】

肺的主要生理功能是"主气、司呼吸",调节气的升降出入运动,从而保证人体新陈代谢的正常运行,肺还有"宣发、肃降、通调水道"的作用。宣肺通气法,对肺系各种病症有良好的防治作用。

【操作程序】

1.疏气会

坐或卧位,双手手掌相叠,置于膻中穴(人体之气会)上,上下往返推擦2分钟,以局部有温热感为度。

2.理肺经

右掌先置于左乳上方,环摩至热后,以掌沿着肩前、上臂内侧前上方,经前臂饶侧至腕、拇、食指背侧(肺经循行路线),上、下往返推擦32次,然后换左手操作右侧。

3.拿合谷

坐位,右手拇、食指相对拿按、揉动左侧合谷穴1分钟,然后换手操作。

4.揉天突

用中指或食指端置于天突穴处,向下向内勾揉1分钟。

5.揉中府

坐位,两手臂交叉抱于胸前,用两手中指指端置于两侧中府穴上,稍用力顺、逆时针方向按揉各32次。

6.理三焦

坐或卧位,两手四指相交叉,横按于膻中穴,两掌根置于两乳内侧,配合呼吸,呼气时自上而下,稍用力推至腹尽处,吸气时双手上移至膻中穴,反复操作20次。

7.擦迎香

用双手中指指腹分别置于鼻旁迎香穴上,上、下快速推擦各32次,以局部有温热感为度。

五、宁心安神法

【概述】

心的主要生理功能是"主血脉,藏神",为人体生命活动的关键所在。宁心安神法对心系各种病症有较好的防治作用。

【操作程序】

1.振心脉

站立位,两足分开与肩同宽,身体自然放松,两手掌自然伸开,以腰左右转动带动手臂前后摆动，到体前时，用手掌面拍击对侧胸前区，到体后时，以掌背拍击对侧背心区，各拍击32次。初做时，拍击力量宜轻，若无不适反应，力量可适当加重。

2.摩胸膛

右掌按置于两乳之间，指尖斜向前下方，先从左乳下环形推摩心前区，复原，再以掌根在前，沿右乳下环形推摩，如此连续呈"8"形操作32次。

3.点极泉

先以右手四指置左侧胸大肌外侧，拇指置按胸大肌内侧，此时食、中指自然点按在腋下极泉穴，边做捏拿胸大肌，边以食、中指点揉极泉穴，操作10次。然后换手同法操作右侧10次。

4.拿心经

右手拇指置于左侧腋下，余四指置于上肢内侧，边拿捏边按揉，沿上臂内侧向下操作至腕部神门穴，如此往返操作5～8遍，再换手操作右侧。

5.按内关

用右手拇指按压在左手内关穴上，余四指在腕背辅助，拇指稍用力按揉内关穴1分钟，再换手操作右侧。

6.揉神门

右手握住左手腕背，中指置于左腕尺侧神门穴处，以中指端稍用力向内向上按揉神门穴1分钟，然后换手操作右侧。

六、消除疲劳法

【概述】

疲劳是过量的体力或脑力劳动消耗超过了机体的承受能力，导致身体各组织器官血液供应不足，淋巴液回流不畅等，出现身体酸痛不适、头晕乏力等一系列功能低下的症状。采取柔和有效的保健按摩方法，可改善血液循环，增强心脏的舒缩功能和淋巴液的回流，促进各组织器官的良性调节，较快地排除体内积聚的有害物质，进一步使肌肉、肌腱、韧带等组织的张力和弹性迅速恢复，从而消除疲劳、改善机体功能，使之处于良好状态。

【操作程序】

1.捏颈项

坐位，用手掌大鱼际或者大拇指与其余四指对合用力由上向下反复提捏颈项部1分钟。

2.揉风池

坐位，双手拇指或单手拇、食指分别置于脑后风池穴，稍用力做向内向上按揉32次，以局部有酸胀感为度。

3.揉百会

坐位，闭目静息，用单手中指指腹或指端按揉头顶百会穴1分钟，以出现酸胀感为度。

4.拿五经

坐位，单手五指微屈置于头前发际，用五指指腹或指端分别置于督脉、足太阳经及足少阳经，稍用力向上一紧一松挤捏头皮，经头顶向下至后枕部，往返操作5～8遍或多多益善。

5.击头部

坐位，双手十指分开微屈，以指端由前发际叩击至后发际，叩击时需连续不断，腕关节放松，用力不要太大，约叩30次。

6.拿委中、承山

坐位，两下肢屈曲，拿腓肠肌数次后，用双手拇指与中指相对用力拿委中、承山穴各1分钟。

7.揉跟腱

坐位，先将右下肢屈曲置于左大腿上，用左手拇指与食指相对用力揉捏小腿跟腱，并按揉踝关节两侧的昆仑穴和太溪穴半分钟，然后顺、逆时针摇动踝关节各16次，再换脚操作左下肢跟腱，方法相同。

8.捶腰背

坐位或站立位，双手握拳，反手至背后，用拳眼或拳背捶击腰背部，往返32次。

9.展胸腰

站立位，双手十指交叉，同时翻掌向上撑至头顶最大限度，然后深吸气，同时身体随之后仰；呼气时上身前俯，并将交叉之双手下按至最低点（最好按到地）。整个过程中，膝关节需挺直，两腿并拢且要踏稳，重复操作8次。

七、振奋精神法

【概述】

振奋精神法，可使全身感到轻松舒适，精神愉快、振奋。

【操作程序】

1.分前额

坐位，两手食指屈曲，拇指按于太阳穴上，用屈曲的食指桡侧缘置于前额正中，由内向外沿眉弓上方分推至眉梢处止，反复操作32次。

2.推太阳

坐位，用两手中指指端置于太阳穴处，稍用力做顺、逆时针方向的按揉各1分钟，然后再用力向上向耳后推挤太阳穴至缺盆，以局部有酸胀感为度。

3.击百会

坐位，两目平视，牙齿咬紧，单掌掌根在头顶百会穴处做有节律的、轻重适宜的拍击16次。

4.挤风池

坐位，两手掌分置于后枕部两侧，拇指分别按于两侧风池穴、余四指自然分开置于头之两侧，用拇指先按揉风池穴1分钟，然后用力向前挤压，同时四指指腹与拇指相对用力拿头的后侧部，反复操作32次。

5.揉腰眼

站立，两手握拳，屈肘，将拳置于腰眼处，做顺、逆时针方向的按揉32次，以局部有酸胀感为度。

6.晃腰脊

站立位，两脚分开与肩同宽，双手虎口叉腰，然后做腰部的顺、逆时针方向的摇晃各32次，亦可同时进行腰部的仰俯活动。

7.拍打法

站立位，按顺序以虚掌左右交替拍击肩、上肢到手；单掌拍击膻中穴；双掌拍击腰臀部；双掌拍击下肢，均20次。